耳鼻喉科诊断指南

第二版

Diagnosis in Otorhinolaryngology: An Illustrated Guide

Second Edition

主编 ◎ [土] T.梅丁·奥兹坎（T. Metin Önerci）
[土] 泽尼佩·奥内尔奇·阿尔图奈（Zeynep Önerci Altunay）
主审 ◎ 迟放鲁
主译 ◎ 任冬冬　孙 宇　夏 明

科学技术文献出版社
SCIENTIFIC AND TECHNICAL DOCUMENTATION PRESS
·北 京·

图书在版编目（CIP）数据

耳鼻喉科诊断指南：第二版 /（土）T. 梅丁 · 奥兹坎，（土）泽尼佩 · 奥内尔奇 · 阿尔图奈主编；任冬冬，孙宇，夏明主译．-- 北京：科学技术文献出版社，2024. 12. -- ISBN 978-7-5235-2005-5

Ⅰ. R76-62

中国国家版本馆 CIP 数据核字第 20241P3Z92 号

著作权合同登记号 图字：01-2024-5318

耳鼻喉科诊断指南（第二版）

策划编辑：张　蓉　责任编辑：崔凌蕊　郑　鹏　责任校对：王瑞瑞　责任出版：张志平

出 版 者　科学技术文献出版社
地　　址　北京市复兴路15号　邮编 100038
编 务 部　（010）58882938，58882087（传真）
发 行 部　（010）58882868，58882870（传真）
邮 购 部　（010）58882873
官方网址　www.stdp.com.cn
发 行 者　科学技术文献出版社发行　全国各地新华书店经销
印 刷 者　北京地大彩印有限公司
版　　次　2024年12月第1版　2024年12月第1次印刷
开　　本　889 × 1194　1/16
字　　数　272千
印　　张　9.75
书　　号　ISBN 978-7-5235-2005-5
定　　价　168.00元

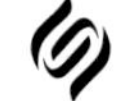

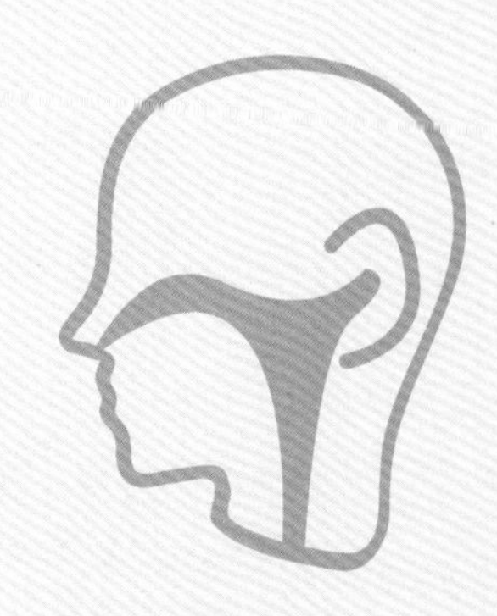

译者名单

主　审　迟放鲁　复旦大学附属眼耳鼻喉科医院

主　译　任冬冬　复旦大学附属眼耳鼻喉科医院
　　　　孙　宇　华中科技大学同济医学院附属协和医院
　　　　夏　明　山东第一医科大学附属省立医院

副主译　徐江红　复旦大学附属眼耳鼻喉科医院
　　　　陈　伟　武汉市中心医院
　　　　李晓明　山东第一医科大学附属省立医院

译　者（按姓氏笔画排序）

万　威　应城市人民医院
马梦叶　复旦大学附属眼耳鼻喉科医院
王　为　仙桃市第一人民医院
王艳梅　复旦大学附属眼耳鼻喉科医院
叶　栋　宁波市医疗中心李惠利医院
成红政　武汉科技大学附属武汉市普仁医院
刘成程　山东第一医科大学附属省立医院
刘燕青　荆州市中医医院
许伟民　武汉市第四医院
孙　岩　烟台毓璜顶医院
孙苏光　武汉市第六医院
孙皓洁　复旦大学附属眼耳鼻喉科医院
阳　光　中国人民解放军中部战区总医院
李　冬　荆门市中心医院
李　隽　武汉儿童医院
李　辉　山东第一医科大学附属省立医院
李云程　华中科技大学同济医学院附属协和医院
李良波　湖北民族大学附属民大医院
杨娟梅　复旦大学附属眼耳鼻喉科医院
吴东卿　黄石市中心医院
吴净芳　复旦大学附属眼耳鼻喉科医院
余亚斌　上海中医药大学附属岳阳中西医结合医院
余滋中　湖北医药学院附属太和医院
沈　莹　襄阳市中心医院
张　杨　武汉市第三医院
张　茏　宜昌市中心人民医院
张凤英　潍坊市中医医院
张志敏　湖北省第三人民医院
陈彬钧　复旦大学附属眼耳鼻喉科医院
陈鹏飞　广水市第一人民医院
郑志刚　天门市第一人民医院
姜义道　荆州市中心医院
费永光　武汉市新洲区人民医院
钱晓青　复旦大学附属眼耳鼻喉科医院
徐　勇　武汉大学人民医院
徐秀娟　江苏省中医医院
徐晓翔　武汉大学中南医院
栾琳琳　山东第一医科大学附属省立医院
郭　英　天津医科大学总医院
黄　喜　武汉市第一医院
黄一波　复旦大学附属眼耳鼻喉科医院
符　筱　复旦大学附属眼耳鼻喉科医院
梁　辉　山东第一医科大学第一附属医院
彭先兵　十堰市人民医院
程晓婷　复旦大学附属眼耳鼻喉科医院
曾　明　华中科技大学同济医学院附属同济医院

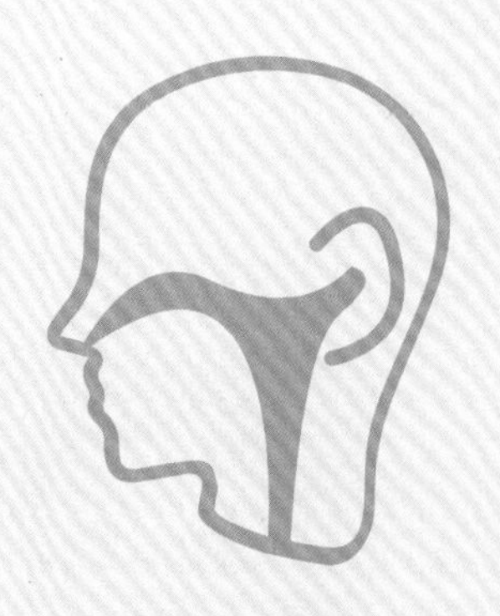

主译简介

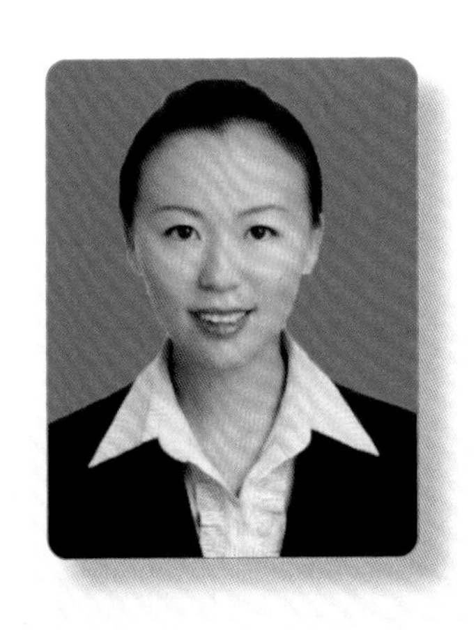

任冬冬

主任医师，副教授，博士研究生导师，就职于复旦大学附属眼耳鼻喉科医院。

◆ 学术任职

美国耳鼻喉科学研究协会会员，国际耳内科医师协会终身会员，哈佛大学医学院临床学者，中国中西医结合学会耳鼻咽喉科专业委员会青年委员会副主任委员，中国医药教育协会眩晕专业委员会青年委员秘书长、眩晕规范化诊疗上海基地副主任，中国医疗保健国际交流促进会耳内科学分会青年委员会常务委员、眩晕医学分会青年委员会常务委员，江苏省发育生物学学会第一届委员会特邀委员，上海市针灸学会眼耳鼻喉专业委员会第一届委员会委员，中国医疗保健国际交流促进会耳内科学分会青年委员第二届常务委员，中国生物物理学会听觉、言语和交流研究分会委员，中国听力医学发展基金会科普专家委员会常委委员，国家自然科学基金委员会和上海市自然科学基金委员会评审专家。

◆ 专业特长

从事耳鼻喉头颈外科专业近20年，专注于耳聋、眩晕和面瘫疾病的精准临床诊断和治疗。国际耳神经及侧颅底显微外科培训班授课导师，主持完成耳鼻喉头颈外科常规手术及耳显微、耳内镜微创外科手术5000余例，每年完成耳内镜微创手术800余例。擅长耳内镜、耳显微和耳神经颅底外科，结合人工智能影像学诊断对中耳炎进行个体化微创治疗，耳部感染性疾病的精准治疗，中耳胆脂瘤的微创手术治疗，以及传导性耳聋的听力重建手术、人工耳蜗植入手术、侧颅底内镜微创手术。

◆ 学术成果

作为第一负责人承担项目14项，包括国家级6项（国家自然科学基金青年科学基金1项，面上项目5项）、省部级4项、校级4项；作为主要成员参与国家重点基础研究发展计划（973计划）1项，科技部“十一五”攻关项目1项；作为第一或通讯作者发表SCI收录论文42篇；获上海市“科技创新行动计划”启明星A类项目，上海市卫生系统“银蛇奖”提名奖，上海市卫生系统“上海市优秀青年医学人才培养计划”，首届上海市“医苑新星”杰出青年医学人才，复旦大学“十大医务青年”提名奖，复旦大学“卓学计划”，中国医师协会耳鼻咽喉头颈外科医师分会“优秀青年医师奖”，复旦大学巾帼创新奖，上海市“银蛇奖”首届“恒杰”专项技术扶植计划（第二名），教育部自然科学奖二等奖，上海医学科技奖二等奖和湖北省自然科学奖二等奖。

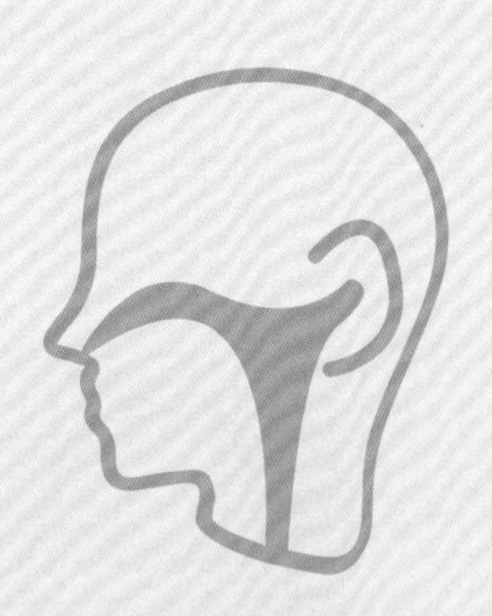

主译简介

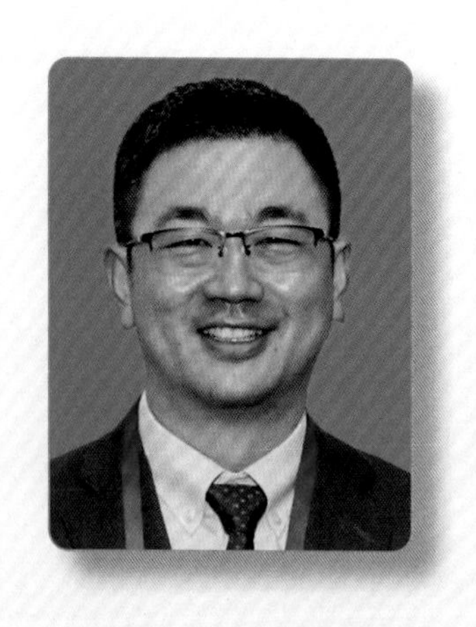

孙　宇

三级教授，主任医师，博士研究生导师。现任华中科技大学同济医学院附属协和医院耳鼻咽喉头颈外科副主任、教研室副主任，耳鼻喉科学研究所副所长。

◆ 学术任职

湖北省自然科学基金创新群体项目负责人，武汉市中青年医学骨干人才。中华医学会耳鼻咽喉头颈外科学分会小儿学组副组长，中国生物物理学会听觉、言语和交流研究分会青年委员会主任委员，中国中西医结合学会耳鼻咽喉科专业委员会青年委员会副主任委员，湖北省医学会耳鼻喉科分会青年委员会主任委员，湖北省医学会遗传学分会副主任委员。*Sensory Neuroscience*副主编，《临床耳鼻咽喉头颈外科杂志》主编助理。

◆ 学术成果

“长江学者奖励计划”青年学者，主持国家自然科学基金项目4项，在研科技部重点专项课题2项；主编/参编人民卫生出版社及科学出版社出版的“十三五”及“十四五”规划教材6部；以第一完成人先后获得2021年中华医学科技奖青年科技奖、2022年湖北省自然科学奖二等奖、2023年中国妇幼健康科技奖。

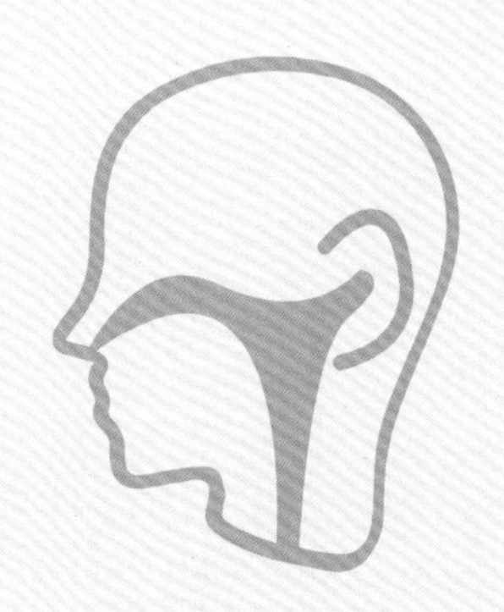

主译简介

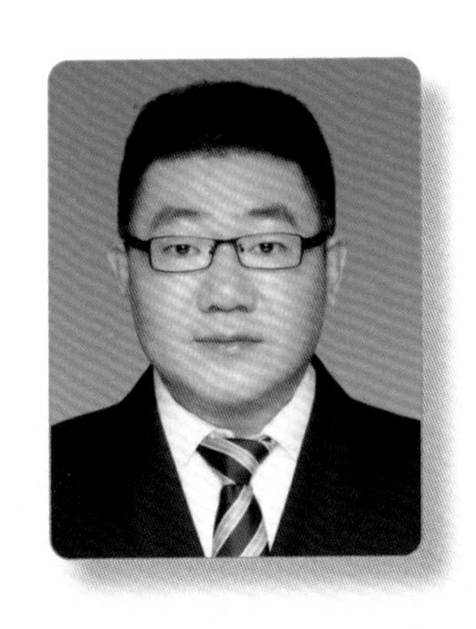

夏　明

医学博士，博士研究生导师。现任山东第一医科大学附属省立医院耳鼻咽喉头颈外科主任医师，山东大学及山东第一医科大学教授、研究员。

◆ 学术任职

山东省医学会耳鼻咽喉头颈外科学分会委员，山东省医学会数字医学分会委员，山东省医学会转化医学多学科联合委员会副主任委员，山东省医学会咽喉肿瘤多学科联合委员会委员，山东省肿瘤单病种质控专家组副组长，山东省医师协会睡眠医学专业委员会副主任委员，中国中西医结合学会耳鼻咽喉科专业委员会青年委员，山东省健康管理协会耳鼻咽喉健康管理分会委员，山东省健康管理协会第二届耳鼻咽喉健康管理分会副主任委员，山东省老年医学学会第一届耳鼻咽喉头颈外科专业委员会副主任委员。

◆ 专业特长

在人工耳蜗植入、中耳疾病的外科治疗与听力重建术、面神经外科及眩晕外科、侧颅底外科等方面有所建树。

◆ 学术成果

山东省泰山学者青年专家，主持国家自然科学基金面上项目2项，山东省自然科学基金重点研发项目2项，发明专利3项，作为第一或通讯作者被SCI收录论文40余篇。

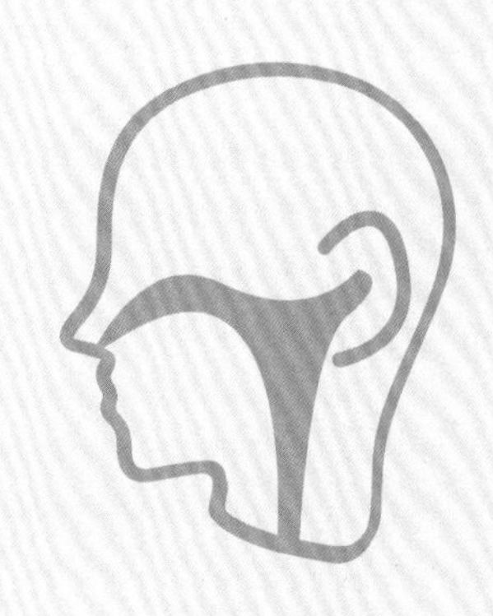

序言

耳鼻咽喉头颈外科学是一个涵盖广泛且多元化的学科，其范畴包括耳科学、鼻科学、咽科学、喉科学、气管食管病学、头颈肿瘤外科学等学科，而耳鼻咽喉头颈外科疾病作为人群中的常见疾病，影响着人类的嗅觉、味觉、平衡感和听觉。因此，对于临床医生，临床知识的广度和实用性尤为重要。

本书是针对耳鼻咽喉头颈外科一些较为常见的临床疾病的诊断及背景介绍，以简明扼要为特色，以图表的形式阐明了疾病的要点及鉴别诊断，清晰易懂。本书通过精炼和概括性的文字，辅以大量示意图、影像图、内镜照片等，与临床紧密结合，帮助临床医生在工作中提高诊断能力。尤其对接触患者较少的耳鼻咽喉头颈外科医生，可以通过此书的各种图片学习更多病种的诊断，而不仅仅局限于只有文字描述的专业参考书；同时对于尚未步入临床工作的医学生和想要从事或更深入了解耳鼻咽喉头颈外科的学生，也有重要的参考价值。

主译任冬冬副教授、孙宇教授、夏明教授是国内优秀的耳鼻咽喉头颈外科领域学者，是中青年一代的杰出代表。本书译者都是我国年轻有为的耳鼻咽喉头颈外科医师，均具有丰富的耳鼻咽喉头颈外科临床经验，他们在繁忙的工作之余认真细致地翻译此书。本书译文流畅，忠于原文，是一部高质量的译作。我非常荣幸地向广大耳鼻咽喉头颈外科医生和医学生们推荐此书，相信本书的出版会推动我国耳鼻咽喉头颈外科临床水平的进步。

迟放鲁

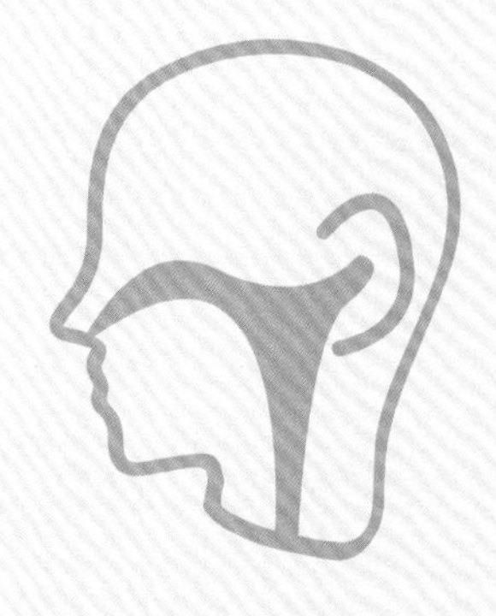

译者前言

本书用简洁的语言介绍了耳鼻咽喉头颈外科最常见的病种，精简概括了从解剖到疾病特点、鉴别诊断的一系列内容，并以大量图片和表格辅助读者理解。正如原著者在第一版前言中所述："最近的技术进步使得拍摄用肉眼难以观察的区域成为可能，如耳、鼻、咽和喉咙——所有这些都是耳鼻咽喉头颈外科的范畴。在此领域，这样一本图文并茂的图书对教学来说是重要和必要的。因为已经有许多教科书提供了这个领域的更详细的信息，所以本书的目标不是成为一本全面的教科书，而是主要面向医学生、家庭和全科医生及耳鼻喉科培训人员，并且本书也可以作为相关专业人员的基本阅读材料。希望我的同人能发现本书的优势，并为他们的教学工作提供帮助。"

在耳鼻咽喉头颈外科临床水平方面，与国外相比，虽然我国有着巨大的患者总数所带来的临床经验，但是因不同区域之间患者数量不同而导致的临床水平差距仍然广泛存在。在部分偏远地区，耳鼻咽喉头颈外科医生或全科医生可能因为临床经验的不足，而不能对耳鼻咽喉头颈外科的常见病作出准确的诊断，也无法告知患者最新的治疗方式，从而延误了患者的病情。近年来，我国逐步开展对家庭和全科医生制度的推广，希望本书有助于全科医生更好地识别、处理耳鼻咽喉头颈外科疾病及转诊患者。对于正在学校学习的医学生和刚接触临床或专科的年轻医生，尽管理论知识丰富，但由于临床经验的缺乏及理论与实际的差距，仍导致其对疾病诊断要点把握不好，本书可以帮助他们快速理解疾病的诊断要点和临床表现，弥补临床经验的不足。

相较于第一版，本书扩增了图片数量，精简了图表内容，以期读者获得更好的学习体验，但难免存在一些不足之处，恳请同人和广大读者给予批评指正。

任冬冬

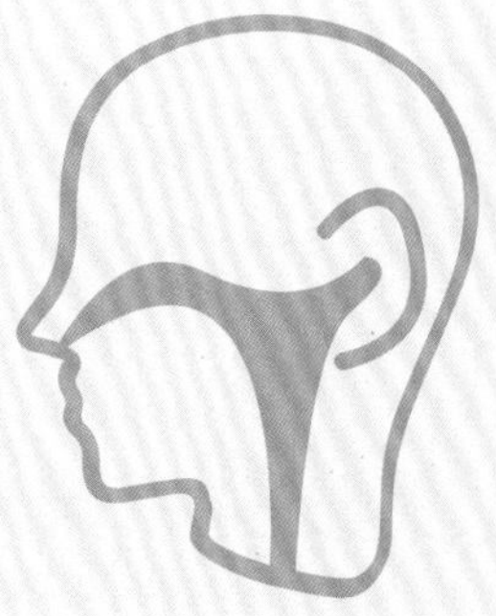

目录

第一章　耳

第二章　鼻

第三章　喉和颈

第一章　耳

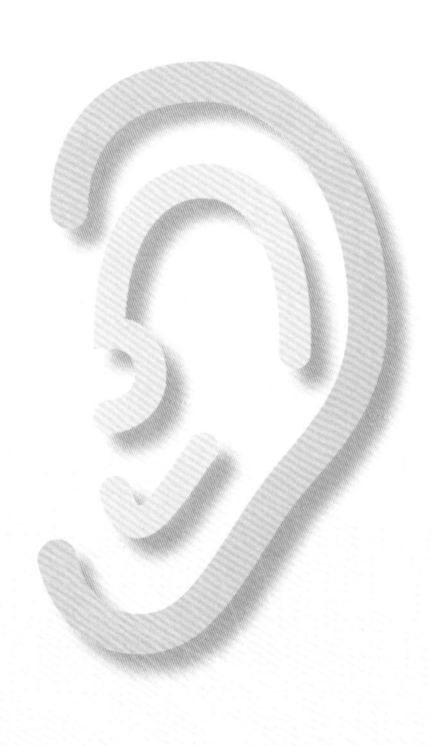

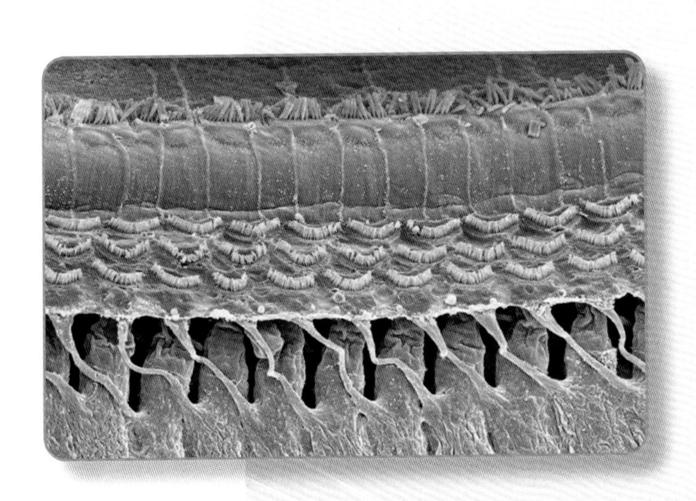

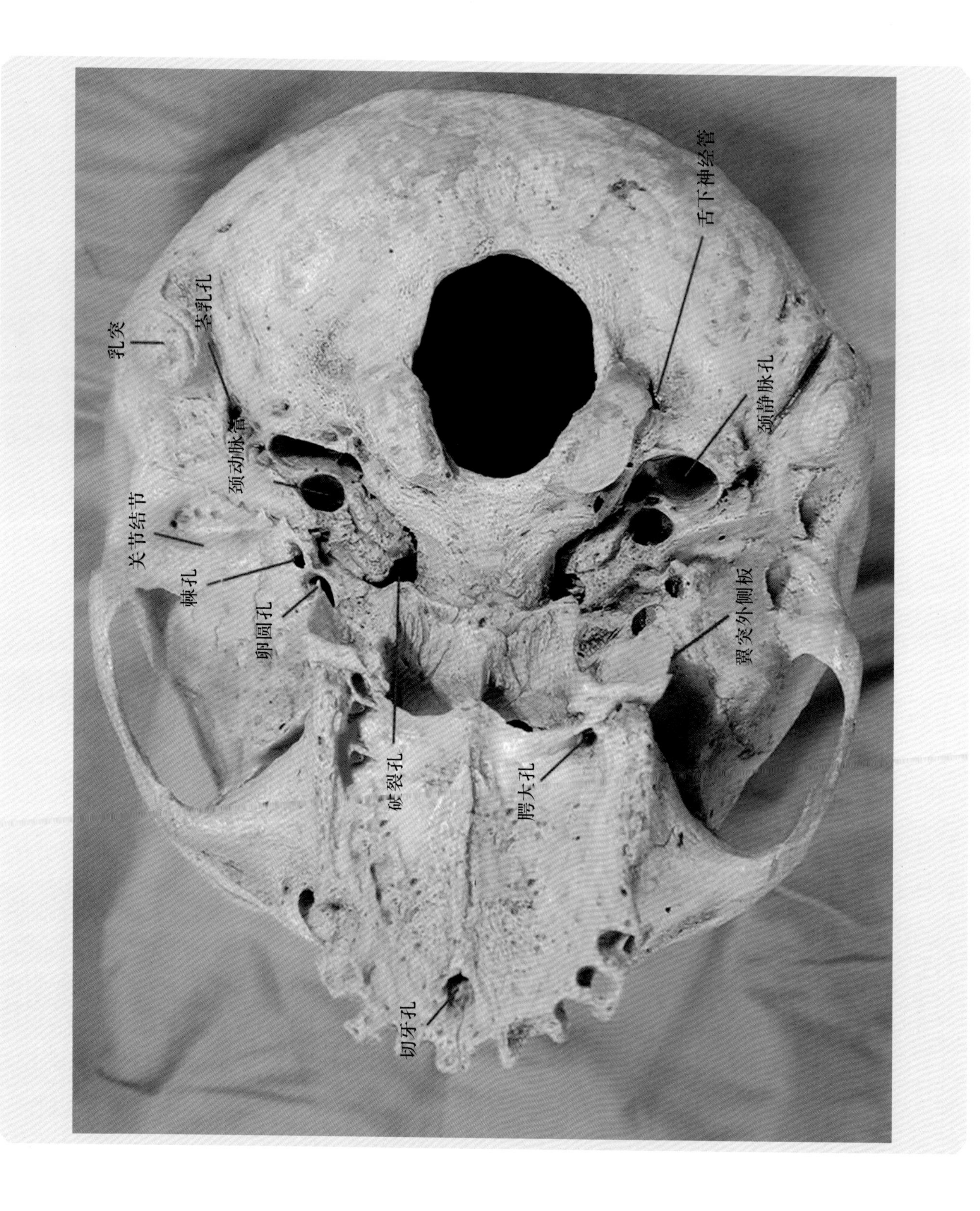
舌下神经管
茎乳孔
乳突
颈动脉管
颈静脉孔
关节结节
棘孔
卵圆孔
翼突外侧板
破裂孔
腭大孔
切牙孔

1.1 耳部解剖

耳分为3个部分：外耳、中耳和内耳。耳郭由皮肤及其覆盖的软骨组成。软骨的形状很重要，因为它决定了耳郭的形状。任何软骨坏死都可能导致耳郭的畸形。外耳道长约2.5 cm，外1/3是软骨部，内2/3是骨部。在骨-软骨部连接处有一个狭窄部位，异物易卡在这个位置。

骨部皮肤非常薄，位于骨膜上，不含腺体、毛囊及任何附属结构。在外耳道软骨部中有2～3个裂隙称“外耳道软骨切迹”。这些裂缝为感染从外耳道扩散到腮腺或颞下窝，以及肿瘤从腮腺区域向外耳扩散提供了一个潜在的路径。

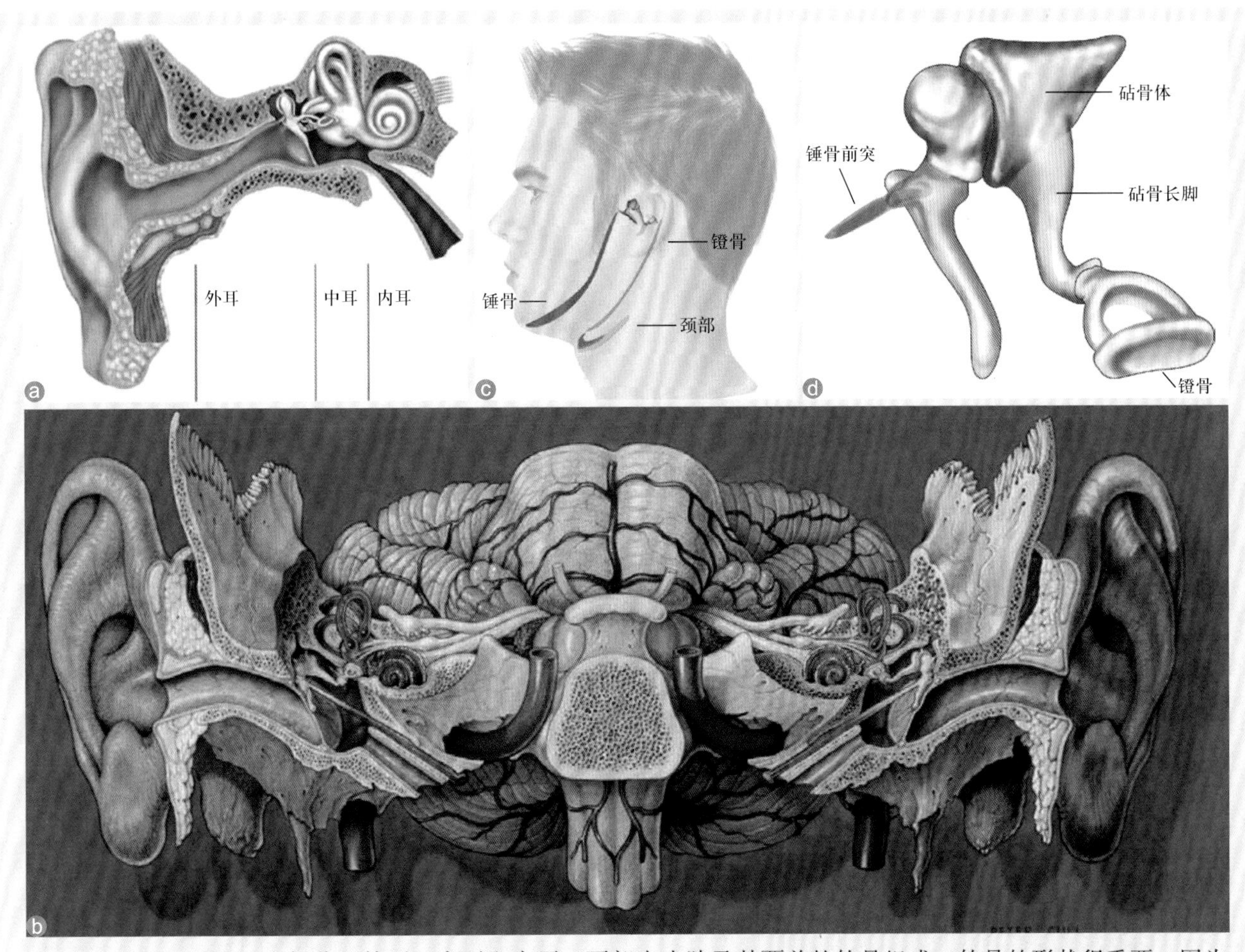

图 1.1.1 a.耳分为3个部分：外耳、中耳和内耳。耳郭由皮肤及其覆盖的软骨组成。软骨的形状很重要，因为它能决定耳郭的形状。任何软骨坏死都可能导致耳郭畸形。外耳道长度约为2.5 cm。外1/3是软骨部，内2/3是骨部。在骨－软骨部连接处有一个狭窄部位，异物易卡在这个位置。骨部皮肤非常薄，位于骨膜上，不含腺体、毛囊和任何附件结构。外耳道软骨部有2 ～ 3个裂缝称作外耳道软骨切迹。这些裂缝为感染从外耳道扩散到腮腺或颞下窝，以及肿瘤从腮腺区域向外耳扩散提供了一个潜在的路径。咽鼓管连接中耳和鼻咽。成年人咽鼓管的后1/3是骨性部，位于颞骨的岩部，前2/3为软骨部。成年人咽鼓管与水平面成45°，而婴儿只有10°。成年人咽鼓管比婴幼儿长。b.听觉器官和小脑，声波通过耳郭（耳朵的可见部分）进入耳道（粉红色），然后到达鼓膜。鼓膜将振动传递到中耳中的3块听小骨——锤骨、砧骨和镫骨。镫骨将振动传递到内耳（紫色）、半规管和耳蜗（螺旋器）。听觉感觉被耳蜗神经（黄色）接收，并传递到髓质（脑干）、丘脑，最终传递到大脑皮层（视觉照片）。c、d.外耳和中耳由鳃弓和鳃裂发育而来：中耳腔起源于第一鳃弓内胚层；内耳由耳部基板发展而来。第一鳃弓，或称为麦克尔软骨，发展成锤骨和砧骨。鼓膜张肌起源于第一鳃弓，由第一鳃弓的神经支配，即三叉神经下颌支。第二鳃弓，或称为胚舌弓软骨，发展成镫骨板上结构。镫骨肌由面神经支配，这是第二鳃弓的神经。鼓索神经是面神经（第二鳃弓神经）的一个分支，加入第一鳃弓神经与下颌舌神经相连。镫骨底板来源于耳囊。因此，先天性异常可能仅发生在某一部分，而其他部分可能正常发育

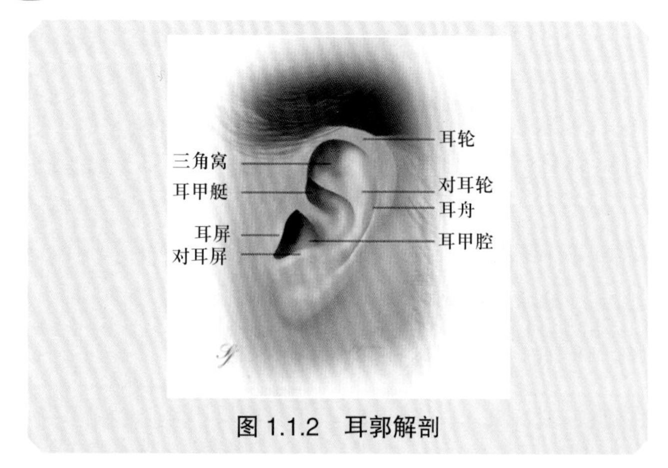

图 1.1.2 耳郭解剖

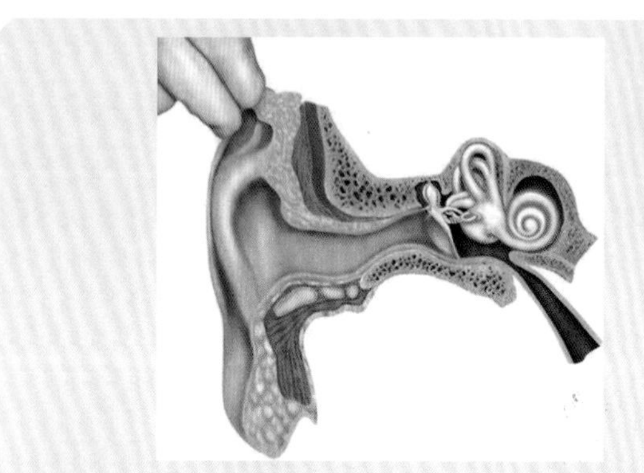

图 1.1.3 外耳道是弯曲的。为了看到鼓膜，应将耳道拉直，成年人应将耳郭向后上方牵拉，而婴儿则向后下方牵拉

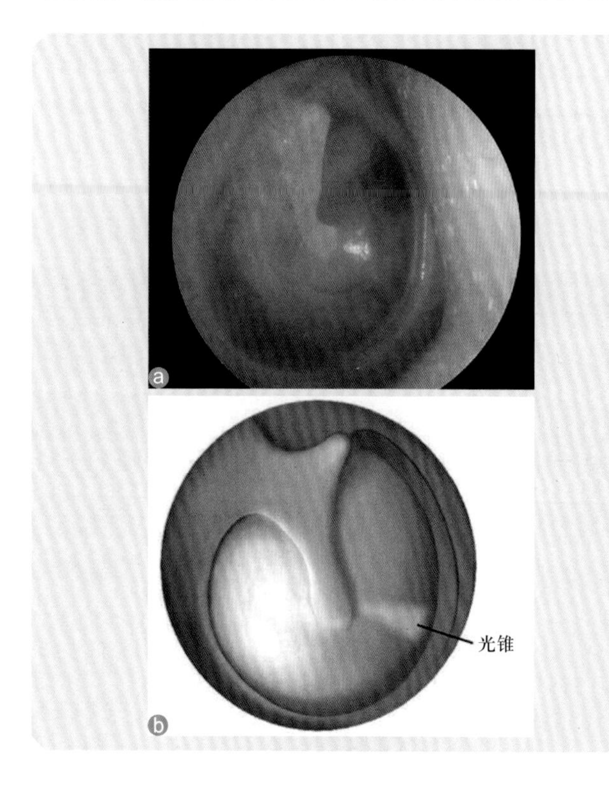

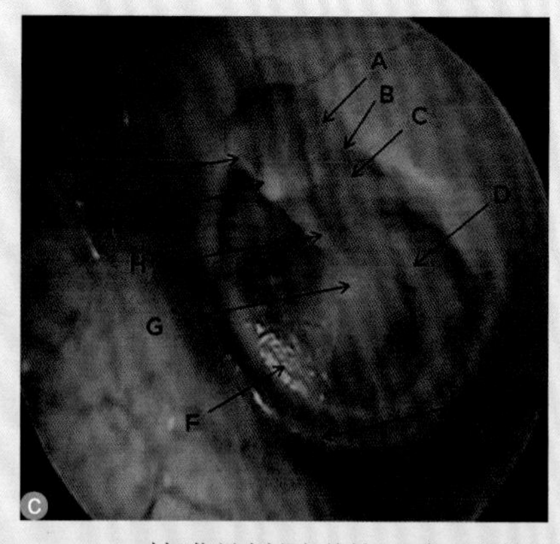

图1.1.4 a、b.鼓膜是椭圆形的，略呈圆锥形，呈圆锥状；这个圆锥体的顶点，即鼓脐，标志着锤骨柄的下端；鼓膜的直径约9 mm（垂直9~10 mm、水平8~9 mm）；其表面积为85~90 mm^2，鼓膜由3层组成：上皮层、中间的纤维层和黏膜层；锤骨短突上方的区域称为松弛部，下方称为紧张部；松弛部没有中间的纤维层，因此它是松弛的；紧张部周围增厚，形成鼓环；松弛部上方没有鼓环；在鼓膜的前下象限可见光锥；当鼓膜回缩时，光锥位置向上移，并且变短。c.左侧鼓膜的内镜视图。A：松弛部，B：锤骨后襞，C：鼓索，D：紧张部，E：纤维环，F：光锥，G：鼓脐，H：锤骨柄，I：锤骨短突，K：锤骨前襞

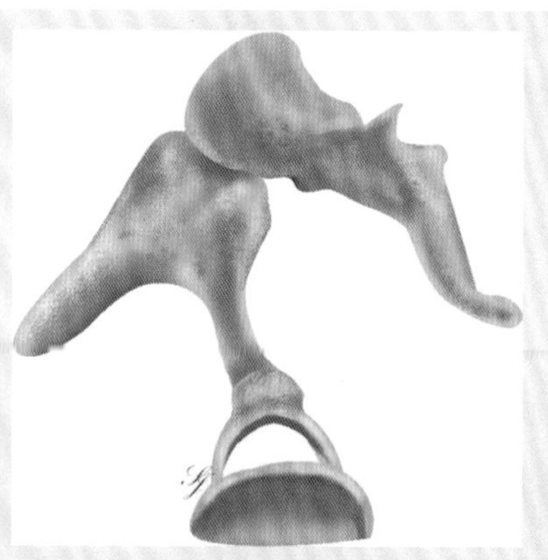

右上方是锤骨（锤子形状），它撞击砧骨（锤骨左侧）；砧骨与镫骨（马镫形状）相连，向内耳传递声音。声波通过外耳道进入中耳，使鼓膜振动。来自鼓膜的振动被传递到锤骨，通过砧骨进入镫骨。镫骨将振动传递到充满淋巴液的耳蜗，耳蜗将振动转化为神经冲动。杠杆效应：锤骨柄是砧骨长突的1.3 倍。锤骨柄和砧骨长突在长度上的这种差异，使杠杆系数达到 1.3 来增加声音的强度

图 1.1.5 人体中 3 块最小的骨头负责在中耳传导声波

（经 TESAV 许可使用）

在水面上的空气中产生的声波由于空气和水的不同属性而产生不同的声学特性，99.9%的声波被反射，只有0.1%进入水中。这种情况也适用于内耳。声波从空气进入内耳（一种液体介质）也会损失大量的声能。为了补偿这一损失，需要有一种器官将振幅大但压力小的空气传播的声波转变为振幅小但压力大的液体传播的声波。

补偿这种损失的两种机制如下。

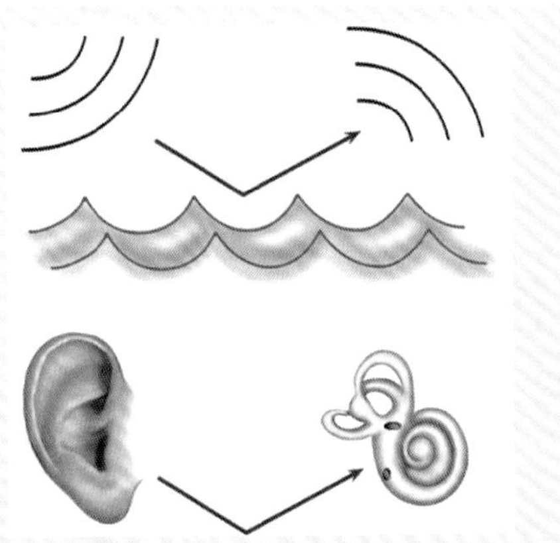

图 1.1.6 由于空气和水的物理性质不同，空气中的声音振动大部分被反射到远离水面的地方（空气传播声音的 99.9% 的能量被反射了），只有 0.1% 进入水中。虽然鼓膜的表面积为 85 ~ 90 mm²，但鼓膜的有效振动面积为 55 mm²。镫骨足板的表面积为 3.2 mm²。鼓膜表面积与镫骨足板的表面积之比为 55/3.2 =17.1，这代表了鼓膜和镫骨足板的水力比，由于声压级等于表面积比，因此在人耳产生 17 倍增压（P = F/a）。最终，鼓膜与听骨链的增压是液压比（17 倍）与杠杆比（1.3 倍）的乘积，为 22。这种增益补偿了由于空气 – 骨的转换而造成的损失

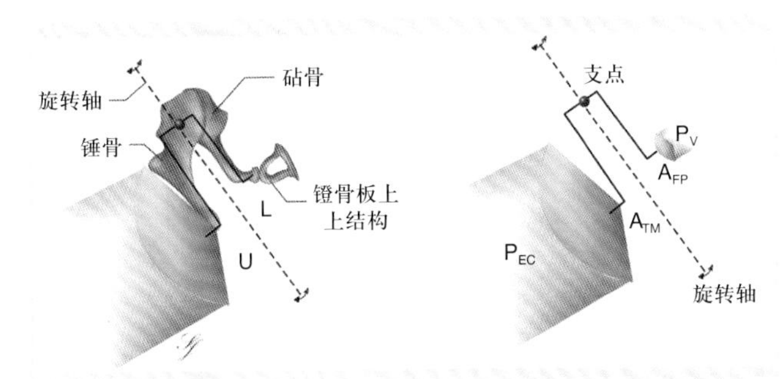

U：锤骨柄长度，L：砧骨长脚长度，A_{TM}：鼓膜面积，A_{FP}：镫骨底板面积，P_{EC}：鼓膜活塞，P_V：镫骨活塞

图 1.1.7 听骨链的杠杆系数为 1 ~ 1.3

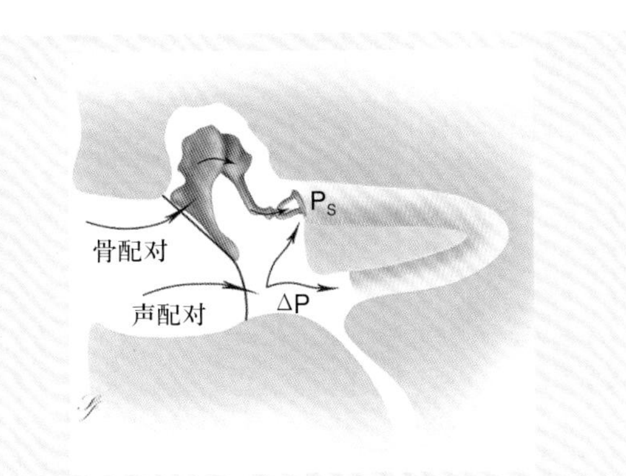

ΔP：平均压力，P_S：镫骨底板压力

图 1.1.8 正常耳中的圆窗位于镫骨底板的对侧，在耳蜗淋巴管的另一端充当减压口

（1）一种是由作用于小镫骨足板上的大鼓膜组成的液压系统（具有相当大的液压比）。

（2）另一种是杠杆系统（具有相当小的杠杆比率），由较长的锤骨作用于稍短的砧骨长突。

鼓膜与镫骨足板的有效振动面比为17：1。听骨链的杠杆效应为1.3：1。17倍的液压比乘以1.3倍的杠杆比可使前庭窗的总压力增加22倍。这被称为正常耳的声压增益。这22倍的增益相当于补偿26.8 dB听力。正常耳的圆窗可缓解从镫骨底板传导至耳蜗外淋巴管另一端的压力。圆窗膜的运动在很大程度上是被动地抵抗镫骨足板的运动。此外，完整鼓膜可避免声波对圆窗的直接刺激，同时也由于圆窗的位置和完整鼓膜的弹性而造成了相位滞后。

鼓膜的弹性在产生这种相位差方面也很重要。鼓膜向内最大运动后最大限度压缩空气，鼓膜开始向外推镫骨底板，而圆窗由于鼓膜的弹性仍被推压缩空气向内推，这样在两窗之间产生了形成最佳听力的相位差。由于这种相位滞后，到达前庭窗的同一相位声波晚到达圆窗（声波长度x），但这是加强而不是抵消耳蜗容积的改变。

在有鼓膜穿孔时，其作用机制发生了变化。穿孔小且听骨链完整的转换比是正常的，抵消效果最小。如果穿孔增大，转换比减小，声音对无保护的圆窗的抵消效应就会上升，并产生40 ~ 45 dB的损失。如果听骨链中断，鼓膜完整，由于前庭窗没有声压转换，而且两窗相位差消失，因此损失将上升到60 ~ 65 dB。理想的鼓室成形术应通过构建封闭的含气中耳腔来恢复圆窗的保护功能，并重建前庭窗的声压转换机制。这意味着鼓膜修复，它创建一个含气并有正常黏膜的中耳腔，并在鼓膜和前庭窗之间创建一个传导系统。

内耳

膜迷路内充满内淋巴液，包含有3个膜半规管（上、后、水平）、2个耳石器官（球囊和椭圆囊）和膜蜗管。球囊通过称为联合管的狭窄小管与蜗管相连。来自椭圆囊的导管和来自球囊的导管连接并形成位于前庭骨性导水管内的内淋巴管。内淋巴囊部分位于内淋巴管内，部分位于较远端的硬脑膜内。在颞骨岩部的骨迷路中有个小的狭窄骨管，称为耳蜗导水管。它包含来自耳蜗鼓室的周围淋巴管，将周围淋巴管引流到靠近颈静脉孔外侧缘的后颅窝的脑脊液腔内。

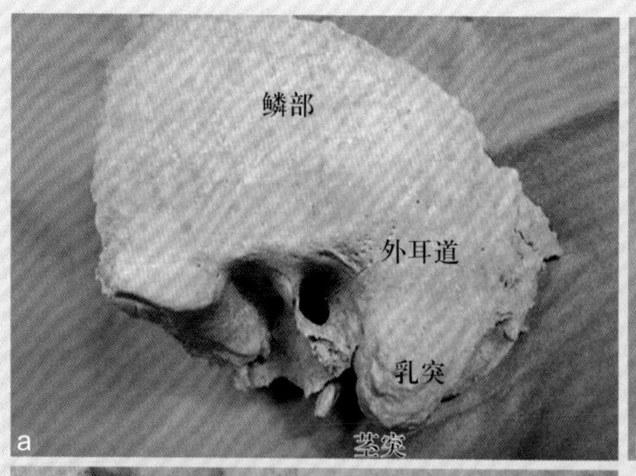

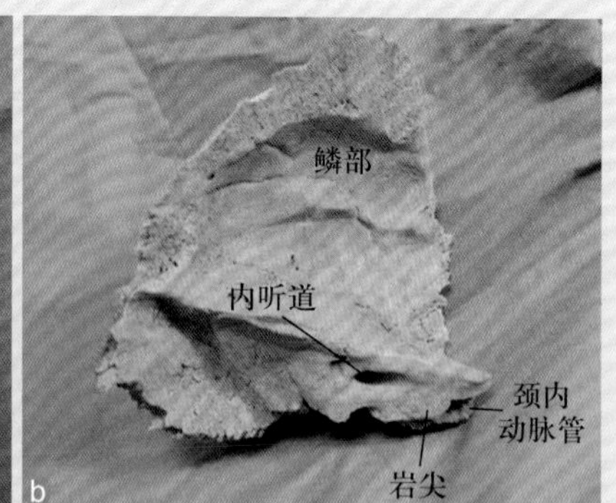

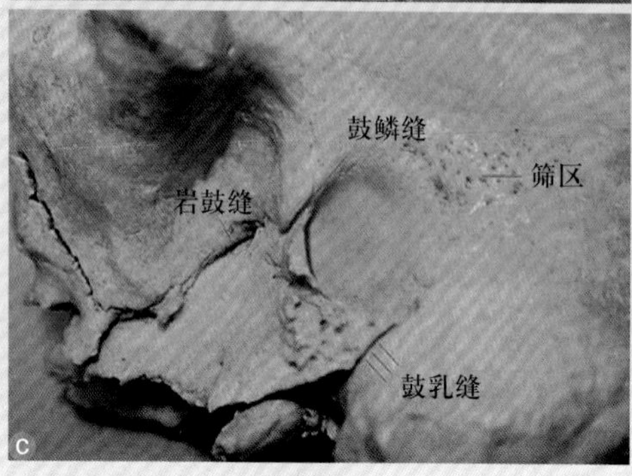

图 1.1.9　耳位于颞骨内。颞骨有 4 个部分：骨性外耳道、茎突、鳞部、岩部和乳突。在这些不同的部分之间有缝隙，如岩鼓缝、岩鳞缝、鼓鳞缝、鼓乳缝等。乳突在出生时不存在，这使得面神经处在表面

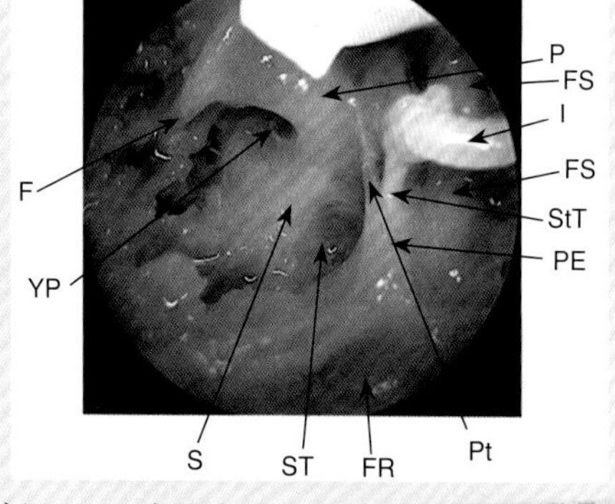

P：鼓岬，I．砧骨，FS：面神经，StT：镫骨肌腱，PE：锥隆起，Pt：岬小桥，FR：面隐窝，ST：鼓室窦，S：下鼓室窦，YP：圆窗，F：岬末脚

图 1.1.10　左中耳内镜下视图

（由 Ali Özdek 提供）

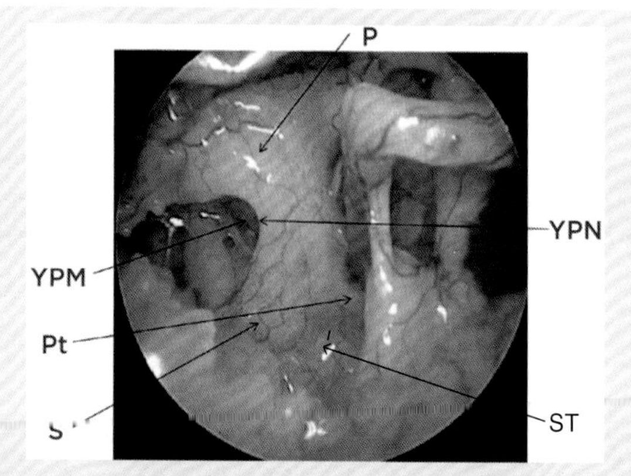

P：鼓岬，YPN：圆窗龛，ST：鼓室窦，S：下鼓室窦，Pt：岬小桥，YPM：圆窗膜

图 1.1.11　左中耳鼓岬与鼓室窦的关系

（由 Ali Özdek 提供）

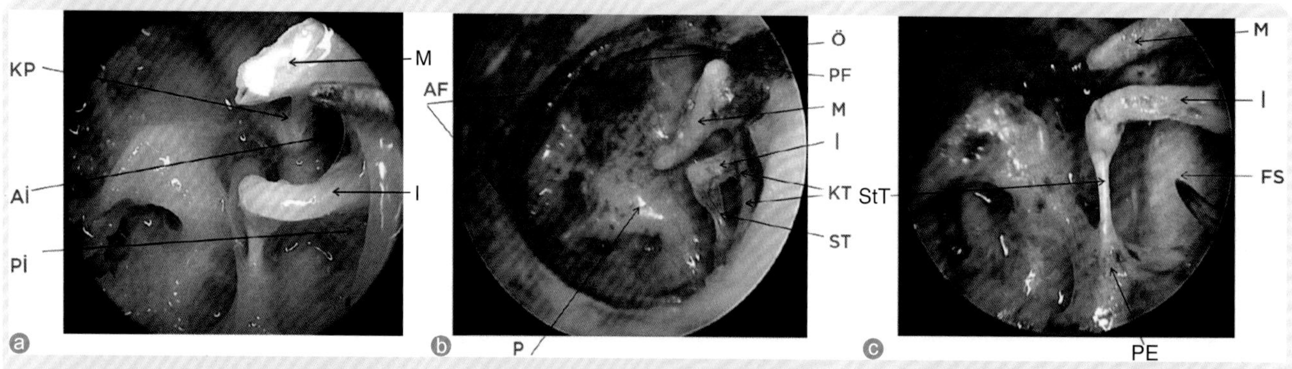

图 1.1.12　a. 左中耳，峡部区域（M：锤骨，I：砧骨，Pi：鼓后峡，Ai：鼓前峡，KP：匙突）；b. 左中耳中鼓室（Ö：咽鼓管口，PF：松弛部，M：锤骨，İ：砧骨，KT：鼓索神经，ST：镫骨肌腱，P：鼓岬，AF：鼓环和鼓沟）；c. 左侧面神经的中耳鼓室段（M：锤骨，I：砧骨，FS：面神经，PE：锥隆起，StT：镫骨肌腱）

（由 Ali Özdek 提供）

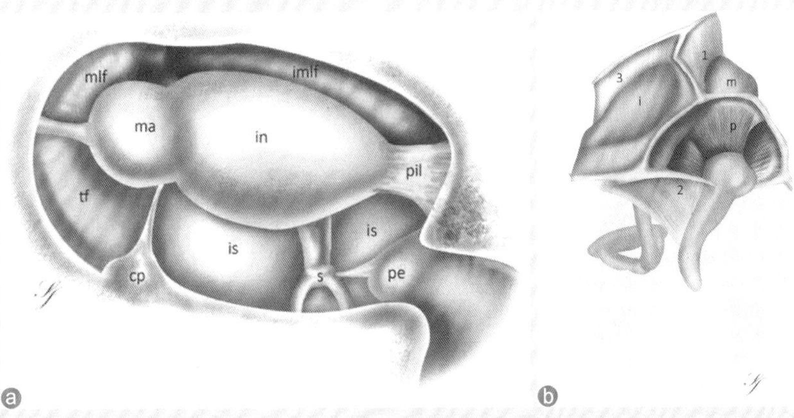

a.俯视图，s：镫骨，cp：匙突，ma：锤骨，in：砧骨，pil：砧骨后外侧韧带，tf：鼓膜张肌皱襞，mlf：锤骨外侧皱襞，imlf：锤砧外侧皱襞，is：鼓峡，pe：锥隆起。b.侧视图：m：锤骨，i：砧骨，P：蒲氏间隙，1：锤骨前韧带，2：锤骨后皱襞，3：砧骨上皱襞

图 1.1.13　上鼓室、韧带和皱襞

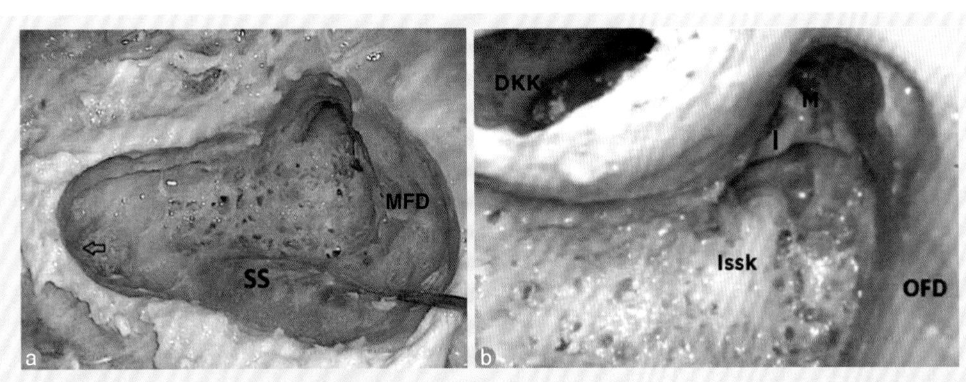

a. 器械指示的是窦脑膜角，箭头所指为二腹肌嵴，MFD：中颅窝硬脑膜，SS：乙状窦。b. 左鼓窦（DKK：外耳道，Issk：外半规管，I：砧骨，M：锤骨，OFD：中颅窝硬脑膜）

图 1.1.14　打开左耳鼓窦的视野

（经 TESAV 许可使用）

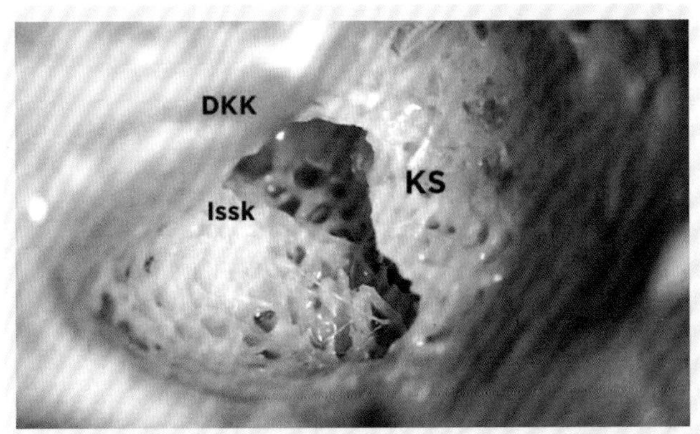

KS：Körner隔，DKK：外耳道，lssk：外半规管

图 1.1.15　左耳，Körner 隔

（经 TESAV 许可使用）

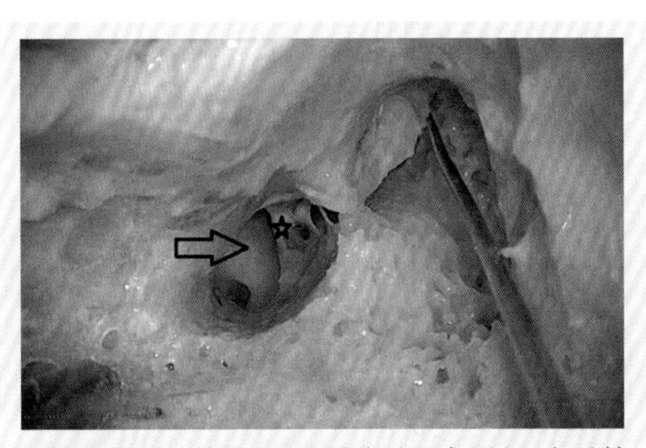

后鼓室切开（箭头），镫骨头（五角星），在后鼓室切开下方可见圆窗龛

图 1.1.16　打开左鼓窦，器械指示的是上鼓室锤砧关节

（经 TESAV 许可使用）

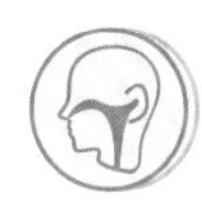

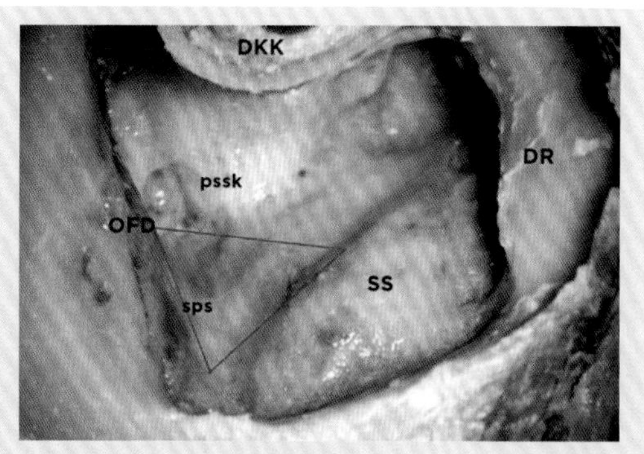

SS：乙状窦，pssk：后半规管，OFD：中颅窝硬脑膜，SPS：岩上窦，DKK：外耳道，DR：二腹肌嵴

图 1.1.17　右颞骨、岩上窦、后半规管和乙状窦之间的 Trautman 三角

（经 TESAV 许可使用）

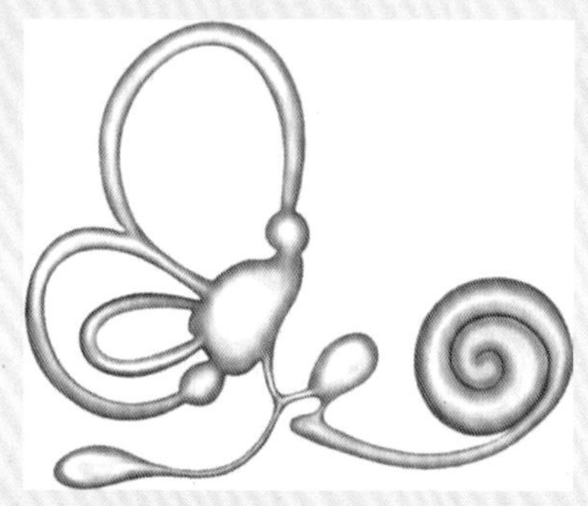

迷路由 3 个半规管（前半规管、后半规管和外半规管）和 2 个耳石器官（椭圆囊和球囊）组成。椭圆囊管和球囊管汇合形成内淋巴管

图 1.1.18　内耳包括耳蜗和迷路

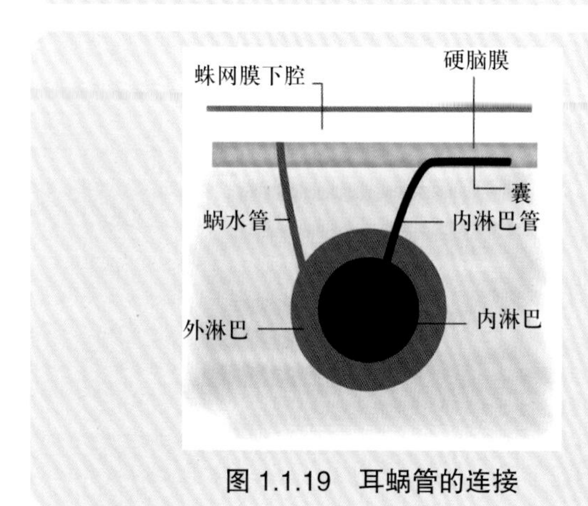

图 1.1.19　耳蜗管的连接

耳蜗由3个包绕着骨轴的管道组成，即蜗轴。这些管道分别是鼓阶、前庭阶、中阶（膜蜗管）。

耳蜗管绕蜗轴卷曲2周半。耳蜗管（或中阶）是耳蜗内充满内淋巴的腔，位于鼓阶和前庭阶之间。它通过基底膜与鼓阶分开，通过Reissner膜（前庭膜）与前庭阶分开。耳蜗管内有柯蒂氏器。柯蒂氏器位于基底膜上。耳蜗通过2个由膜封闭的孔与中耳相互作用：位于前庭阶底部的前庭窗承受来自镫骨的压力，圆窗密封鼓膜底部并用于缓解压力。

位于前庭阶和鼓阶之间的三角形中阶内充满内淋巴，而鼓阶和前庭阶充满外淋巴并通过耳蜗顶端的一个小开口相连，称为螺旋膜。神经元件（以黄色显示）是螺旋神经节神经元和蜗轴平面中的听觉神经。

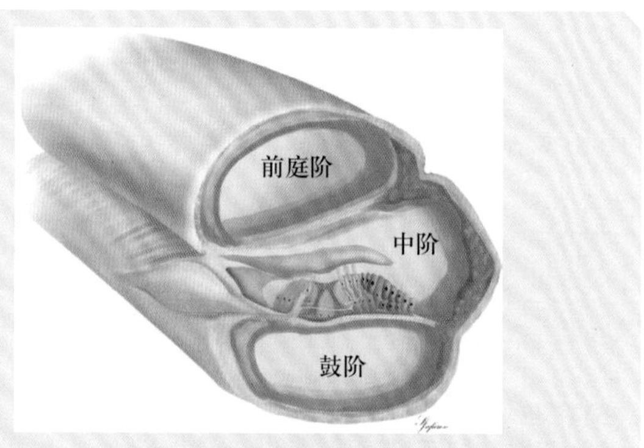

图 1.1.20　耳蜗由 3 个环绕骨轴（耳蜗轴）的管道组成，分别为鼓阶、前庭阶和中阶（耳蜗管）

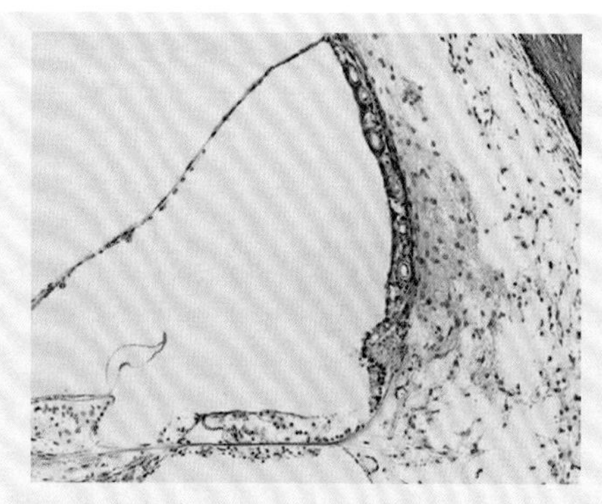

图 1.1.21　耳蜗包含 3 个充满液体的隔室：鼓阶、前庭阶和中阶，中阶内有柯蒂氏器

（由 Paparella 耳病理学实验室主任 Paparella 提供）

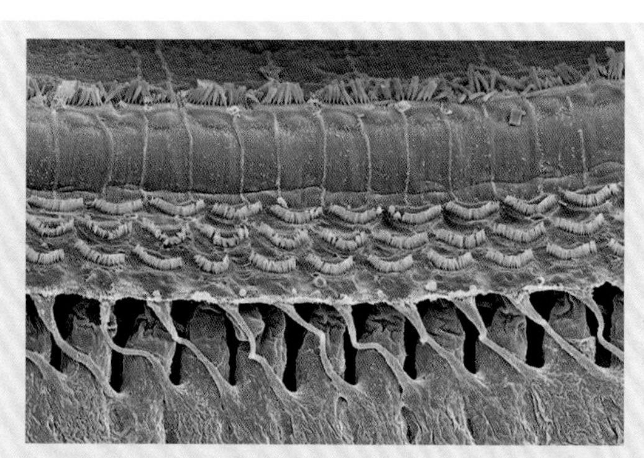

图 1.1.22　内耳中的感觉毛细胞。耳蜗毛细胞的彩色扫描电镜，耳蜗是内耳的听觉器官。穿过中心的新月形区域有许多静纤毛，位于支持毛细胞的顶部。进入内耳的声波取代了静纤毛周围的液体，导致它们弯曲。这会触发毛细胞的反应，毛细胞会释放产生神经冲动的神经递质。神经冲动沿着听觉神经传到大脑。这个过程可以传输有关声音响度和音调的信息。放大倍率：×2000。打印宽度为 10 cm（可见照片）

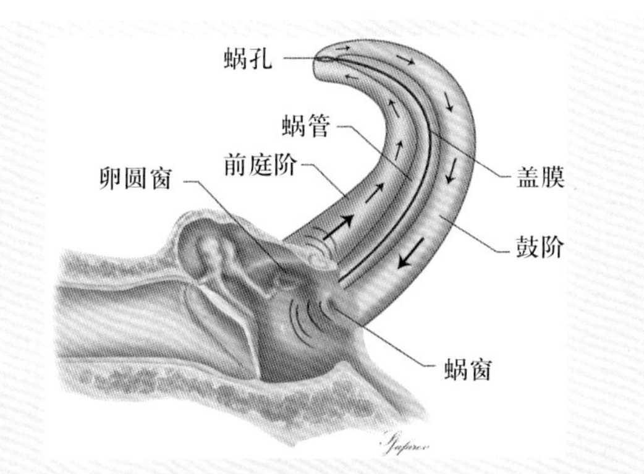

图 1.1.23　耳蜗通过 2 个膜封闭的孔与中耳相互作用：前庭窗位于前庭阶底部，承受来自镫骨的压力，圆窗密封耳蜗鼓阶底部，用于缓解压力
（经 TESAV 许可使用）

（符　筱　任冬冬　译）

1.2　前庭解剖

骨迷路中的3个半规管根据它们的位置分别命名为前半规管、后半规管和水平半规管。水平半规管与水平面成30°。事实上，半规管的周长远不止半圈。前半规管和后半规管呈对角线垂直平面，并成直角相交。前半规管横于岩骨长轴，在岩骨上表面形成弓状隆起。后半规管与岩骨的后表面平行。水平半规管位于前半规管和后半规管之间，在乳突腔内侧壁上形成一个凸起。半规管的方向彼此近似成直角。前半规管与另一侧的后半规管平行。

每个半规管都有一个壶腹端和非壶腹端。除前半规管和后半规管的非壶腹末端在进入前庭前联合形成一个总脚外，所有半规管壶腹和非壶腹端分开进入前庭。因此，3个半规管有5个开口连接前庭。前庭感受器位于半规管中，接受旋转运动（角加速度）的刺激并维持平衡；而椭圆囊和球囊，则接受线性加速度的信息并维持平衡。

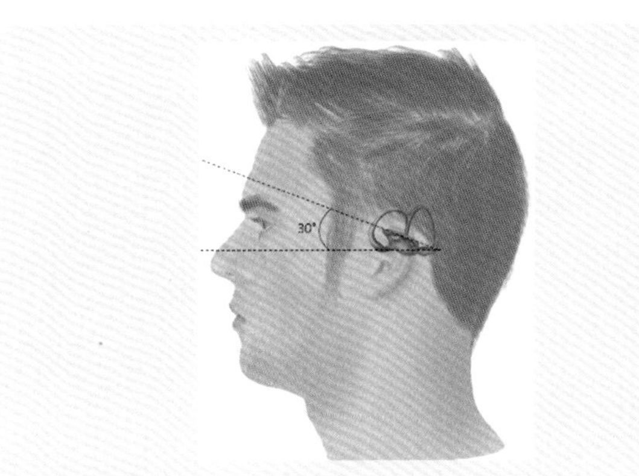

图 1.2.1　水平半规管与水平面成 30°
（经 TESAV 许可使用）

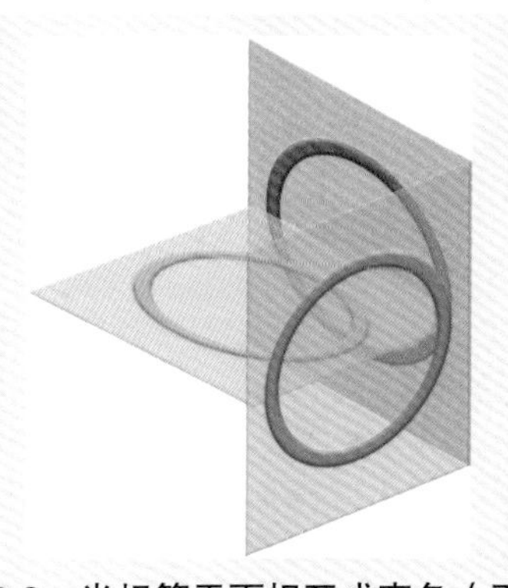

图 1.2.2　半规管平面相互成直角（正交）
（经 TESAV 许可使用）

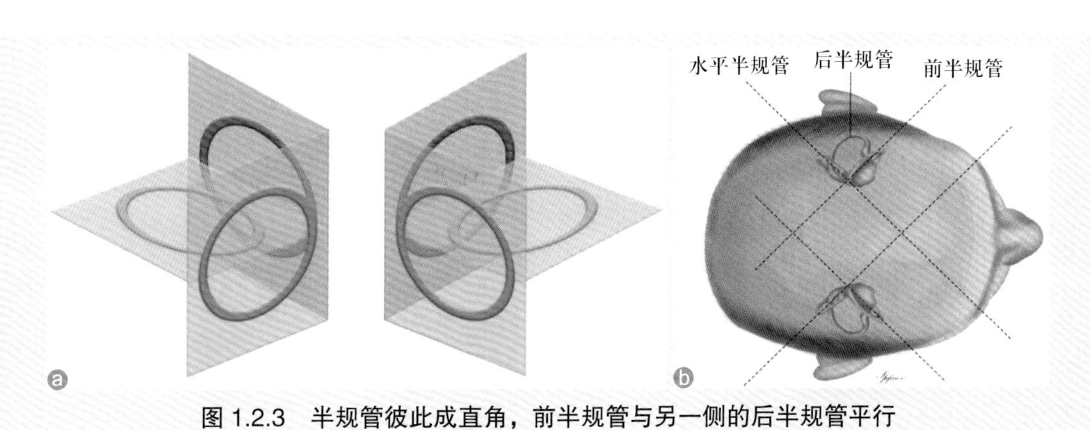

图 1.2.3　半规管彼此成直角，前半规管与另一侧的后半规管平行
（经 TESAV 许可使用）

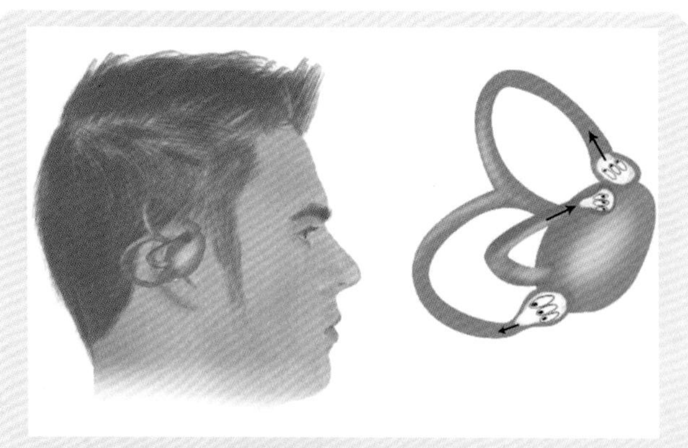

除前半规管和后半规管的非壶腹末端在进入前庭前联合形成一个总脚外，所有壶腹和非壶腹半规管末端分开进入前庭。箭头：内淋巴液流动方向

图 1.2.4 每个半规管有一个壶腹和非壶腹端
（经 TESAV 许可使用）

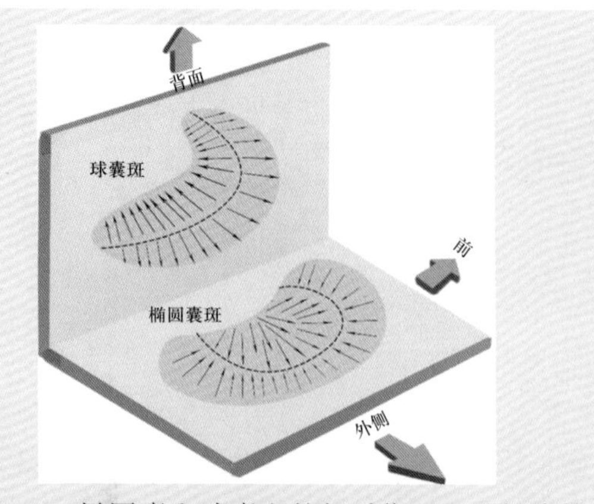

图 1.2.7 椭圆囊和球囊斑的相对位置和毛细胞的排列。椭圆囊和球囊中的感受器感受线性加速度和重力的信息

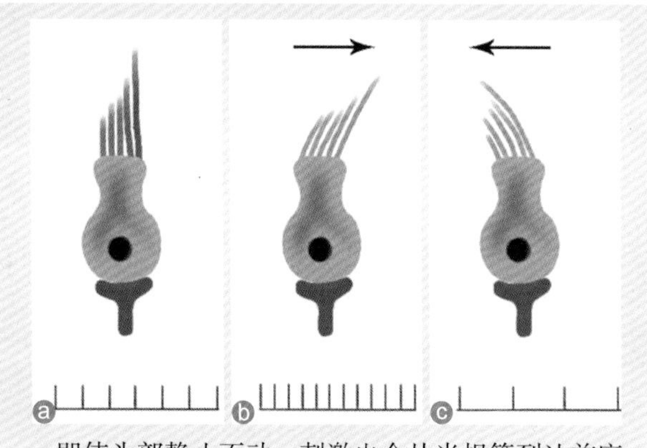

a. 即使头部静止不动，刺激也会从半规管到达前庭核；b. 任何朝向动纤毛（最长的纤毛）的运动都会增加刺激频率；c. 远离纤毛的反向运动降低刺激频率

图 1.2.5 前庭神经动作电位
（经 TESAV 许可使用）

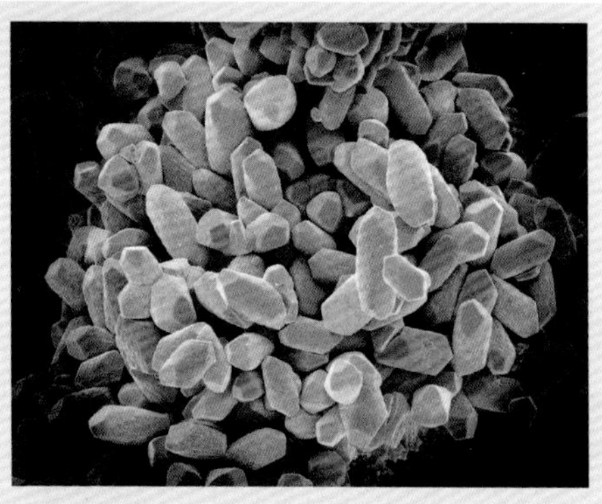

耳石表面碳酸钙晶体的彩色扫描电镜图像。耳石是一种钙化的石头，存在于内耳的耳石器官中。它们附着在毛细胞上，当头部倾斜时，耳石的相对运动引起神经冲动，是形成平衡感的基础。人类耳石的大小为 3 ~ 30 μm（视觉照片）

图 1.2.8 内耳耳石

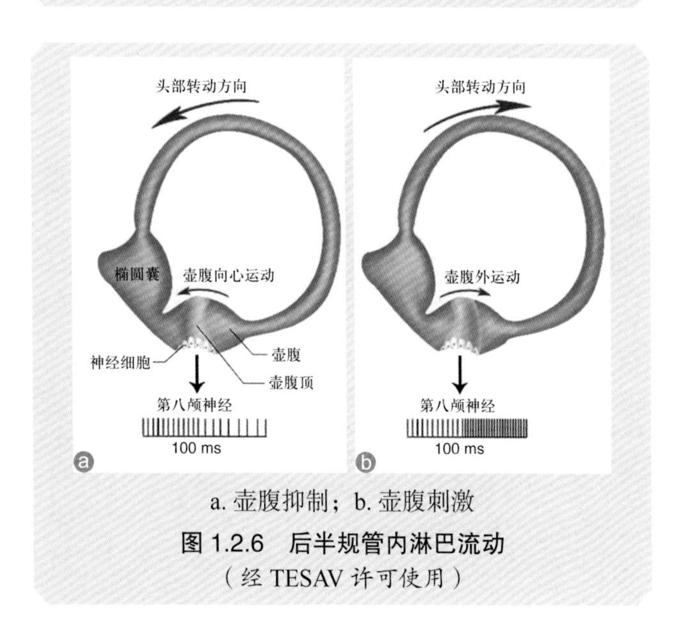

a. 壶腹抑制；b. 壶腹刺激

图 1.2.6 后半规管内淋巴流动
（经 TESAV 许可使用）

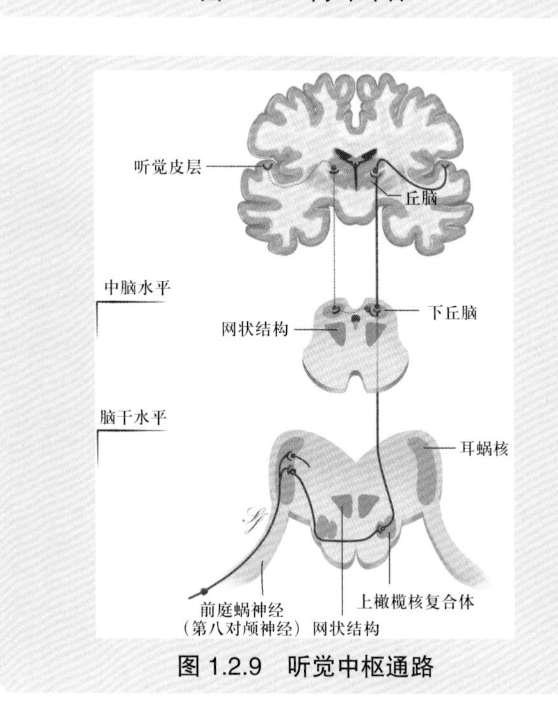

图 1.2.9 听觉中枢通路

（陈彬钧 任冬冬 译）

1.3　耳鼻喉科检查

音叉试验见表1.3.1。

表 1.3.1　音叉试验及听力损失类型

Rinne（患耳）	韦伯试验	听力损失类型
阳性	无偏向	听力正常
阳性	偏向健侧	感音神经性聋
阴性	偏向患侧	传导性聋
阴性	偏向健侧	全聋

1.3.1　韦伯试验

音叉试验最常用的是512 Hz的音叉。将音叉敲击后置于患者的前额部，声音偏向耳聋侧提示患耳为传导性聋。声音偏向健侧提示患耳为感音神经性聋。

1.3.2　林纳试验

音叉震动后先置于乳突部。患者听不到声音时，将音叉置于外耳道口1 cm处。气导听力时间大于骨导时间为“林纳试验阳性”，骨导听力时间大于气导时间为“林纳试验阴性”，听力正常者，气导听力大于骨导（林纳试验阳性）。

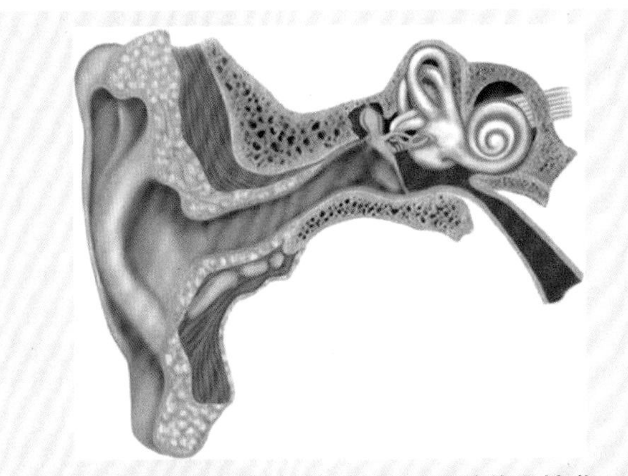

图 1.3.1　外耳和中耳疾病可以导致传导性聋

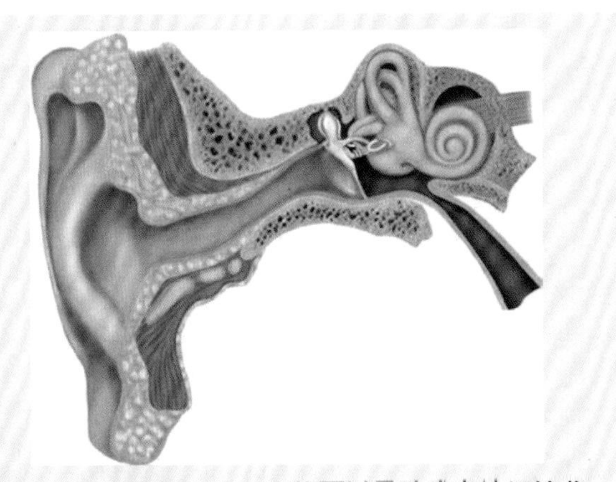

图 1.3.2　内耳及听神经疾病可以导致感音神经性聋

1.3.3　林纳试验假阴性

当音叉置于颅骨上时，振动可由颅骨传导至双侧耳蜗。如果将音叉放在一侧完全丧失听力的患耳乳突上，患者可以通过骨交叉传导在健侧耳听到声音。乳突骨传导听不到声音后，将音叉置于外耳道前方时，患者听不到声音。如果结果报告为林纳试验阴性，表明存在传导性听力损失，这实际上是林纳试验假阴性。

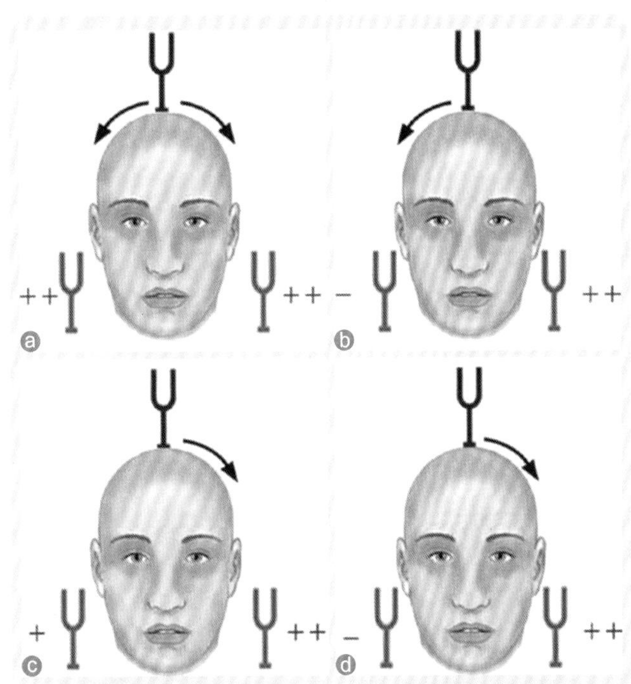

a. 听力正常：韦伯试验，双耳声音相同，无偏向，林纳试验：双侧（+）。b. 右侧传导性聋：韦伯试验，声音偏向右耳，林纳试验，右耳（-），左耳（+）。c. 右耳感音神经性聋：韦伯试验，声音偏向左耳，林纳试验，双耳（+），但是右耳持续时间较短。d. 右耳全聋：韦伯试验，声音偏向左侧，林纳试验，左耳（+），右耳（-）

图 1.3.3　音叉试验

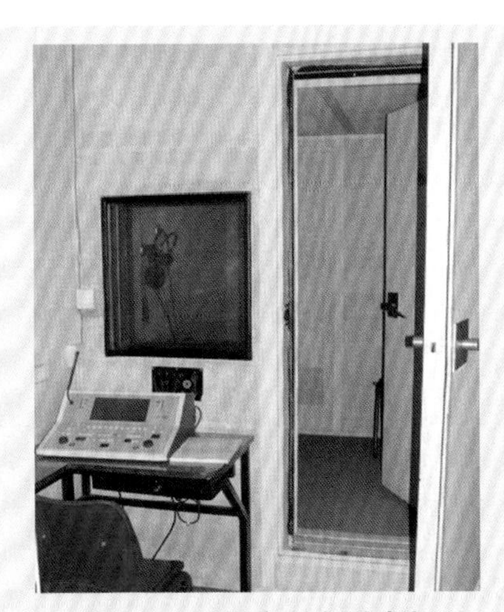

图 1.3.4　隔音听力测试室

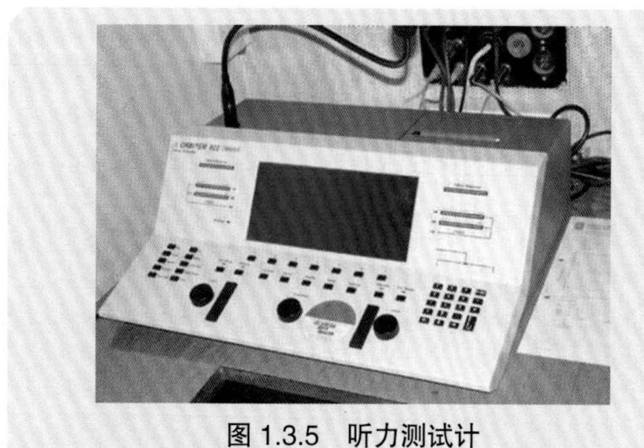
图 1.3.5　听力测试计

1.3.4　鼓室图检查

鼓室图检查可以间接测量不同压力下鼓膜和听骨链的活动性（顺应性）。当鼓膜两侧的压力相等时，鼓膜的活动性最大。空气压力从正常值升高或降低时，鼓膜的顺应性降低。将高声能施加在耳道中，其中一些能量被吸收，而其余的被反射回来并被探头接收。当顺应性降低时，反射回来的能量比正常情况下多。在中耳积液、鼓膜增厚或听骨链硬化的耳朵中，反射能量大于正常耳（表1.3.2 ~ 表1.3.5）。

如果患者服用前庭抑制剂或酒精，则不应进行前庭功能测试。

眼震电图（electronystagmography，ENG）可以分析眼球运动。测试眼球运动包括扫视、跟踪和凝视。扫视是一种快速的眼球运动，将目标带到视网膜中央。跟踪是跟踪一个移动的物体。凝视是将眼睛左右注视目标20° ~ 30°至少30秒。眼震电图还可以通过位置试验、视动性眼震试验和温度试验进行测试。

视眼动试验中的眼震异常，如扫视、跟踪和凝视试验，都提示中枢神经系统疾病。温度试验中固定抑制失败也提示中枢神经系统疾病（表1.3.6）。

表 1.3.2　传导性听力损失的原因

耵聍
先天性外耳道闭锁
外耳道异物
血鼓室
慢性中耳炎
鼓膜穿孔
听骨链中断
颞骨纵向骨折
中耳良性肿瘤
中耳恶性肿瘤
其他

表 1.3.3　感音神经性听力损失的原因

老年聋
噪音
耳毒性药物
内淋巴积水
听神经瘤
迷路炎
颞骨横向骨折
大前庭水管综合征
先天性内耳畸形
其他

表 1.3.4　电位的来源

解剖定位	波
耳蜗，第八神经	Ⅰ和Ⅱ
耳蜗核	Ⅲ
橄榄复合体	Ⅳ
外侧丘系	Ⅴ
下丘	Ⅵ

表 1.3.5　位置性眩晕的鉴别诊断

	外周性眩晕	中枢性眩晕
潜伏期	+	–
适应性[a]	+	–
疲劳性[a]	+	–

[a] 通过将患者的头部保持在相同的位置来观察眩晕的适应性；重复放在一个位置来观察眩晕的疲劳性。

表 1.3.6　异常眼震电图

异常的试验项目	病变位置
扫视试验	中枢神经系统
凝视试验	
自发性眼震（有固视抑制）	外周神经系统
自发性眼震（无固视抑制）	中枢神经系统
单侧或双侧凝视性眼震	中枢神经系统
周期性交替性眼震	中枢神经系统
回弹性眼球震颤	中枢神经系统
上跳或下跳眼球震颤	中枢神经系统
跟踪试验	中枢神经系统
视动试验	

温度试验：将30 ℃和44 ℃的水注入双侧外耳道。此试验也可使用冷热空气。温度刺激引起眼球震颤。眼球震颤是根据快相的方向来分类的。冷刺激引

起对侧眼球震颤，热刺激引起同侧眼球震颤。温度试验只用于测试水平半规管。两耳之间超过20%的差异被解释为该侧无力或半规管麻痹（表1.3.7）。

表 1.3.7　温度试验异常

单侧或双侧减弱	中枢神经系统
定向优势	中枢或者外周神经系统
固定抑制失败	中枢神经系统
温度试验结果倒置或扭曲	中枢神经系统

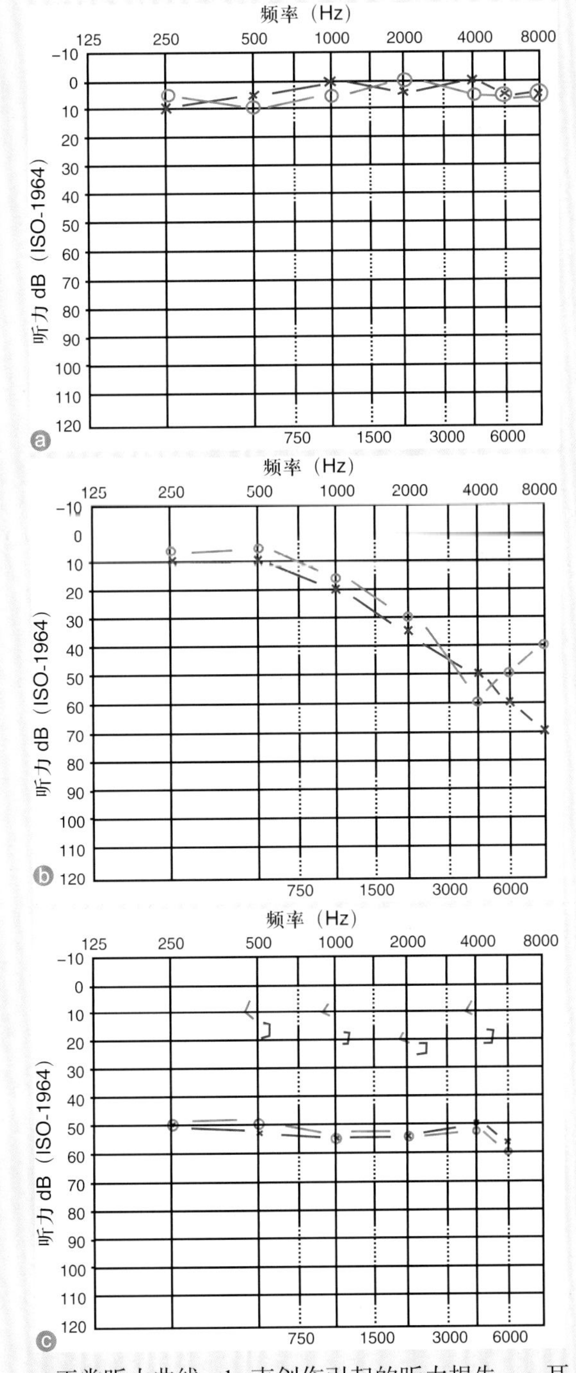

a. 正常听力曲线；b. 声创伤引起的听力损失；c. 耳硬化导致的传导性听力损失

图 1.3.6　听力图

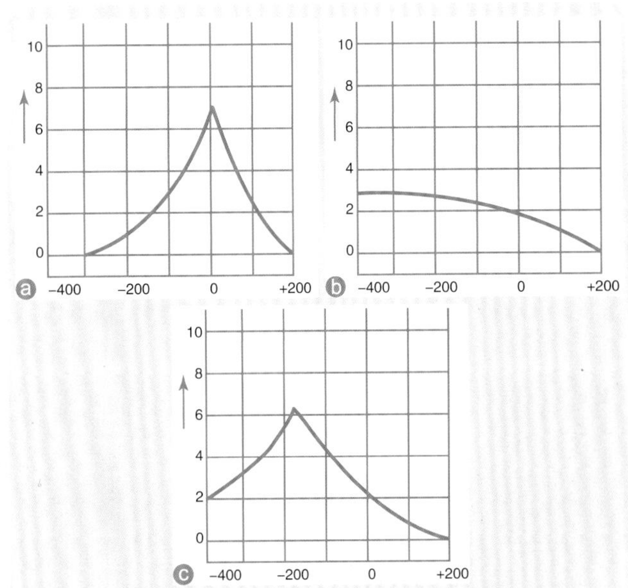

a.A 型：曲线在 0 处达到峰值，表明中耳和外部环境之间不存在压力差（如果曲线的峰值低于正常的 A 型曲线，通常与听骨链硬化有关。如果曲线的峰很高，则提示听骨链不连续）。b.B 型：表明随着外耳道气压的变化，鼓室听骨系统的反射特性几乎没有变化。这种类型的鼓室图通常与中耳积液有关。c.C 型：曲线的峰值出现在较高的负压下（在负压下达到最大顺应性，这意味着中耳的压力为负值）。该曲线表明咽鼓管功能障碍

图 1.3.7　鼓室图分类

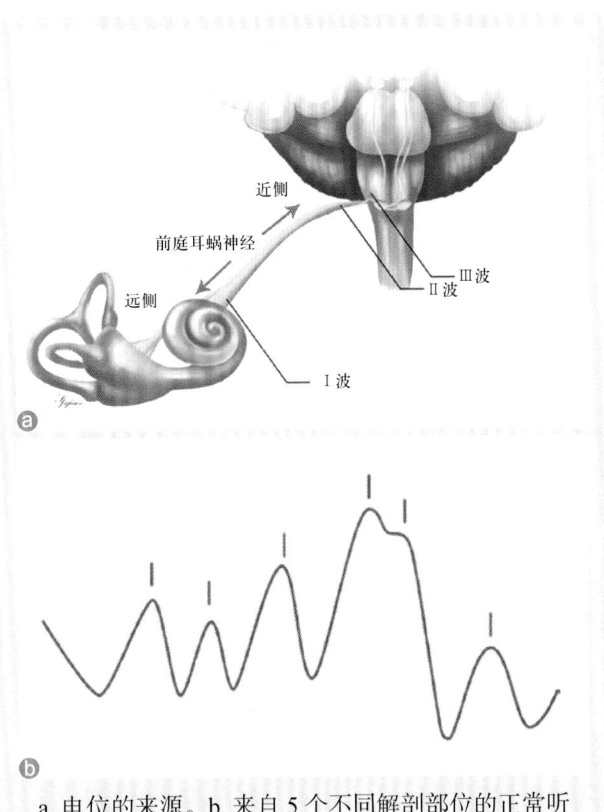

a. 电位的来源。b. 来自 5 个不同解剖部位的正常听觉脑干反应的 6 个波

图 1.3.8　听觉脑干反应测试

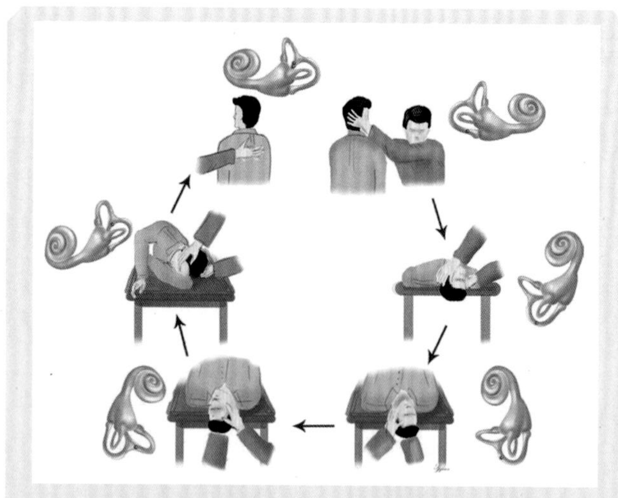

图 1.3.9 Dix-Hallpike 手法治疗良性位置性眩晕。将头置于悬头位可能会导致眩晕和眼球震颤

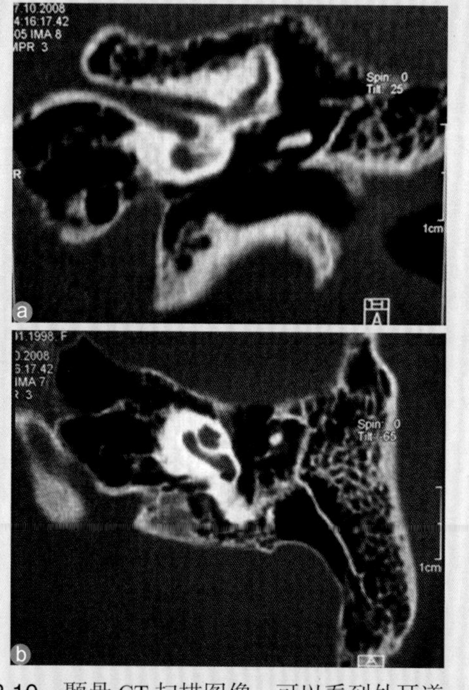

图 3.10 颞骨 CT 扫描图像。可以看到外耳道、中耳腔、鼓室上隐窝、乳突气房、耳蜗、半规管和内听道（以及内耳道中的镰状嵴）

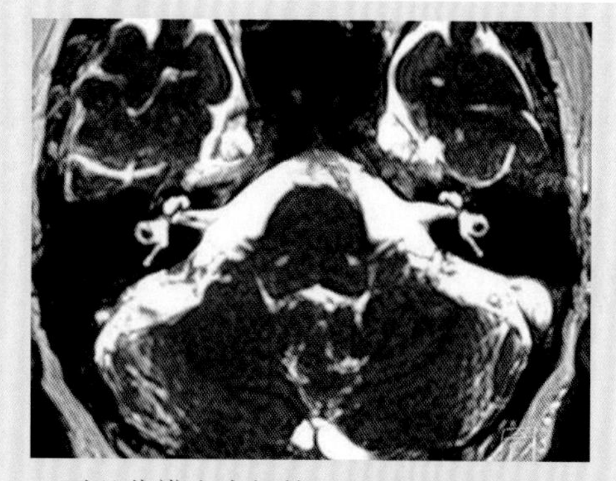

可以分辨出半规管、耳蜗及前庭神经

图 1.3.11 颞骨轴位 MRI 上耳蜗的图像

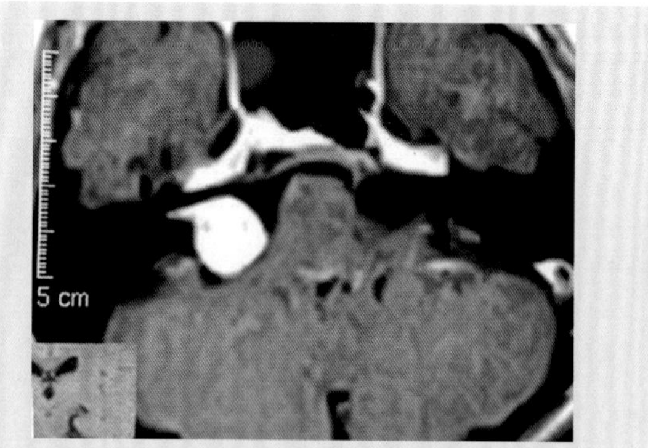

图 1.3.12 颞骨轴位 MRI 显示左侧桥小脑角的听神经瘤

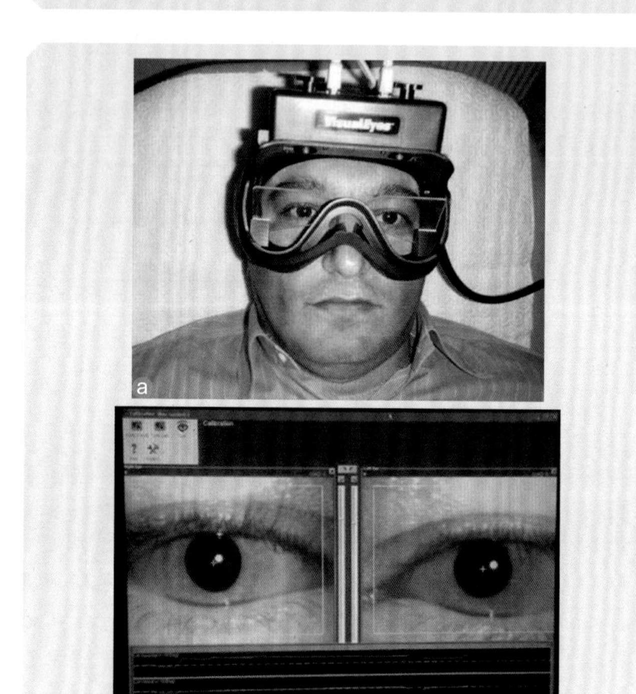

图 1.3.13 记录眼球运动并分析眼球震颤的眼震电图

（郭 英 译）

1.4 耳郭

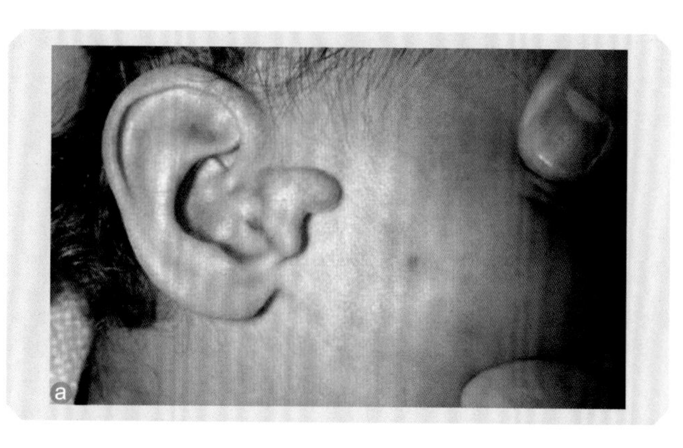

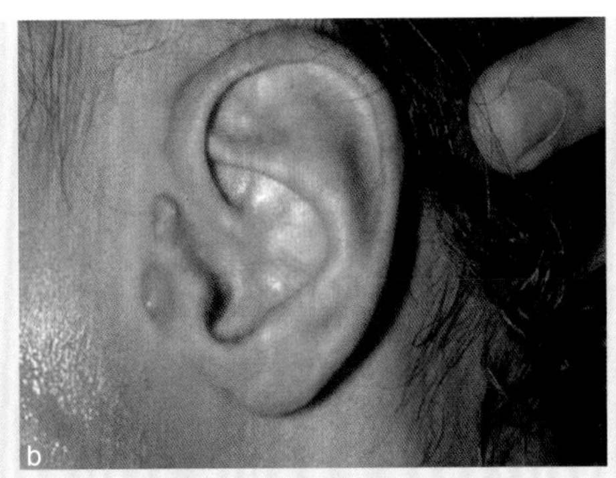

图 1.4.1　a. 耳前皮肤赘生物一般为单侧。如果造成了耳部外观畸形，可以在学龄前予以切除；b. 耳屏前残留的软骨

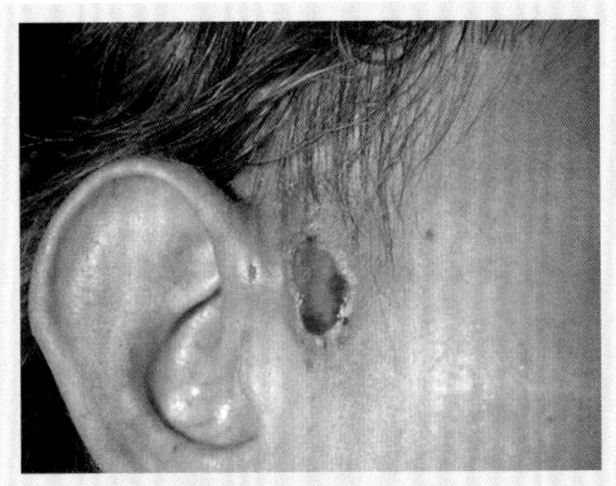

图 1.4.2　耳前瘘管是耳郭胚胎发育过程中融合异常所致。75% 的病例是单侧发病。如果瘘口狭窄，瘘管内的分泌物可能堵塞瘘口并引起继发感染。如行手术治疗，整个窦道均应该切除

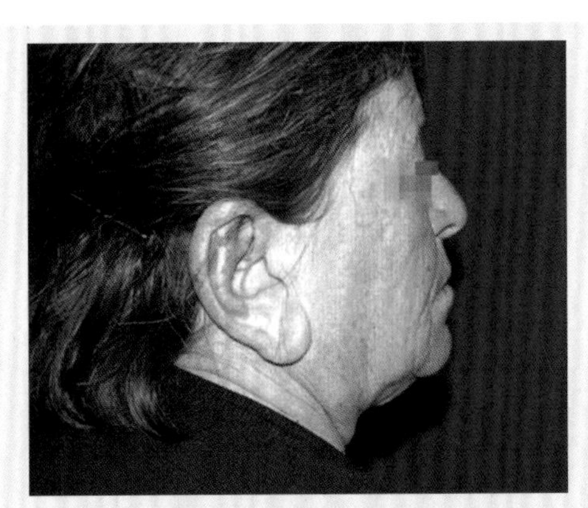

图 1.4.3　巨耳畸形指的是大耳郭

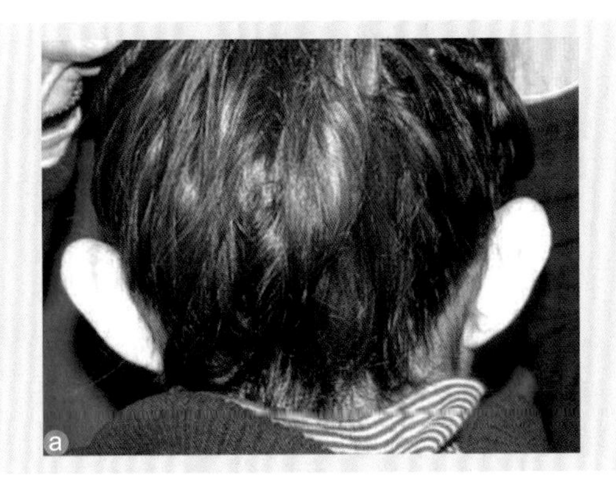

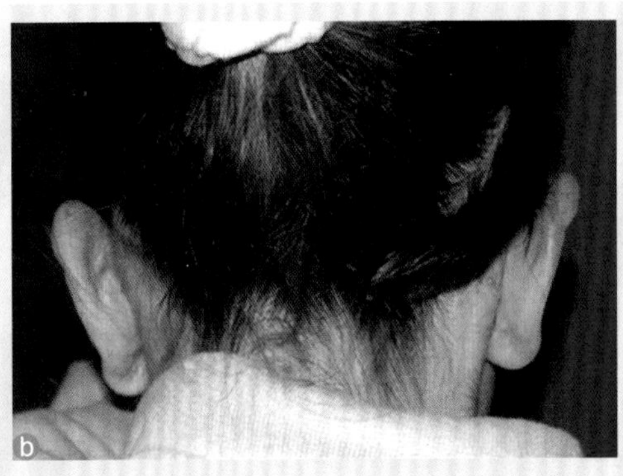

a. 手术前后面观的图片；b. 术后 3 个月的图片。招风耳中，对耳轮皱褶缺失或形成不良，耳甲软骨后面与颅骨的夹角超过 300°。这一疾病为常染色体显性遗传。它也被称为蝙蝠耳或垂耳。招风耳应该在学龄前矫正，即 4 ~ 6 岁

图 1.4.4　招风耳

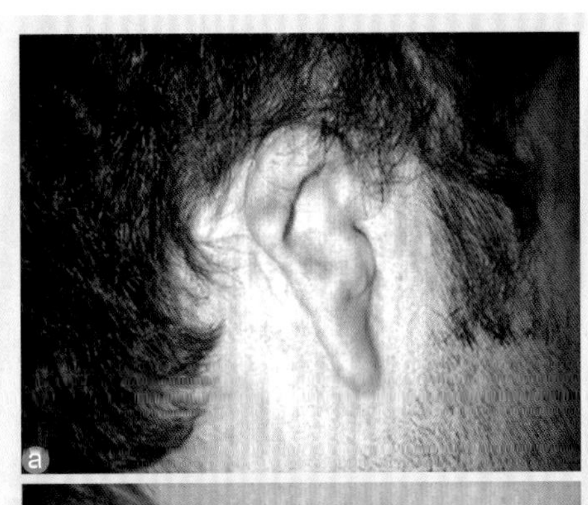

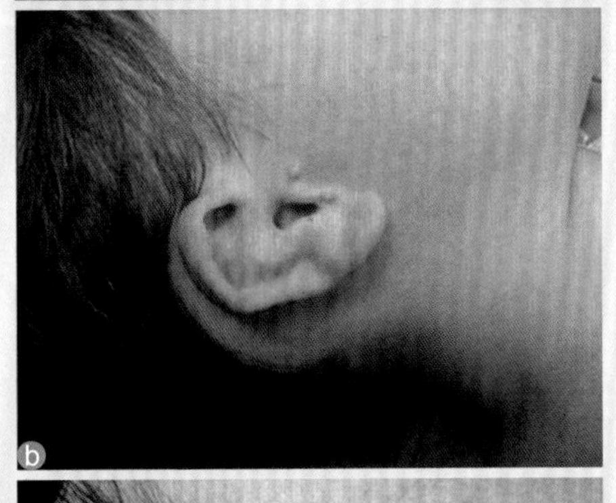

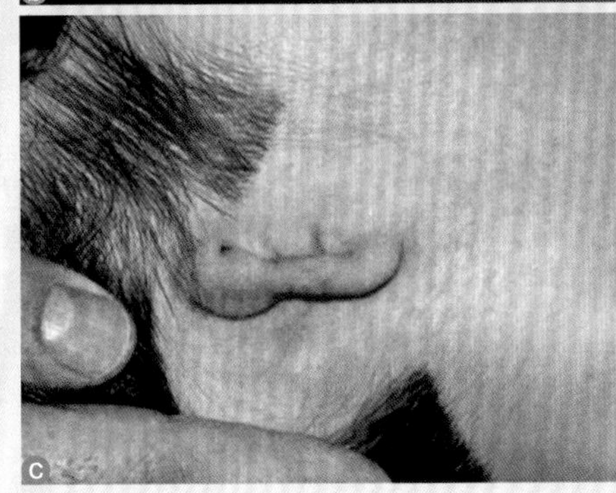

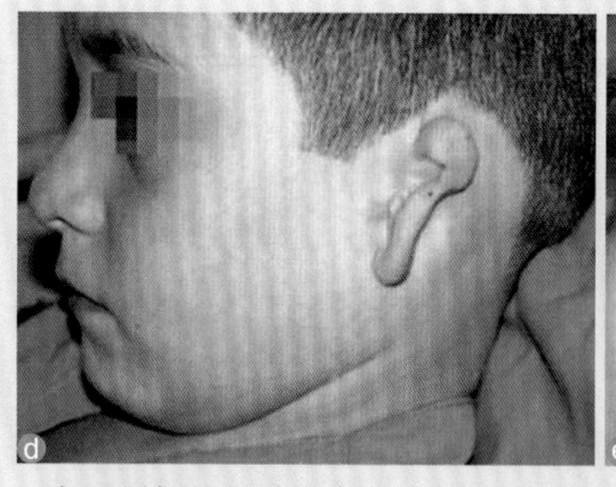
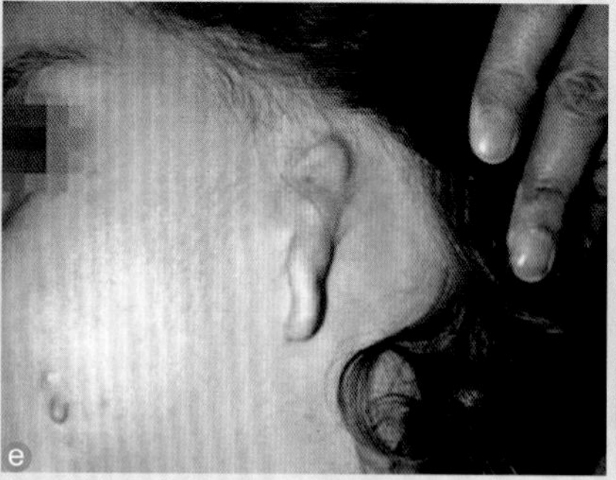
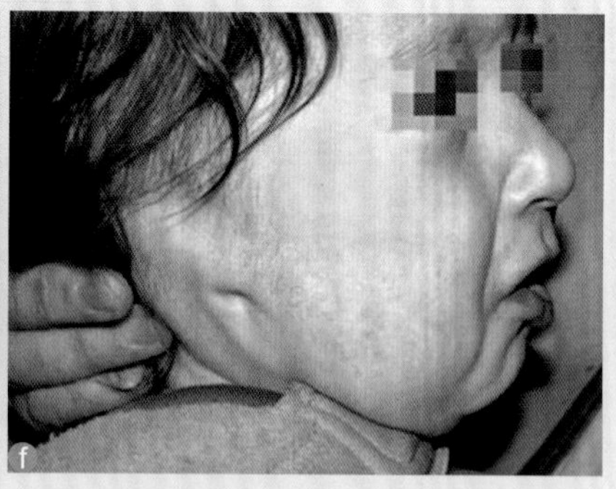

由于耳郭的胚胎发育与中耳和内耳完全不同，一般与中耳和内耳畸形无关。外耳道闭锁一般伴有小耳畸形。a、b. 在Ⅰ型小耳畸形中，畸形仅局限于耳轮和对耳轮，是一种微小畸形；c、d. Ⅱ型有严重畸形，但仍有残留的耳郭；e、f. Ⅲ型小耳畸形为无耳郭，一般情况下，外耳道完全闭锁。在一些患者，小叶可能存在。手术的最佳年龄是5岁左右，这时另一侧耳郭达到成年人大小，肋软骨发育足以用于重建。对学龄前儿童进行手术也是很重要的

图 1.4.5 耳郭畸形范围从不需要治疗的轻微畸形到耳郭完全缺失

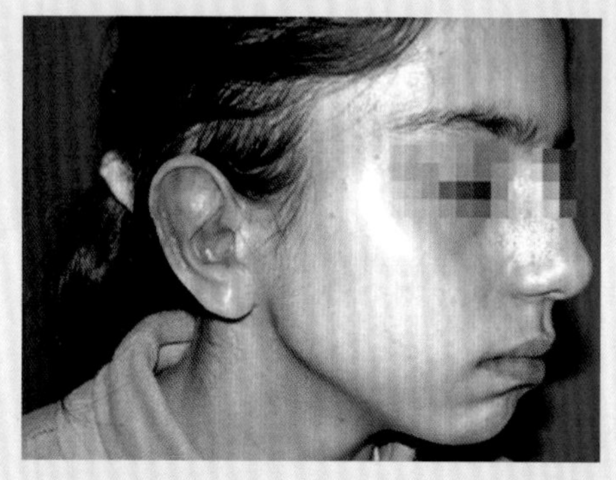

图 1.4.6 在耳郭完全缺如的情况下，耳郭植入物可以呈现出自然的外观

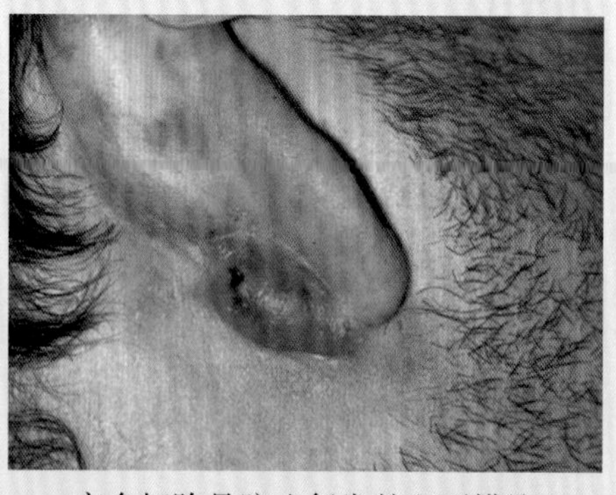

完全切除是防止复发的必要措施

图 1.4.7 耳后沟皮脂腺囊肿

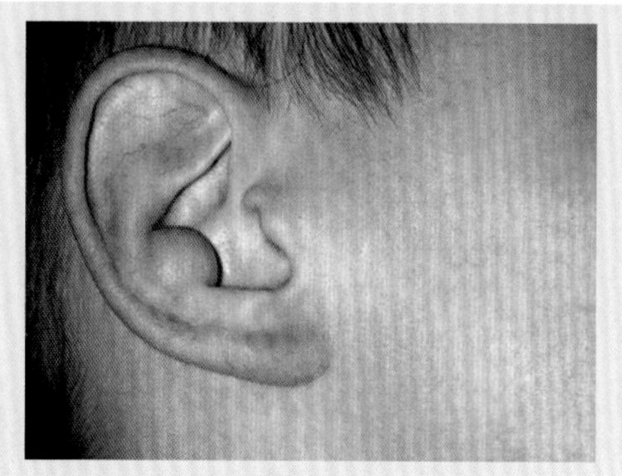

图 1.4.8 位于耳轮前下方的良性肿块

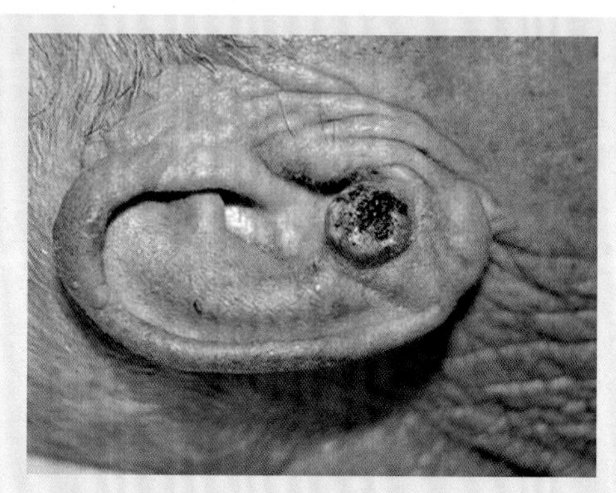

图 1.4.9 耳郭恶性肿瘤

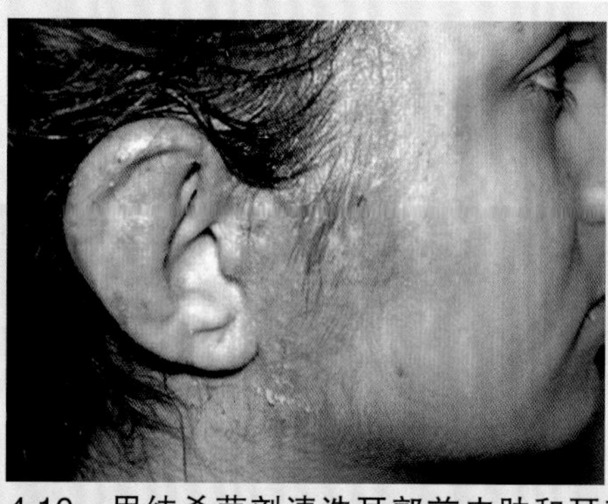

图 1.4.10 用纯杀菌剂清洗耳郭前皮肤和耳郭造成烧伤

（经 TESAV 许可使用）

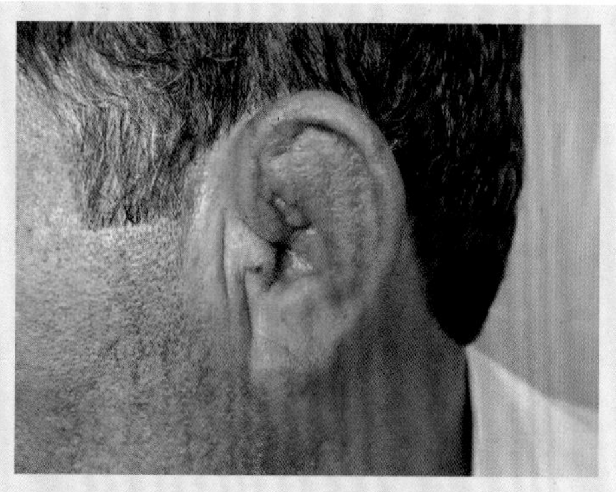

图 1.4.11 耳郭血肿

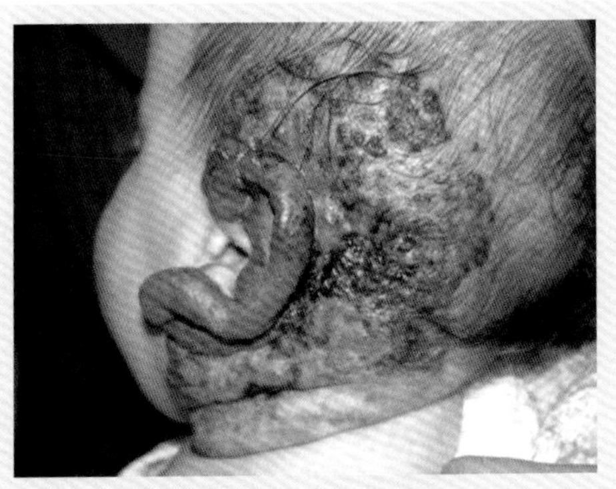

图 1.4.12 耳郭血管瘤。这些肿瘤可以自行消退。对 1 岁以下的患者进行类固醇治疗可能有用（经 TESAV 许可使用）

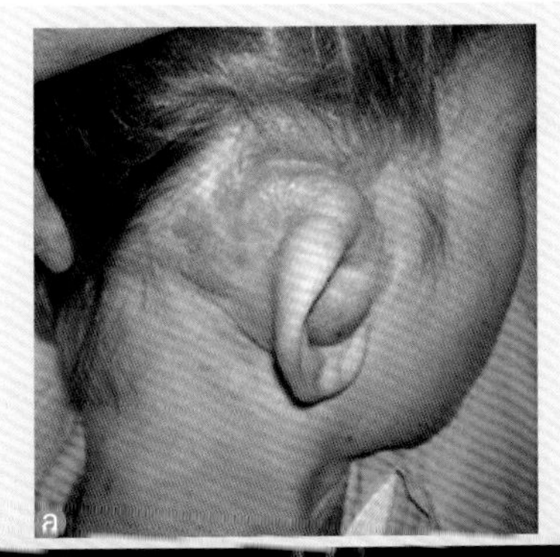

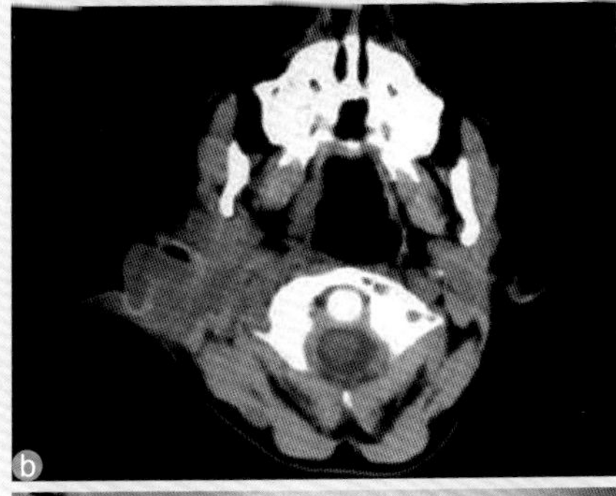

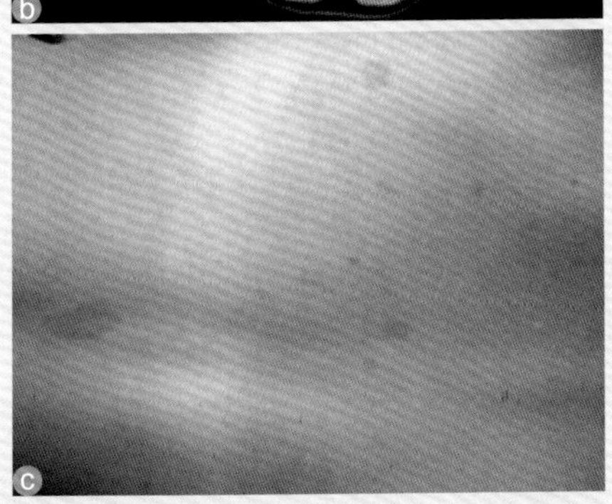

图 1.4.13 a. 耳郭神经纤维瘤；b. 轴位 CT 图像显示耳深部组织大范围受累；c.Cafe-au-lait 斑点是 NF1 的特征，也常见于 NF2 患者中。神经纤维瘤可能是单独的，也可能是 Recklinghausen 病患者的神经纤维瘤病的一部分。如果孤立性神经纤维瘤引起功能或外观问题，则应切除。因为这些肿瘤有可能恶变，因此这些肿瘤如果发生任何改变，比如体积的突然增大、出现疼痛等，都是提示外科医生这一肿物存在恶变的可能。巨大肿瘤需要进行扩大手术。保守治疗是最好的选择

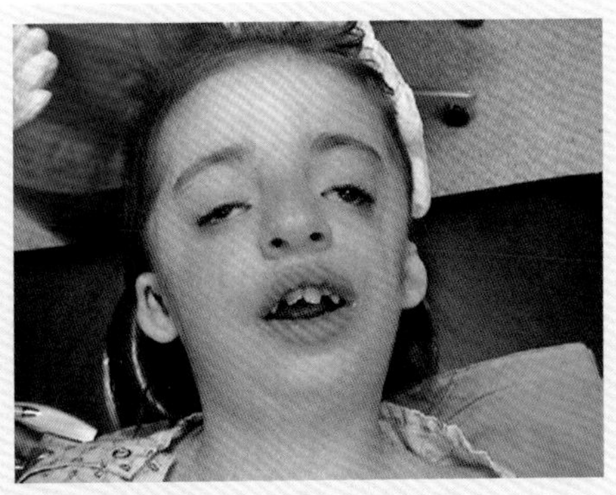

图 1.4.14 特雷彻·柯林斯综合征是一种遗传性疾病，可导致耳郭畸形、外耳异常和听力损失

（程晓婷 译）

1.5 外耳道

急性乳突炎与外耳道疖的鉴别诊断见表1.5.1。

表 1.5.1 急性乳突炎与外耳道疖的鉴别诊断

	急性乳突炎	外耳道疖
急性中耳炎病史	+	–
听力损失	+	–（仅当外耳道堵塞时）
鼓膜	充血或肿胀	正常（当鼓膜可以看见时）
乳突区疼痛	+	–
耳郭或耳屏的牵拉痛	–	+
耳后沟	可能消失	存在
X线片	乳突不透明	乳突正常

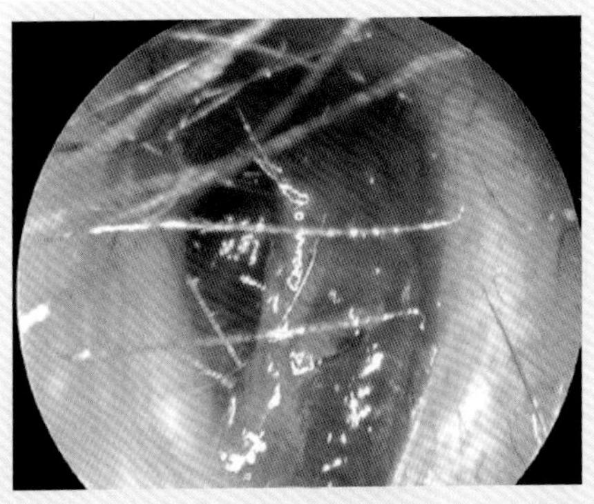

图 1.5.1 如果耵聍完全堵塞外耳道，可能会导致传导性听力损失。耵聍是外耳道软骨部皮脂腺和大汗腺的产物。有两种基本类型："湿耵聍"和"干耵聍"。超过 80% 的白种人为湿性、黏稠、蜂蜜色的蜡状耵聍。在蒙古人种中，干燥、鳞状、米粒型耵聍更常见

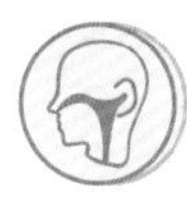

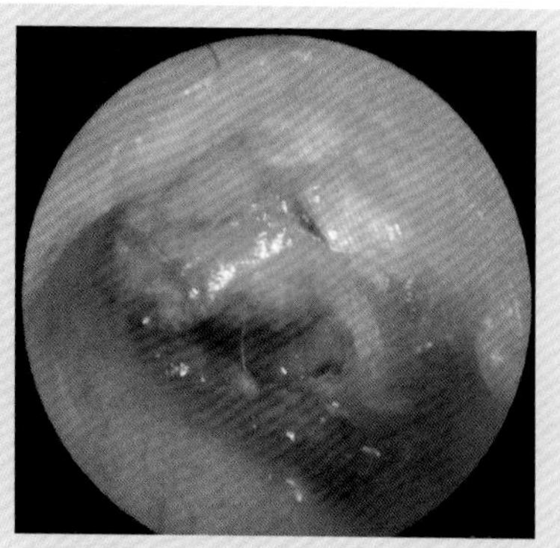

图 1.5.2　耵聍位于外耳道深处，鼓膜难以窥及

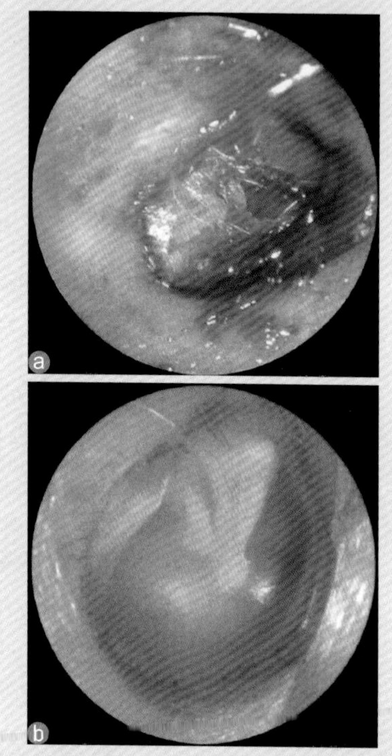

图 1.5.3　耵聍像一层膜覆盖在鼓膜上，可能给人以病理性鼓膜的表现。清除耵聍后，可见正常鼓膜

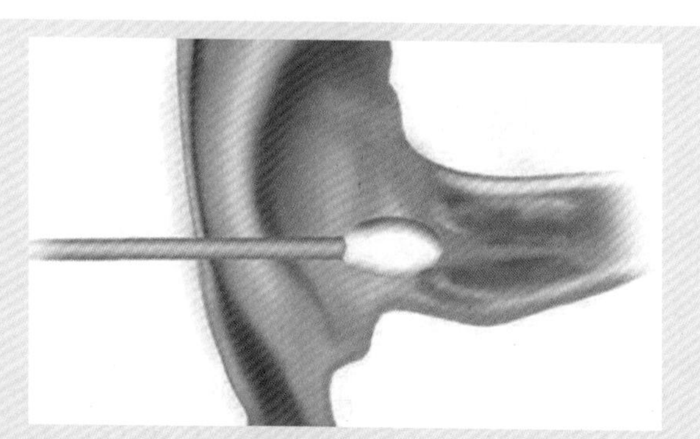

图 1.5.4　部分人会产生过多的耵聍。耵聍通常堵塞外耳道中部最狭窄的部分。这些患者需要定期清理。使用棉签会将耵聍推入耳道深处，完全堵塞耳道，导致清除更加困难

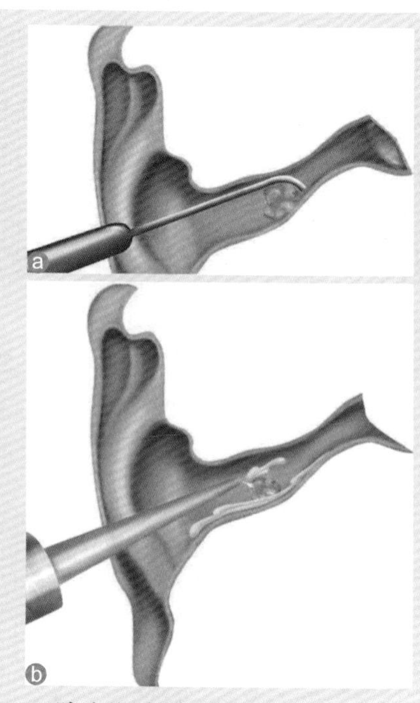

图 1.5.5　除去耵聍可以用耵聍钩或注射器冲洗。充分的视野暴露是避免操作创伤的必要条件。a. 如果耵聍不是很硬，可以用滴耳液软化后吸除；b. 另一种方法是水冲洗。向后向上牵拉耳郭拉直耳道后，向后上方注入与体温相同的水。水在耳道和耵聍之间流过，并将耵聍向外推。如果鼓膜穿孔，则不能进行耳道冲洗

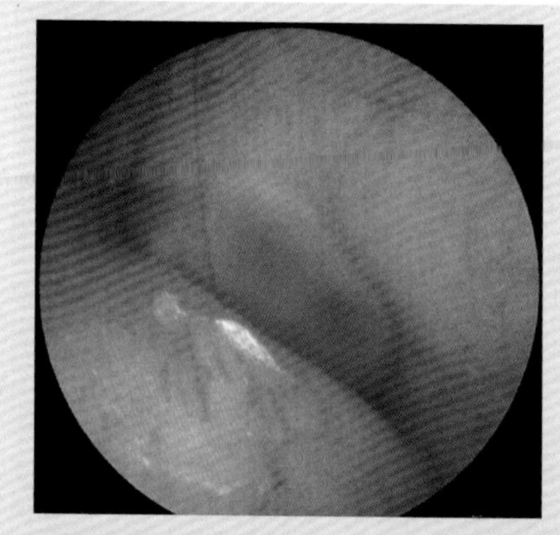

图 1.5.6　外耳道前壁突出，无法看到鼓膜前部

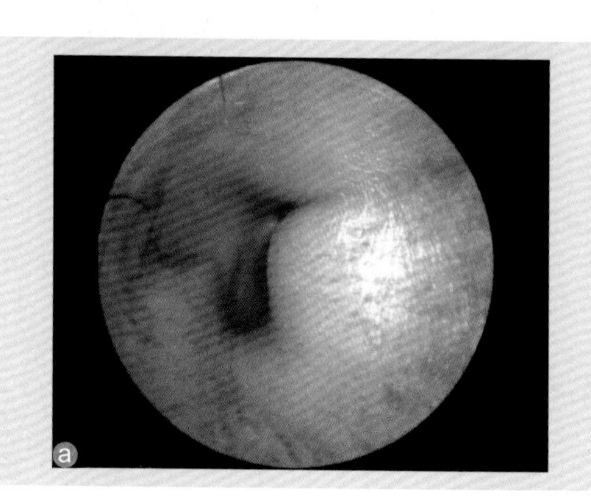

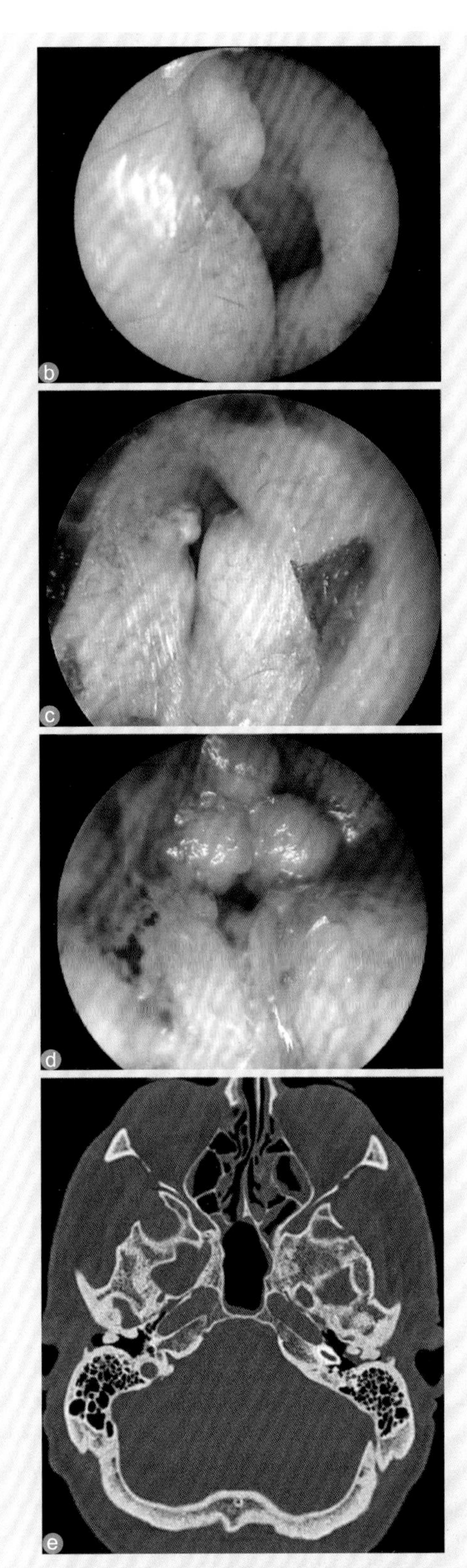

图 1.5.7 a ~ d. 外生骨疣可能导致外耳道狭窄，并导致碎屑和耵聍在其内侧堆积。游泳爱好者常见。外生骨疣是骨性的，质硬，通常很小，无症状。除非产生相应的临床表现，否则无须进行治疗。e. 轴位 CT 扫描显示外耳道外生骨疣

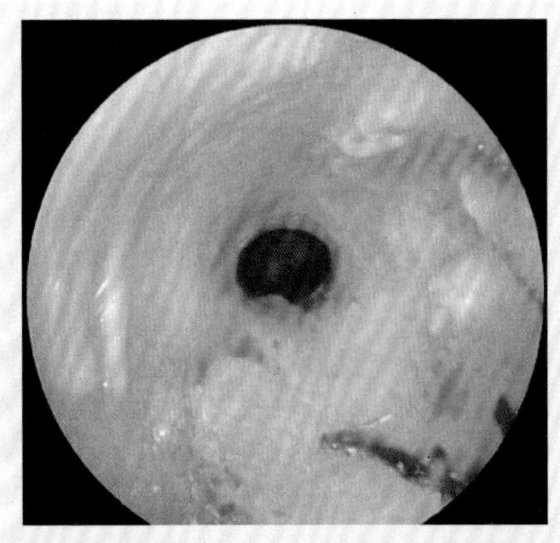

图 1.5.8 一名糖尿病患者因反复耳道感染和损伤导致的外耳道狭窄

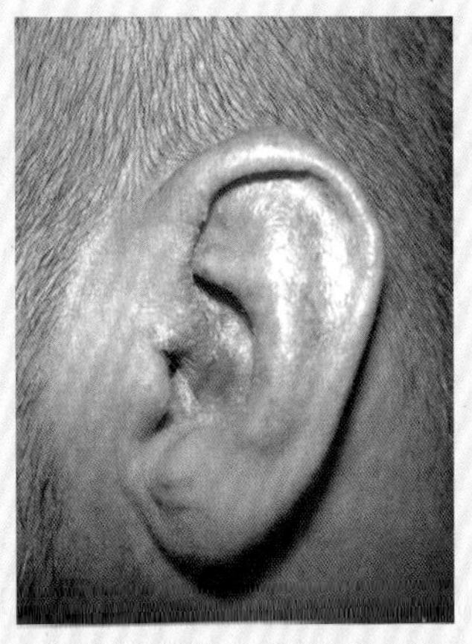

图 1.5.9 急性外耳道炎。外耳道充血，肿胀而变窄。触摸耳郭或耳屏会感到疼痛

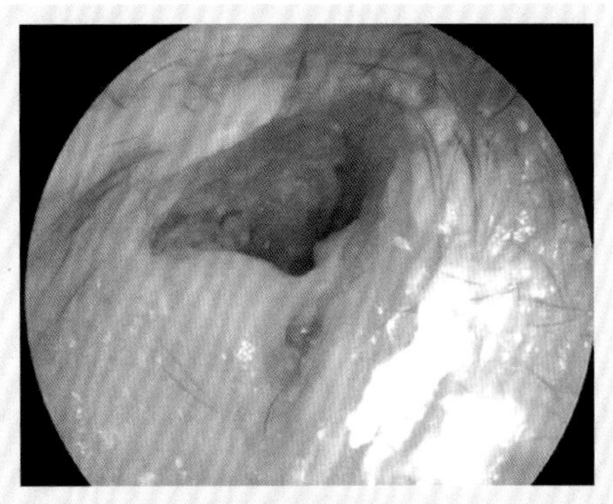

图 1.5.10 急性外耳道炎。外耳道因肿胀轻微变窄，充满耵聍和脓性分泌物

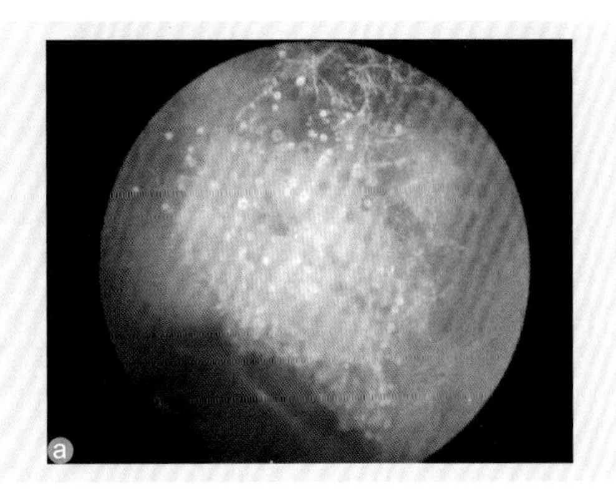

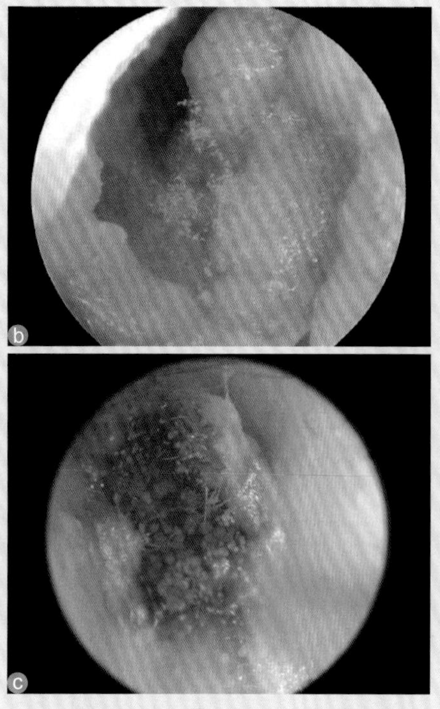

图 1.5.11　外耳道真菌病多种真菌可引起外耳道感染。最常见的类型是曲霉菌属（黑曲霉或黄曲霉）。偶有念珠菌导致的外耳道真菌病。外耳道可见真菌菌丝

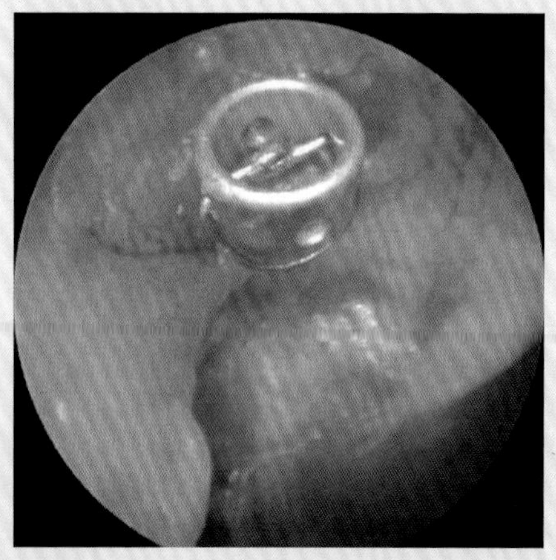

图 1.5.12　镫骨切除术后，外耳道可见被排斥的金属 piston

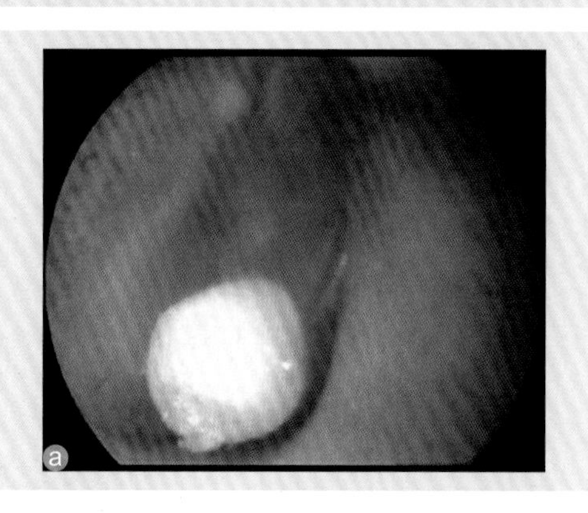

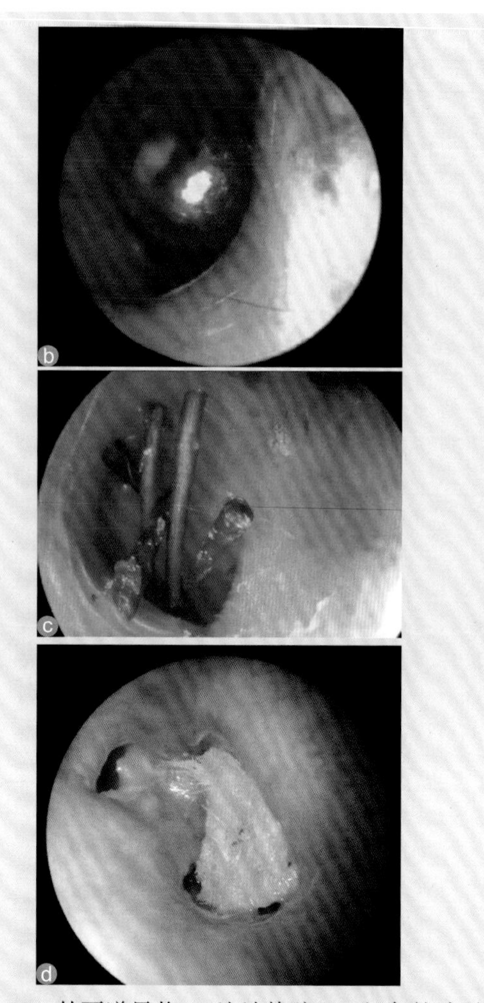

图 1.5.13　外耳道异物。a. 泡沫橡胶；b. 红色的珠子；c. 常用来挠外耳道的铅笔芯；d. 外耳道深处的棉花

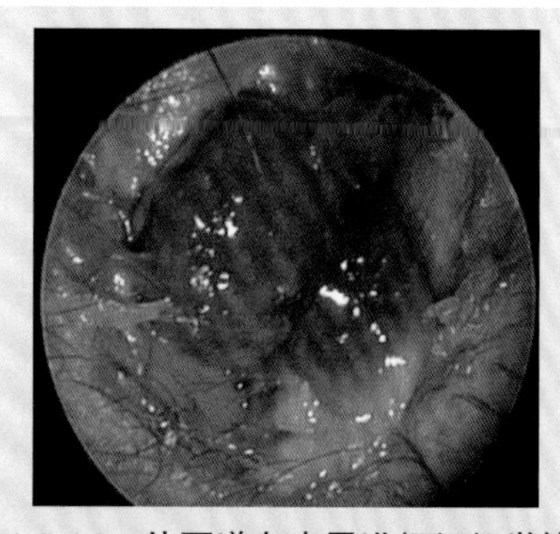

图 1.5.14　外耳道息肉需进行组织学检查

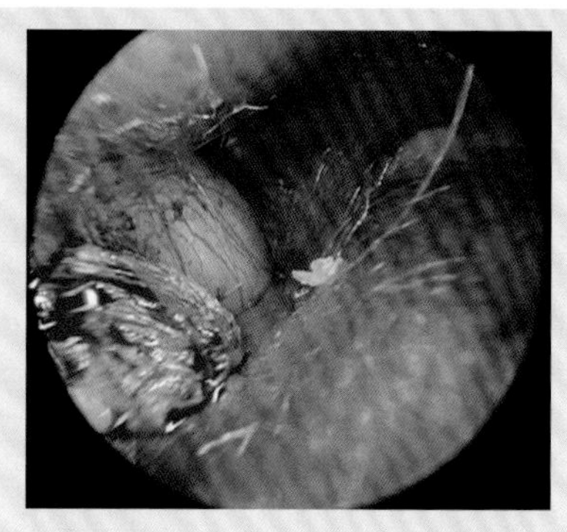

图 1.5.15　外耳道前下壁肿块

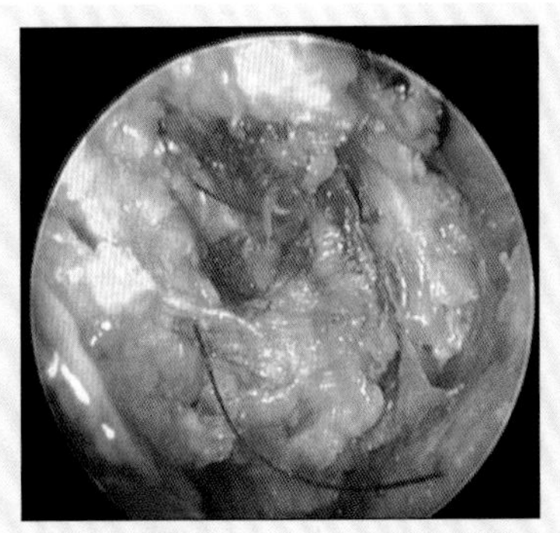

图 1.5.16　阻塞性角化病外耳道脱落的上皮积聚并形成较大的阻塞性团块，引起骨质破坏

（叶　栋　译）

1.6　分泌性中耳炎

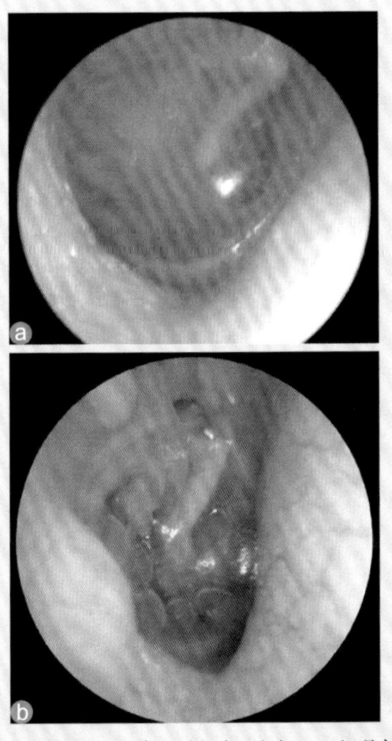

图 1.6.1　a. 右耳，分泌性中耳炎，透明鼓膜后可见气 - 液平面；b. 左耳，鼓室内气泡

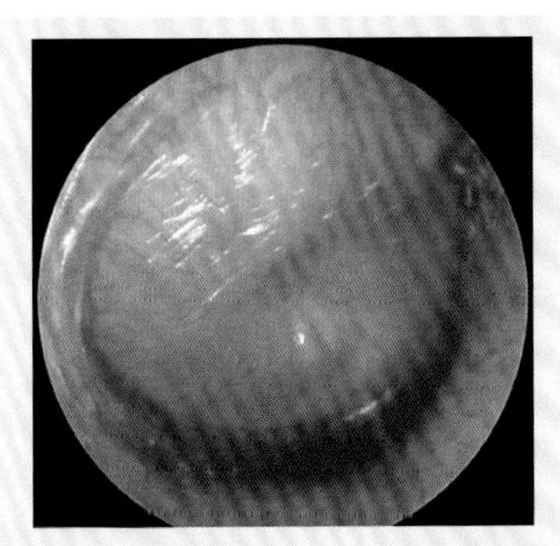

图 1.6.2　右耳鼓膜充血，鼓膜透明度稍降低

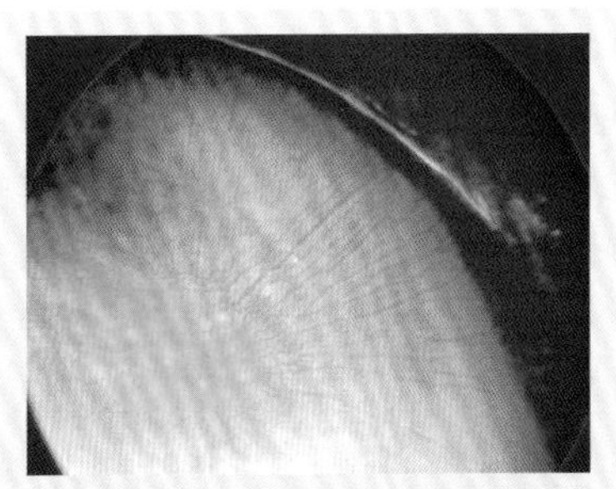

长期渗出的积液使鼓膜呈现暗淡不透明的外观，其上可见血管纹

图 1.6.3　右耳分泌性中耳炎（1）

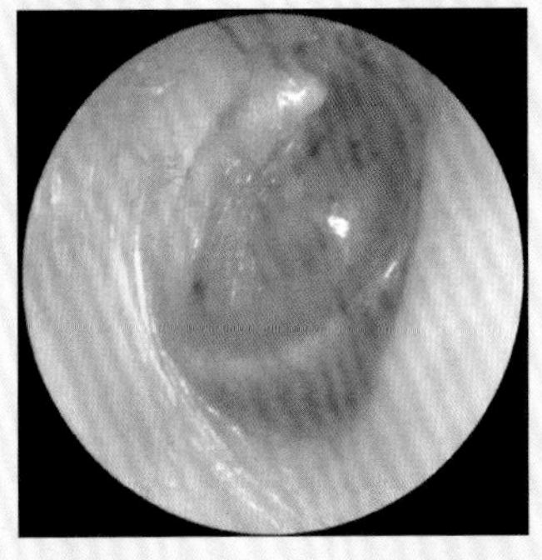

鼓膜浑浊，失去透明度，血管化，内陷。需要注意的是，由于鼓膜内陷，光锥缩短并向上移位

图 1.6.4　右耳分泌性中耳炎（2）

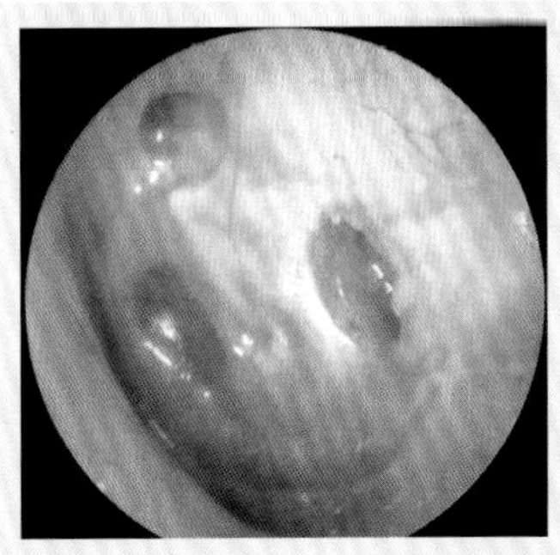

由于中耳负压，内陷多发生在鼓膜薄弱部位，如假膜部或松弛部

图 1.6.5　左耳分泌性中耳炎

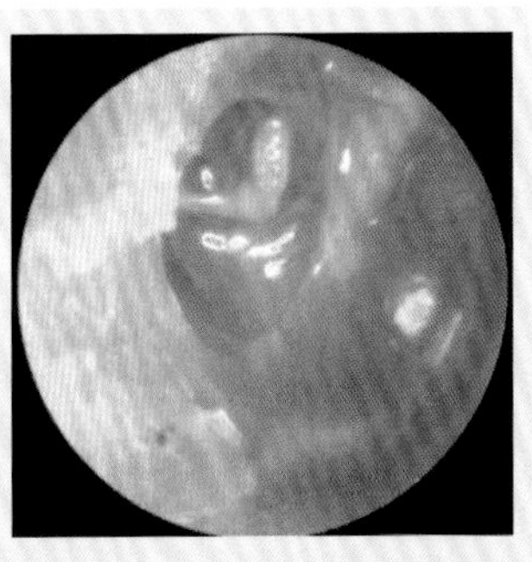

在锤骨柄后方可见内陷袋并可识别其顶端。内陷袋干净无杂物。鼓膜贴附于砧骨和镫骨上。在半透明且变薄的鼓膜后面，可清楚地看到砧镫关节和镫骨肌腱

图 1.6.6　右耳长期存在积液渗出，最常在鼓膜后上方形成内陷袋

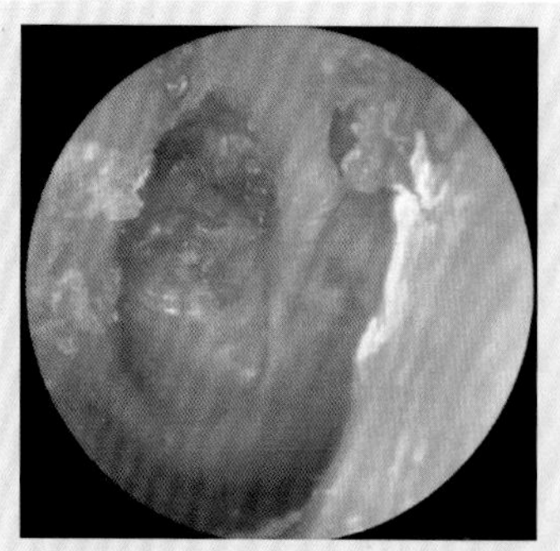

图 1.6.7　右耳含有碎屑的内陷袋

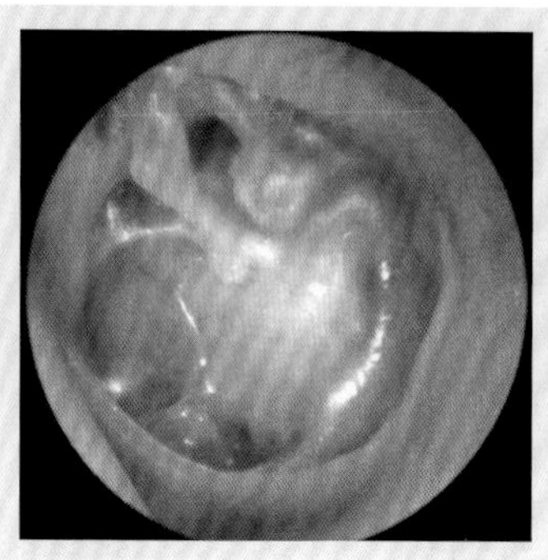

鼓膜变薄，贴附于鼓岬上。锤骨短突和锤骨柄由于鼓膜内陷而更加突出。鼓环清晰可辨

图 1.6.8　左耳粘连性中耳炎

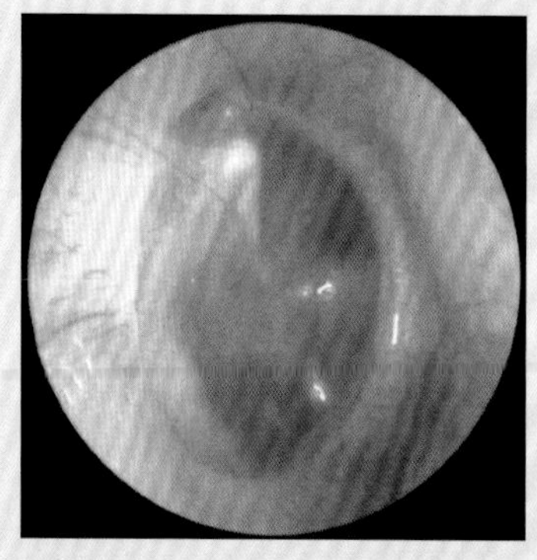

鼓膜内陷呈琥珀色。成年人单侧分泌性中耳炎往往需要排除鼻咽癌

图 1.6.9　鼻咽癌所致的右耳分泌性中耳炎

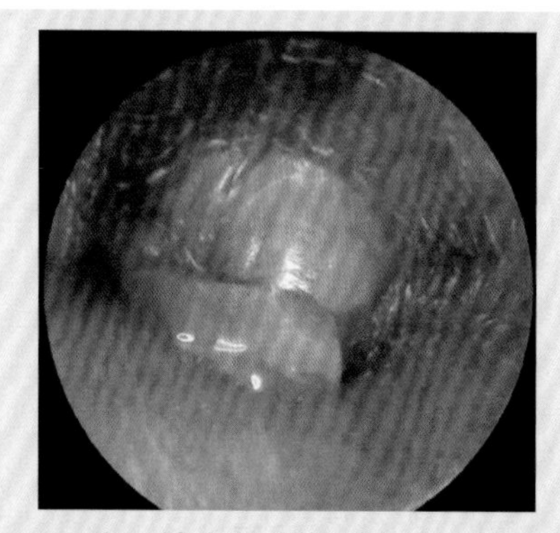

图 1.6.10　分泌性中耳炎鼓膜切开后外耳道可见的黏液样物质

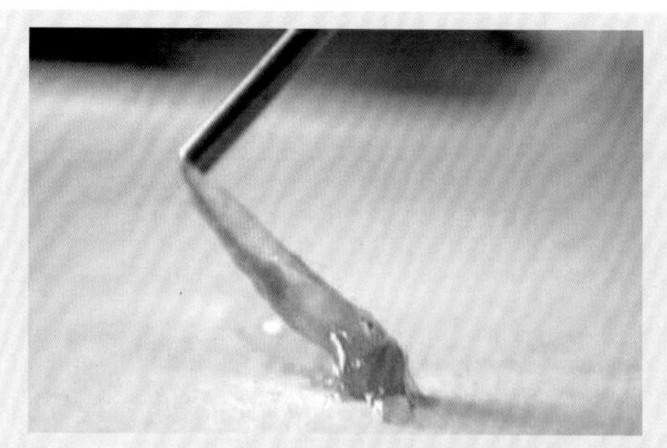

图 1.6.11　分泌性中耳炎患者中耳取出的黏稠分泌物

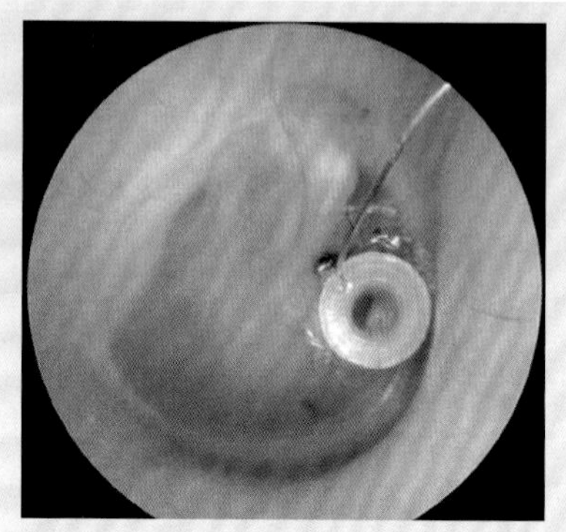

图 1.6.12　右耳，6 个月前因分泌性中耳炎置入的 Shepard 型鼓室通气管，鼓膜外观正常。通气管使中耳通气，一段时间后鼓膜外观恢复正常。为保证正常的中耳生理状态，通气管应放置至少 6 个月以上

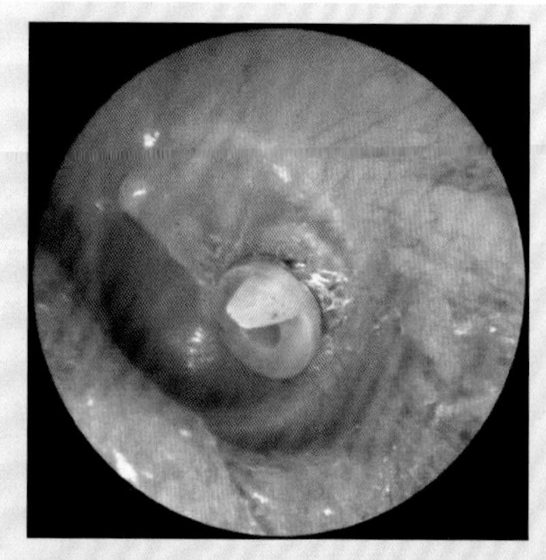

图 1.6.13　左耳，鼓膜后下象限放置 1.25 mm 的 Paparella 通气管。放置通气管 3 个月后鼓膜恢复正常。在透明的鼓膜后面可以看到导管的内凸。鼓膜切开术一般在鼓膜后下象限进行。部分外科医生倾向于将其置入前上象限，以降低早期脱出的风险。应尽量避免在鼓膜后上象限置入通气管，因为这可能会损伤砧镫关节或砧骨长突

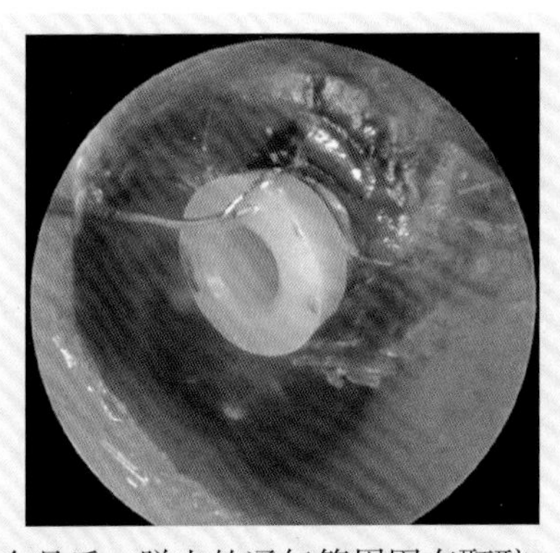

置入 8 个月后，脱出的通气管周围有耵聍，可能出现鼓室硬化或鼓膜瘢痕。小管造成的创伤较小，但脱出较快

图 1.6.14　Shepard 型鼓膜通气管脱出

（王艳梅　徐江红　译）

1.7　急性中耳炎

急性中耳炎见表1.7.1 ~ 表 1 .7.3。

表 1.7.1　复发性急性中耳炎的诱因

日间托付中心
被动吸烟
奶瓶喂养
非母乳喂养
免疫缺陷
腭裂

表 1.7.2　急性中耳炎的发病机制

上呼吸道感染
咽鼓管水肿
鼻塞
鼻咽部正压
腺样体肥大
咽鼓管阻塞
病原体的存在

表 1.7.3　急性中耳炎的分期

充血期
渗出期
化脓期
合并症期
并发症期
转归期

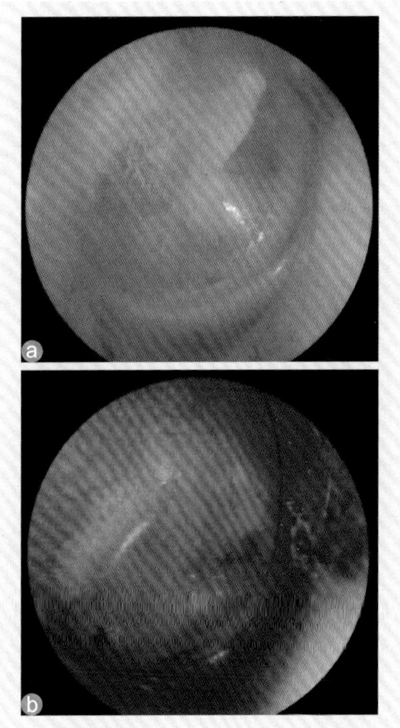

图 1.7.1　a. 正常鼓膜，可见锤骨短突和锤骨柄，鼓膜是半透明的，有时可见砧骨长脚和鼓岬，鼓膜前下象限可见光锥；b. 咽鼓管功能异常，注意锤骨柄表面的血管

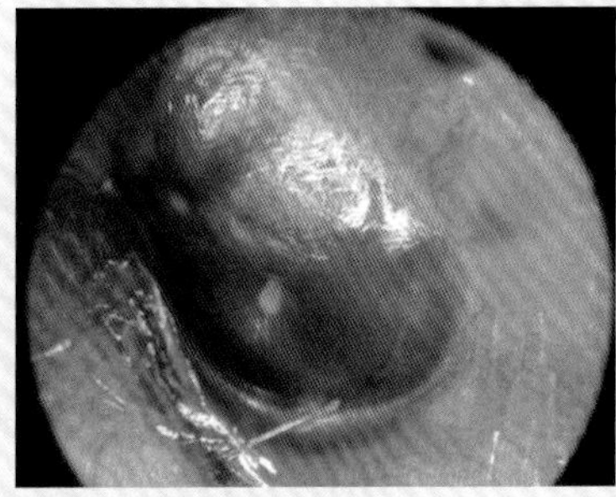

由于中耳的血性液体，鼓膜呈蓝色。这是由于咽鼓管功能异常导致中耳无法通气。耳气压伤通常在飞行下降或潜水时出现，无须治疗。如果有相关的上呼吸道感染或过敏，局部使用和全身口服减充血剂和抗组胺药可能有助于康复。因为咽鼓管通气障碍，为了防止进一步发作，建议患者在鼻塞时不要进行潜水。建议经常飞行的人和经常患病的人采用预防措施来预防咽鼓管问题，如鼻腔局部使用减充血剂和咀嚼口香糖等

图 1.7.2　耳气压伤（血鼓室）

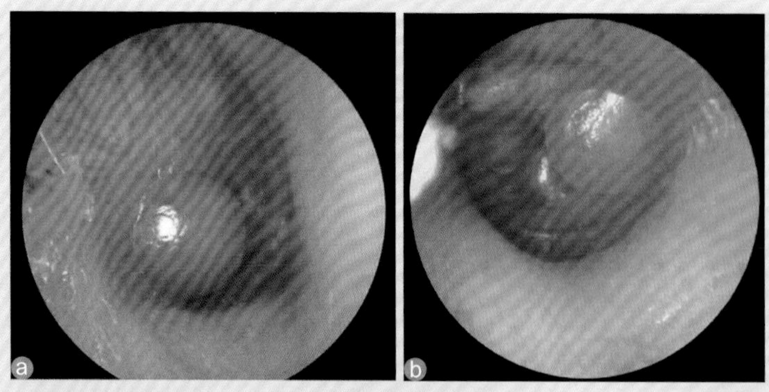

锤骨柄很难看清。大疱性鼓膜炎是由病毒或肺炎支原体感染鼓膜引起的。患者有严重的耳痛，但没有听力损失。大疱内渗液引流可以立即缓解疼痛。只需刺穿鼓膜外侧的上皮层。若鼓膜完全穿透可能导致鼓膜穿孔

图 1.7.3　大疱性鼓膜炎右耳（a）和左耳（b）

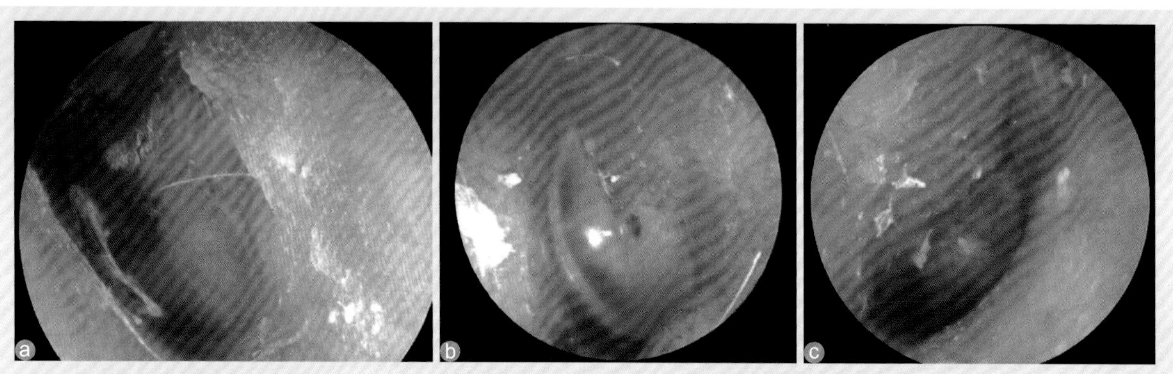

a. 左耳上鼓室区、鼓膜后上方充血；患者主诉最近 1 小时内耳痛。b. 左耳上鼓室区、鼓膜后上方充血；患者主诉最近 3 小时内耳痛。c. 右耳上鼓室区、鼓膜后上方充血；鼓膜开始轻微膨出

图 1.7.4　急性中耳炎，充血期

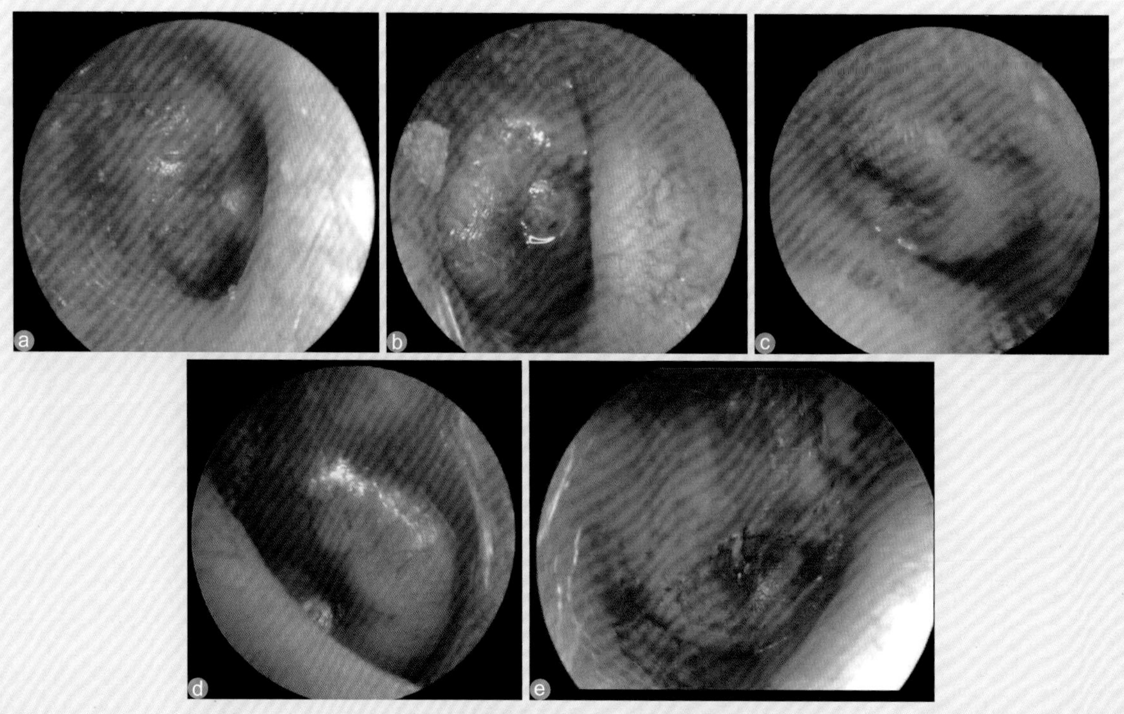

a. 鼓膜后半部隆起（右耳）；b. 鼓膜轻微隆起（左耳）；c. 由于鼓膜膨隆，锤骨柄无法分辨（右耳）；d. 更严重的鼓膜膨隆（右耳）；e. 严重的鼓膜膨隆和不透明的鼓膜（左耳），表现为传导性听力损失

图 1.7.5　急性中耳炎渗出期的不同阶段

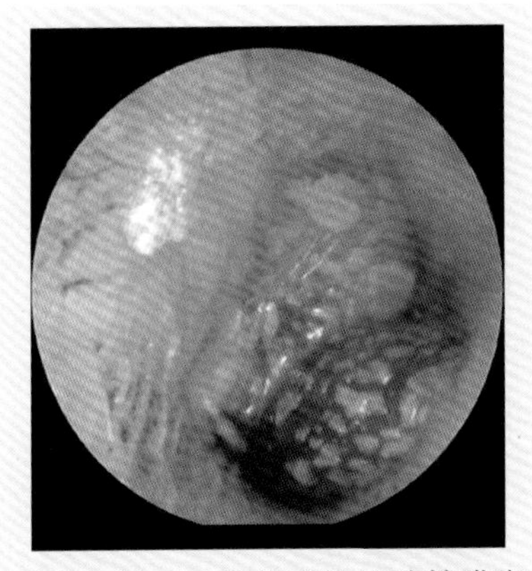

中耳内血性、脓性分泌物导致鼓膜膨隆

图 1.7.6　右耳急性出血性中耳炎（1）

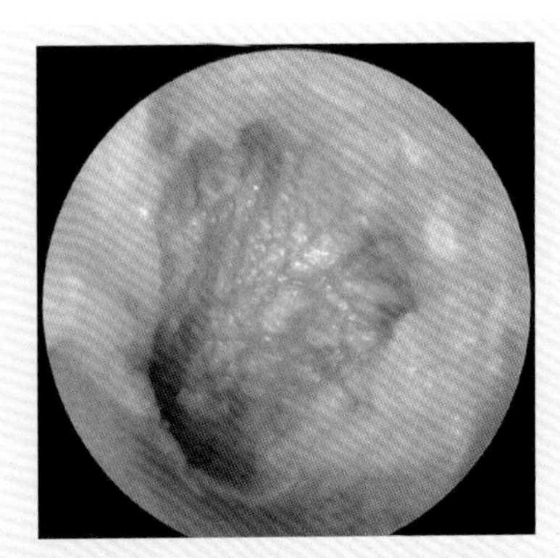

严重的鼓膜膨隆，伴随着严重的耳痛。由于鼓膜广泛隆起，可见其表面白色上皮。无法识别锤骨

图 1.7.7　右耳急性出血性中耳炎（2）

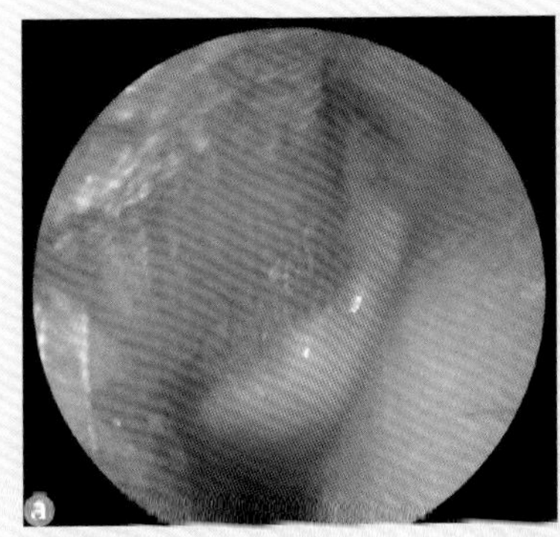

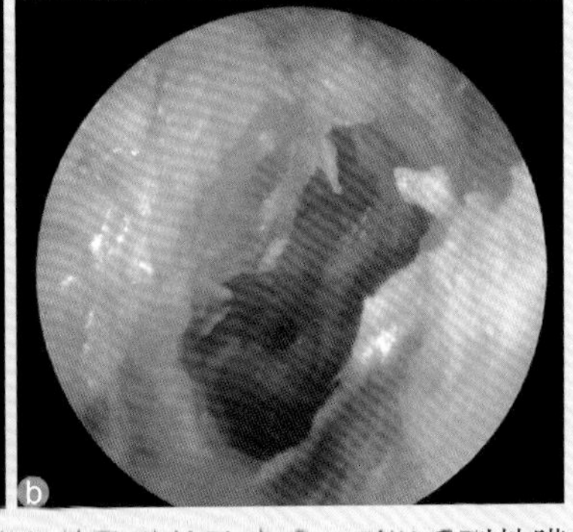

a. 脓液充塞外耳道，以致无法窥及鼓膜；b. 清理外耳道的脓液后，可以看到鼓膜上的小穿孔

图 1.7.8　急性中耳炎的化脓期（右耳）

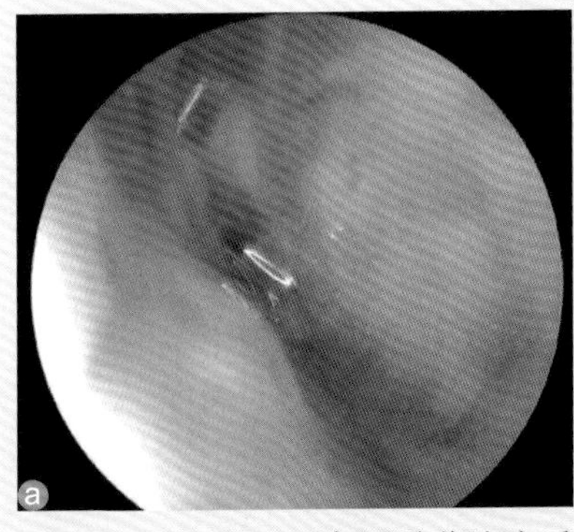

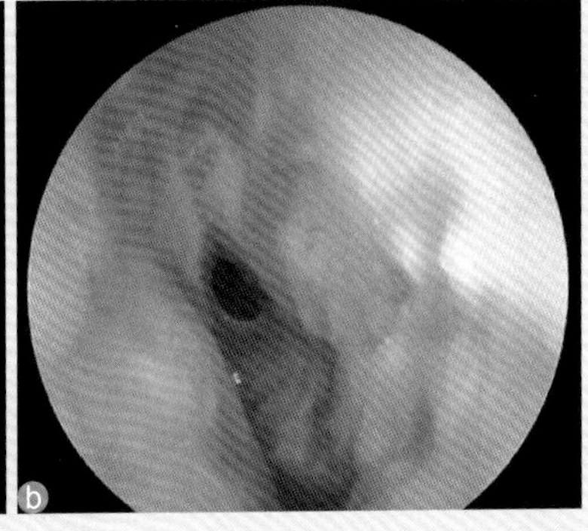

a. 脓液充塞外耳道，无法窥及鼓膜；b. 清理耳道脓液后，可以看到鼓膜上的小穿孔。注意穿孔位于鼓膜前上象限。如果引流不充分，可能需要在鼓膜更低的位置切开

图 1.7.9　急性中耳炎的化脓期（左耳）

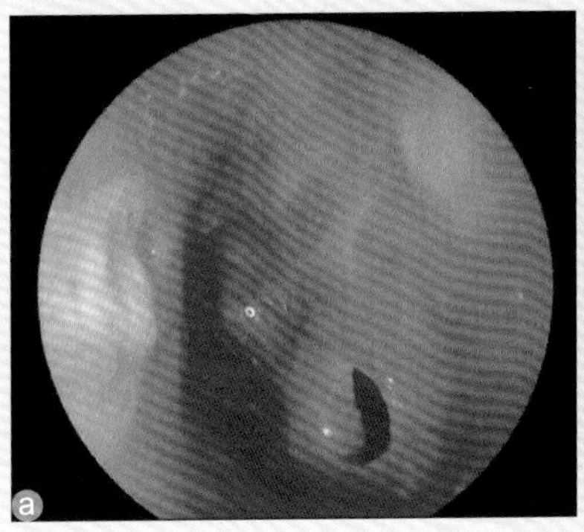

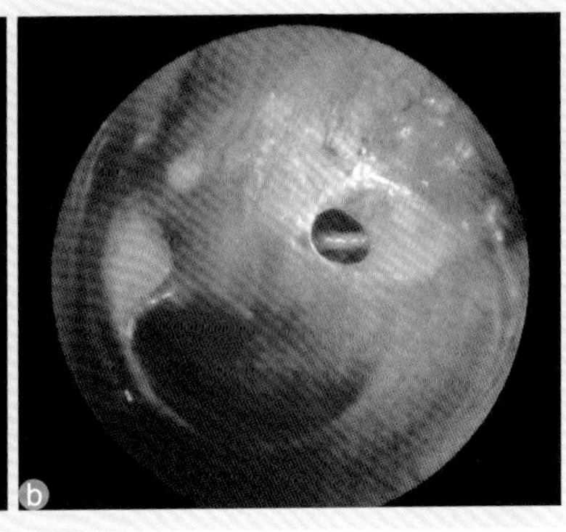

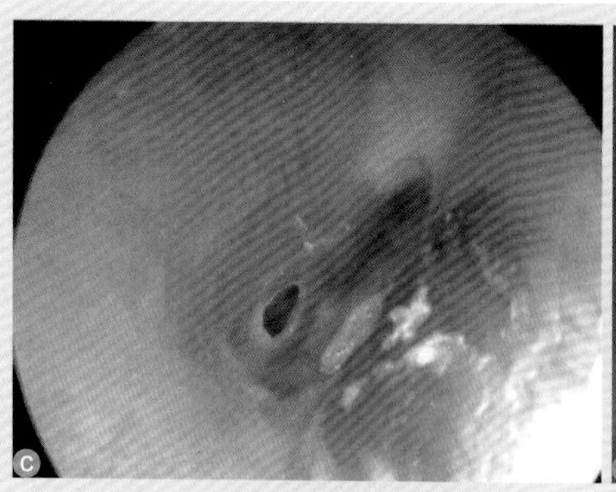
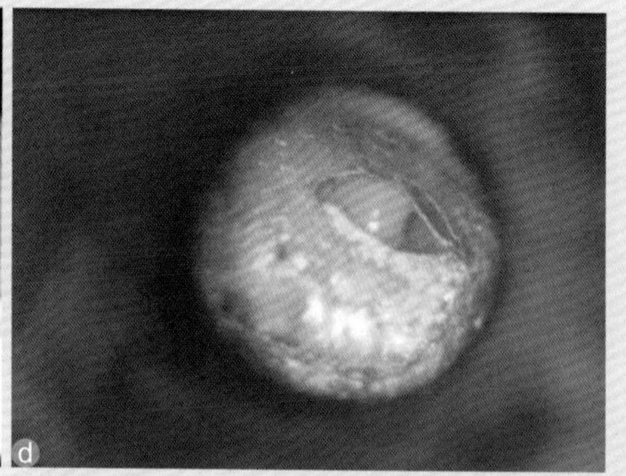

图 1.7.10 转归期

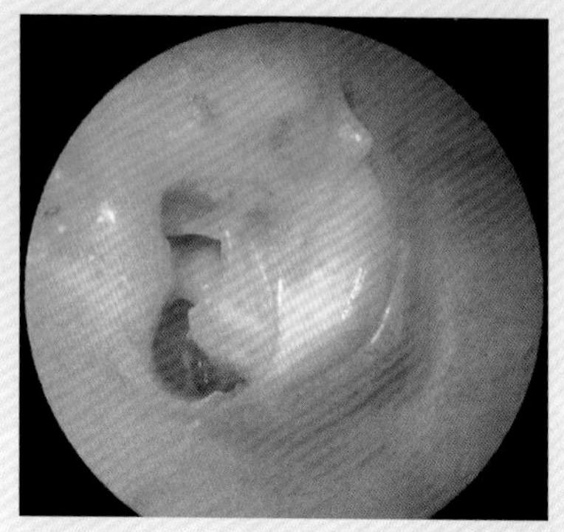

图 1.7.11 鼓膜穿孔的愈合依赖穿孔边缘的上皮移行。如果穿孔较大，有时可能需要小的干预

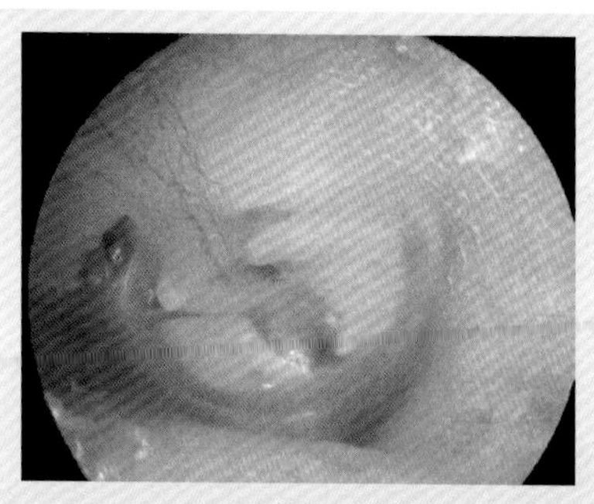

图 1.7.12 白色区域为鼓室硬化的表现。它们不会引起任何症状和听力损失，不需要治疗。鼓膜上的鼓室硬化通常发生在鼓膜置管术后。既往的中耳炎也可能导致鼓膜和听骨的鼓室硬化。如果鼓室硬化降低了听骨的活动性，则可能会出现传导性听力损失，而这种听力损失并不容易治疗

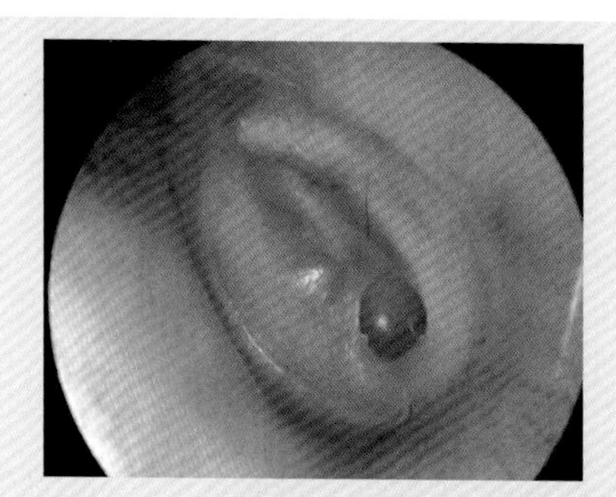

图 1.7.13 假膜形成可使穿孔闭合

（黄一波 译）

1.8 慢性中耳炎

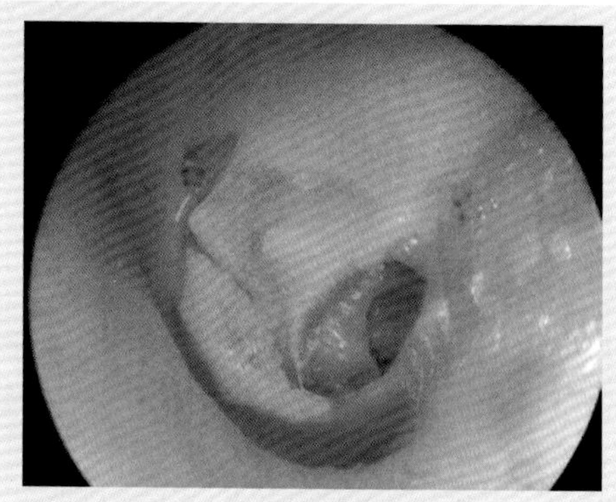

上皮从穿孔的前、下边缘进入中耳。锤骨柄前的鼓膜钙化。后上象限鼓膜贴于砧骨和镫骨上

图 1.8.1 左耳鼓膜后下象限中央性穿孔

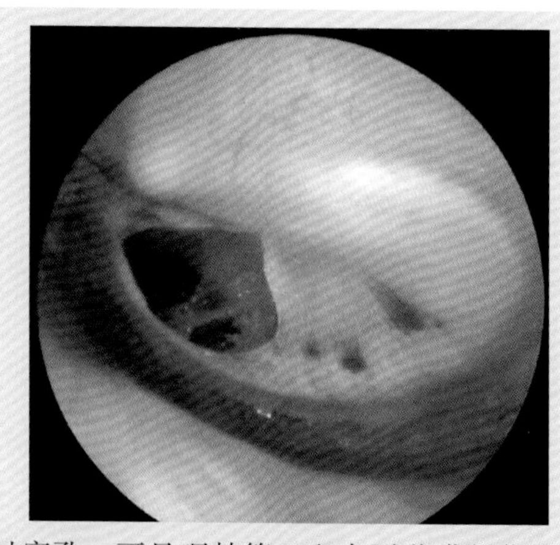

通过穿孔，可见咽鼓管口和中耳黏膜硬化灶。鼓膜似乎呈硬化状态

图 1.8.2 左耳鼓膜前上象限中央性穿孔

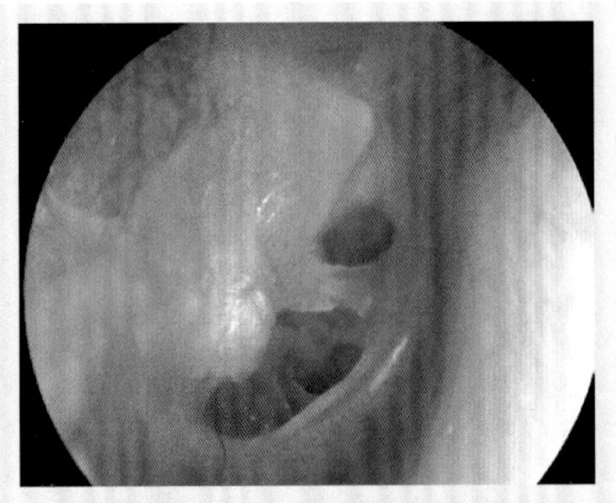

前上象限伪膜性鼓膜。中耳黏膜和鼓膜均呈硬化状态。在鼓膜脐部下方，纤维组织增厚并嵌入钙化。鼓室硬化是由于胶原蛋白和钙质在鼓膜或中耳黏膜的黏膜下层聚集而形成的。这是机体的一个愈合过程。特别是在通风管置入后，由于黏膜下出血，可出现白色钙化沉积物。这种鼓室硬化斑块可能大到足以干扰正常的鼓膜功能。在中耳黏膜，可引起听小骨固定，并可能导致传导性听力损失

图 1.8.3 右耳鼓膜前下象限中央性穿孔

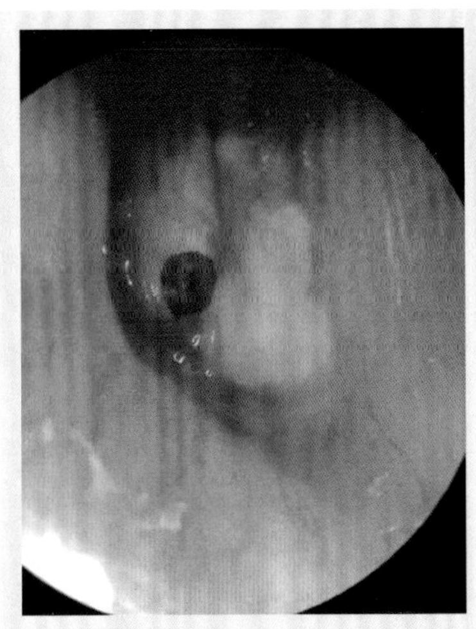

穿孔的后下侧可见息肉样肉芽组织；中耳黏膜呈充血、水肿状态。鼓膜存在硬化灶

图 1.8.4 左耳鼓膜前下象限中央性穿孔鼓膜存在硬化灶

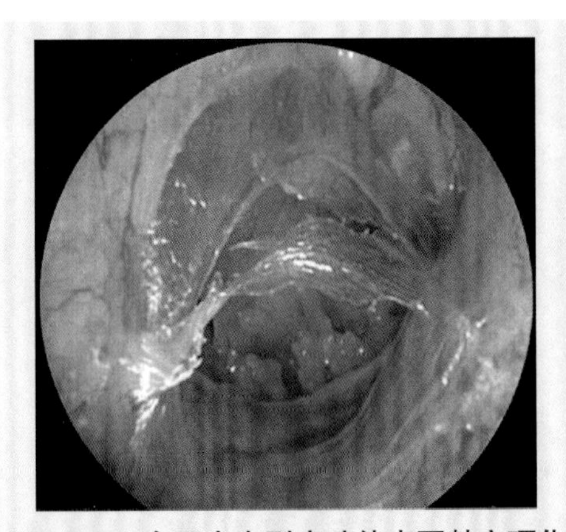

图 1.8.5 右耳中央型穿孔伴中耳鼓室硬化

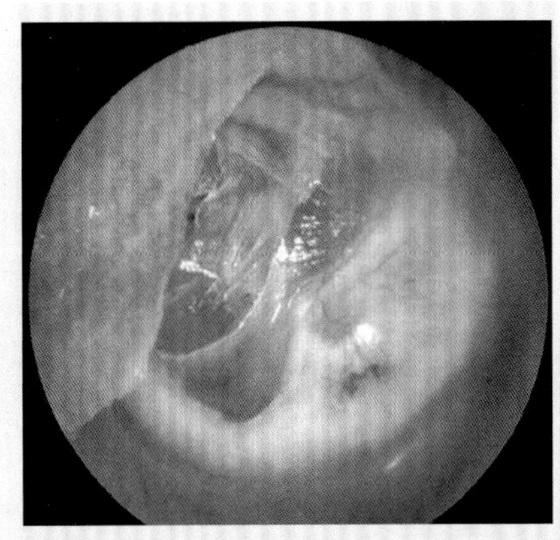

用于关闭穿孔的滤纸被排至外耳道，可见穿孔处假膜形成；在滤纸和假膜之间仍存在一个非常小的穿孔

图 1.8.6 右耳前部为鼓室硬化

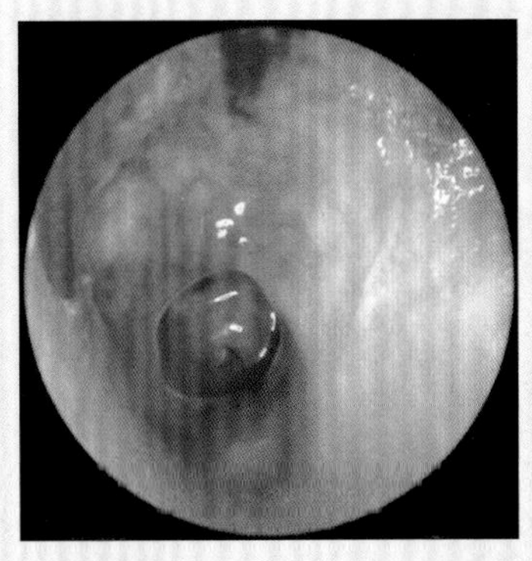

外耳道流脓。鼓膜上一个直径约 3 mm 的中央型穿孔。穿孔前上方息肉样组织形成。中耳黏膜呈充血、水肿状态

图 1.8.7 左耳慢性中耳炎患者的急性感染

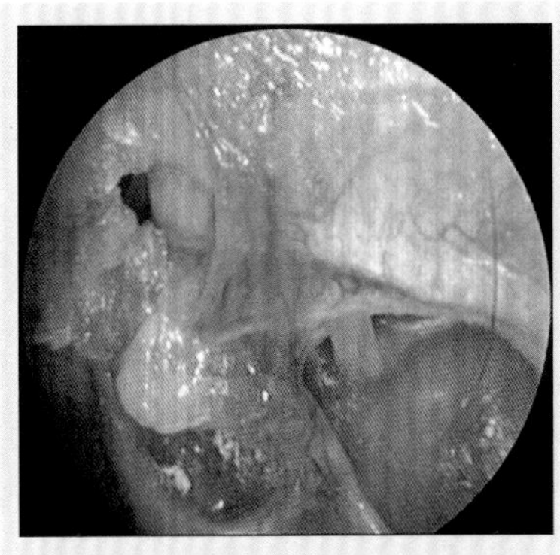

短突上方可见上鼓室穿孔。在锤骨柄后，鼓膜严重内陷，贴于鼓岬和砧镫关节上。砧骨长脚、豆状突、砧镫关节和镫骨肌腱可见位于粘连、变薄的鼓膜后面

图 1.8.8 右耳可见锤骨短突和锤骨柄

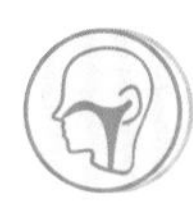

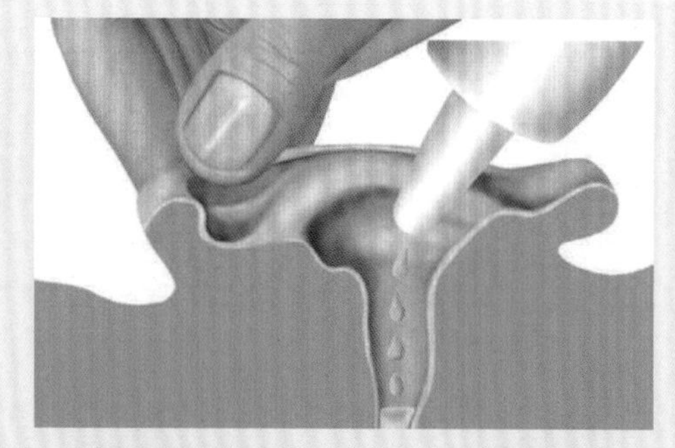

首先，清理外耳道内的碎屑及分泌物。向上、向后牵拉耳郭。其次，将5～6滴（如果需要的话，或更多）滴耳液滴入外耳道（可能需要别人帮助）。按摩耳屏可助药液进入中耳。患者保持在该位置2～3分钟。脱脂棉球放入耳道口，10分钟后取出

图 1.8.9 正确滴耳示意

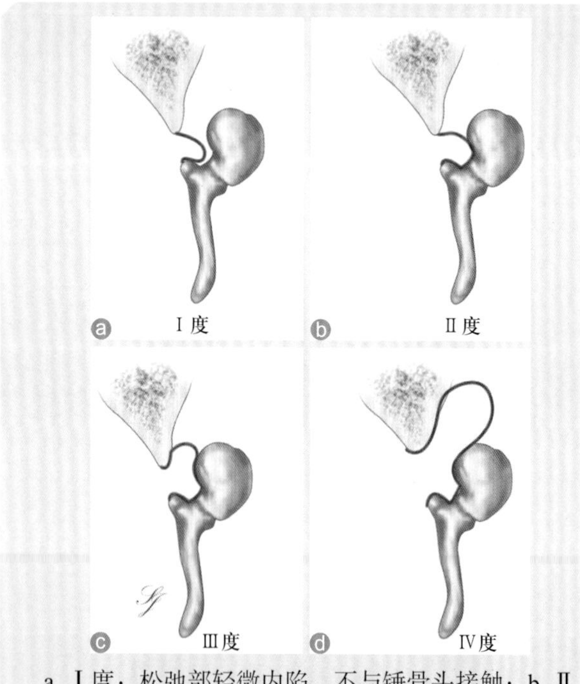

a. Ⅰ度：松弛部轻微内陷，不与锤骨头接触；b. Ⅱ度：松弛部与锤骨头接触；c. Ⅲ度：有限的上鼓室外侧壁侵蚀；d. Ⅳ度：严重的上鼓室外侧壁侵蚀

图 1.8.10 松弛部内陷分类（Tos 分类）

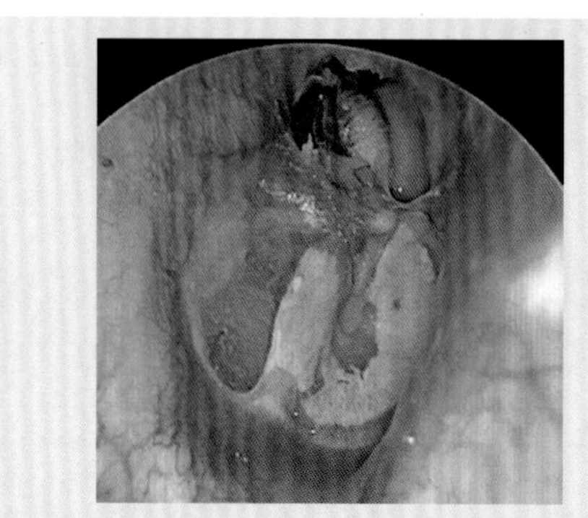

盾板完全被侵蚀，上皮与锤骨头、锤骨颈接触（Tos Ⅳ期）

图 1.8.11 右耳胆脂瘤

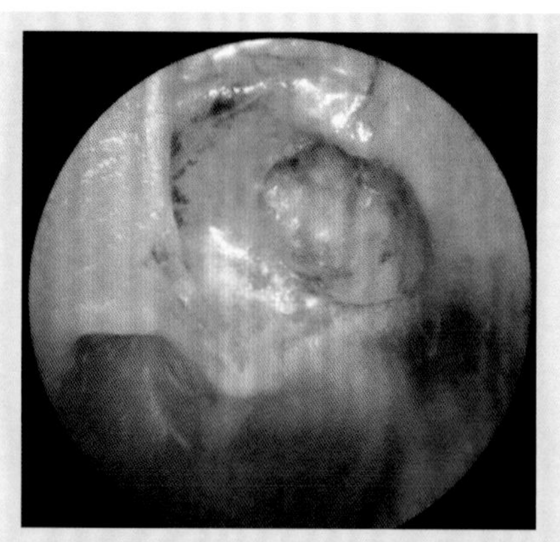

图 1.8.12 右耳清理上皮碎屑后可见锤骨短突上方的上鼓室穿孔

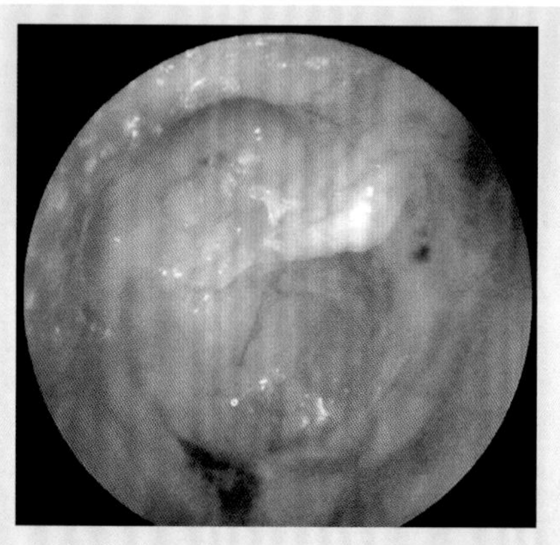

内陷袋内有耵聍和角蛋白碎片，内陷袋的顶部位置无法明确

图 1.8.13 右耳锤骨柄后的后上象限的鼓膜内陷

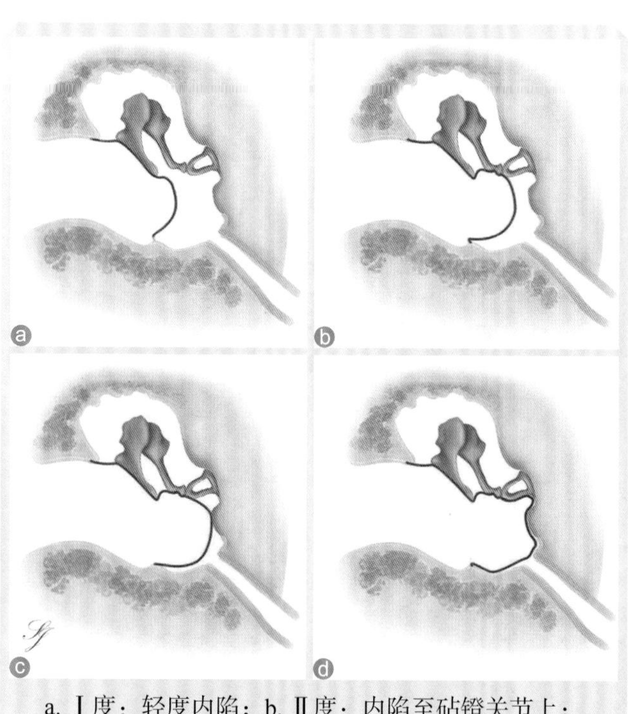

a. Ⅰ度：轻度内陷；b. Ⅱ度：内陷至砧镫关节上；c. Ⅲ度：内陷至鼓岬上；d. Ⅳ度：紧张部与内侧壁粘连

图 1.8.14 紧张部内陷分类（Sade 分类）

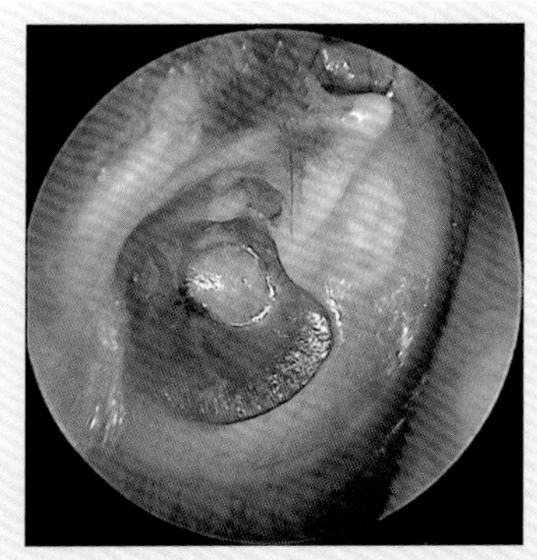

图 1.8.15 Sade Ⅳ度粘连；紧张部内陷并粘连在鼓岬上

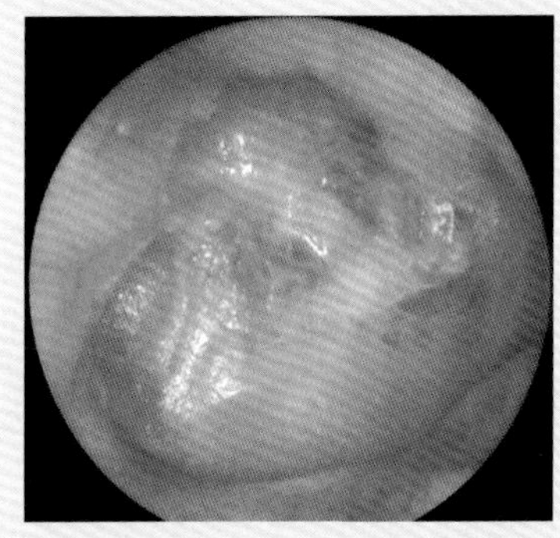

内陷袋上的骨质已被破坏。砧骨被侵蚀。可见内陷袋顶端的上皮。变薄、内陷的鼓膜后面可见鼓索神经

图 1.8.16 右耳鼓膜向后上方的鼓窦区内陷

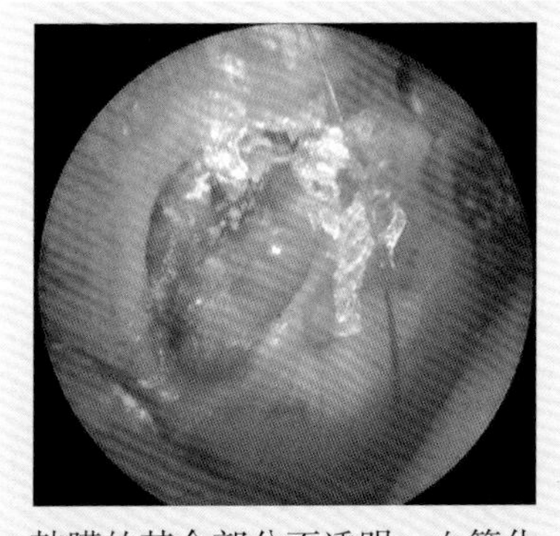

鼓膜的其余部分不透明、血管化

图 1.8.17 右耳在锤骨柄后面的内陷袋中可见耵聍和角蛋白碎片

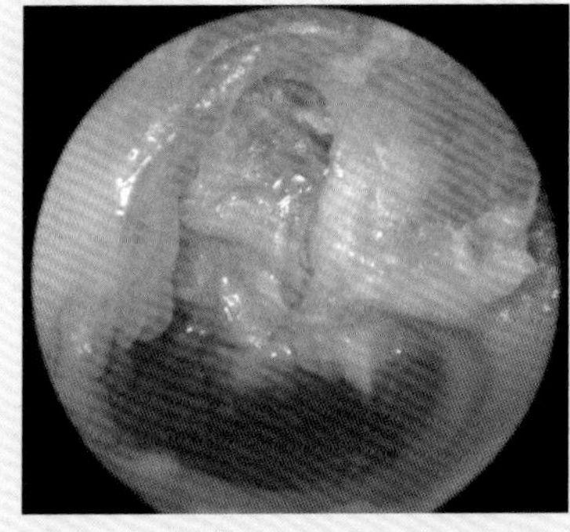

胆脂瘤破坏了上鼓室的骨质。鼓索神经从中耳穿过

图 1.8.18 右耳上鼓室和鼓窦区的胆脂瘤

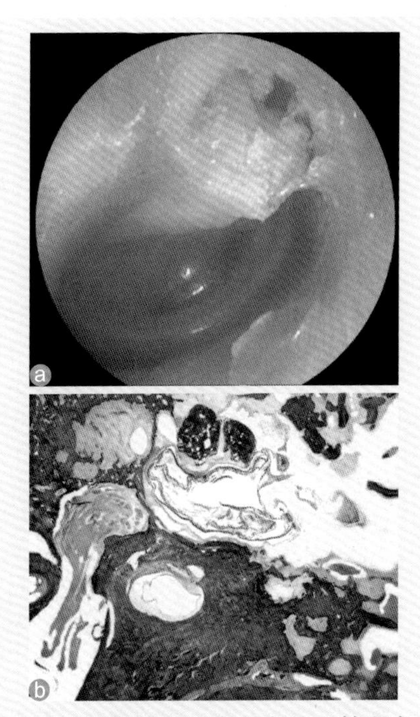

图 1.8.19 a. 右耳锤骨短突上方的上鼓室穿孔和上鼓室胆脂瘤。b. 颞骨的组织学切片显示上鼓室胆脂瘤

（由 Paparella 耳病理学实验室主任 Paparella 提供）

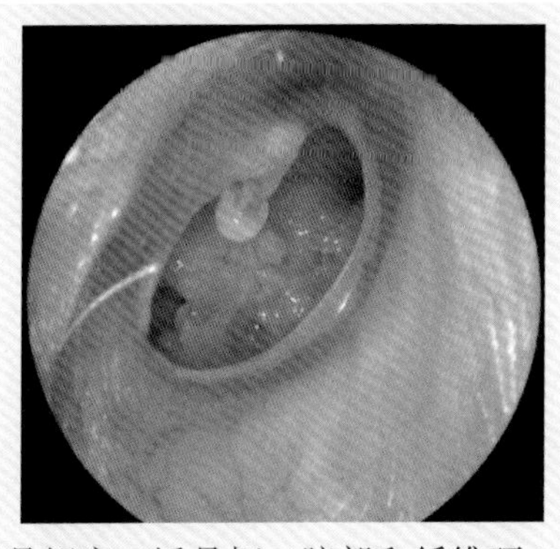

可见锤骨短突、锤骨柄、脐部和纤维环。在中耳的前上部分可见咽鼓管开口，其正上方是面神经突起；在中耳的后下部分可见圆窗龛

图 1.8.20 右耳鼓膜大穿孔（1）

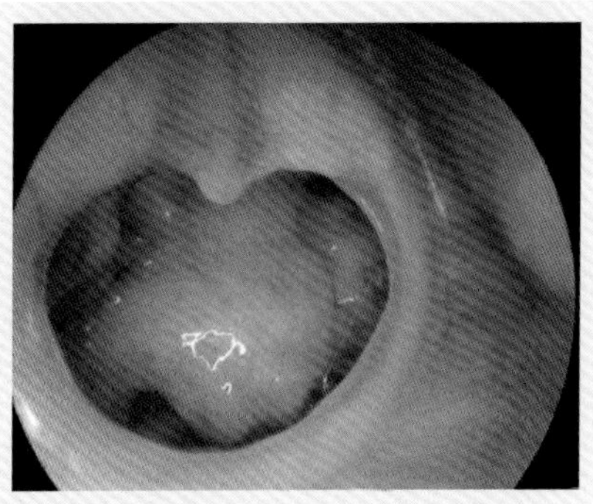

纤维环仍然完好无损，这使得该穿孔成为中央型穿孔。穿孔的自发愈合几乎是不可能的。咽鼓管开口位于鼓岬的前上方；圆窗龛位于鼓岬下方

图 1.8.21 右耳鼓膜大穿孔（2）

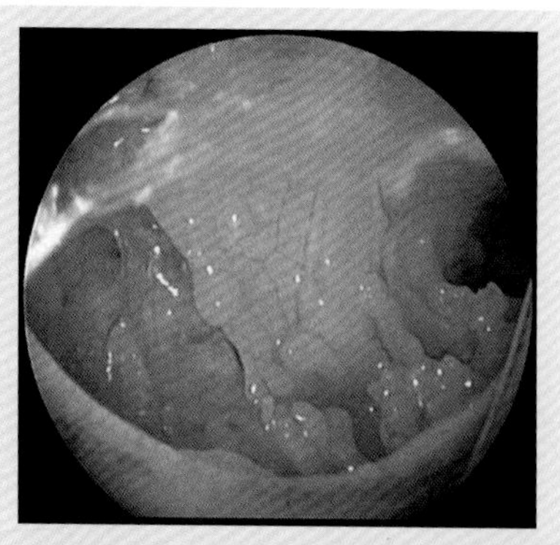

中耳黏膜硬化。在中耳的前上部，可见咽鼓管开口

图 1.8.22 右耳鼓膜的近全穿孔（1）

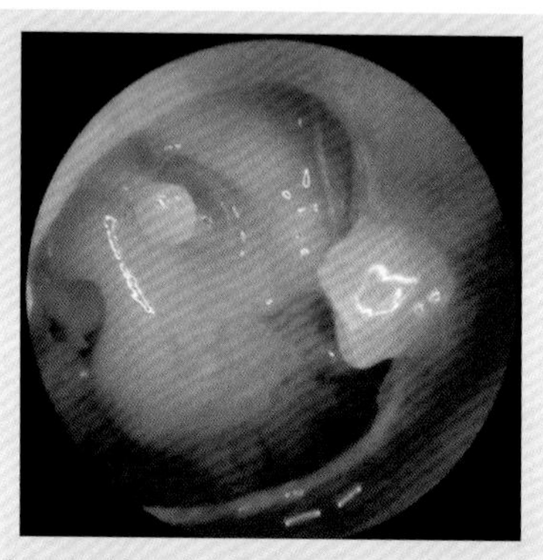

通过穿孔可见鼓岬、圆窗龛。在鼓岬后上方，可见镫骨头、镫骨弓和足板；在足板上方，面神经管清晰可见

图 1.8.23 右耳鼓膜的近全穿孔（2）

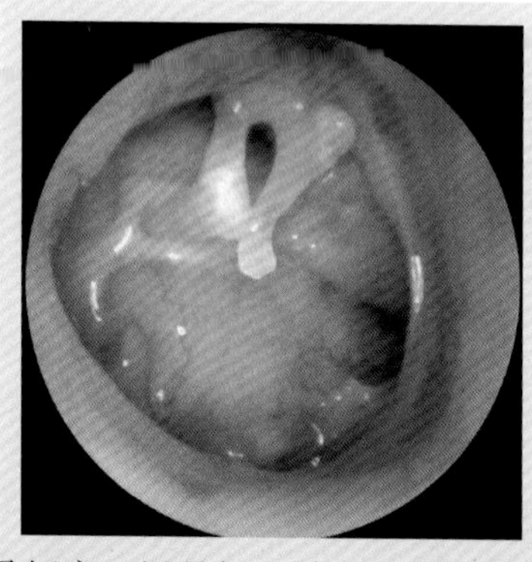

可见锤骨短突、锤骨柄、砧骨长脚、砧镫关节、足板以及镫骨后脚。足板周围和圆窗龛内可见黏脓性分泌物

图 1.8.24 右耳鼓膜的近全穿孔（3）

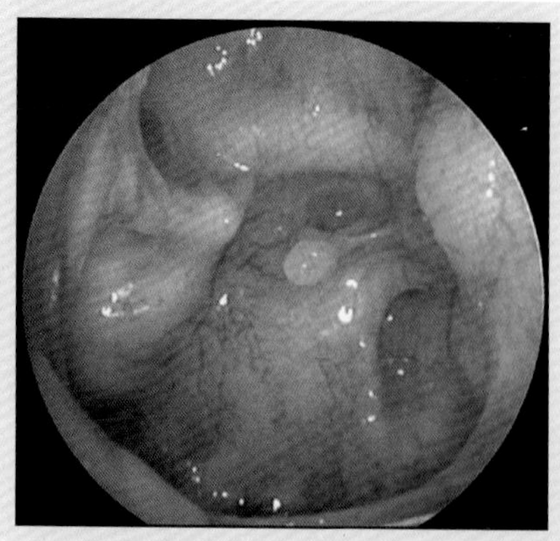

鼓岬后方可见圆窗龛；鼓岬后上方可见镫骨、足板和镫骨肌腱；镫骨上方可见面神经管；中耳前上部可见鼓膜张肌

图 1.8.25 左耳鼓膜的近全穿孔

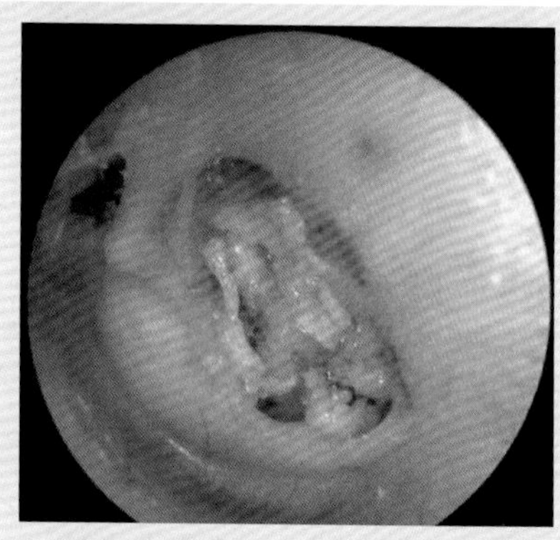

残余鼓膜不透明且增厚。象牙色的胆脂瘤肿块充满整个中耳腔

图 1.8.26 左耳鼓膜后方边缘性穿孔

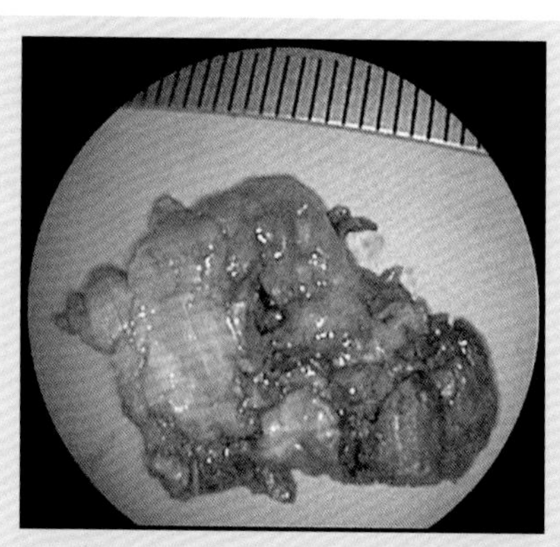

图 1.8.27 从中耳切除的胆脂瘤团块，直径约 4 cm

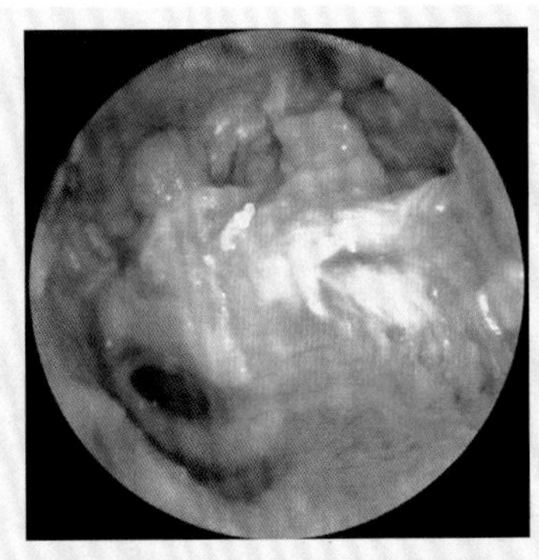

腔内可见锤骨头和砧骨短脚。鼓膜前下部可见一个直径约 2 mm 的中央型穿孔

图 1.8.28 左耳角蛋白碎片清理后的上鼓室鼓窦开放术腔

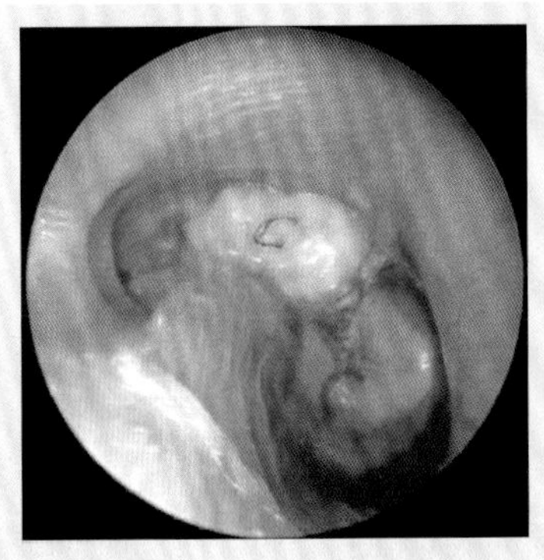

鼓膜轻微血管化和内陷。胆脂瘤通过上鼓室鼓窦切开形成囊袋进入外耳道。当胆脂瘤从上鼓室发展延伸到鼓窦腔，采取 Bondy 乳突切除术。由于胆脂瘤团块没有延伸到中耳腔，因此不需要打开中耳腔。胆脂瘤形成囊袋进入外耳道

图 1.8.29 右耳 Bondy 乳突根治术后

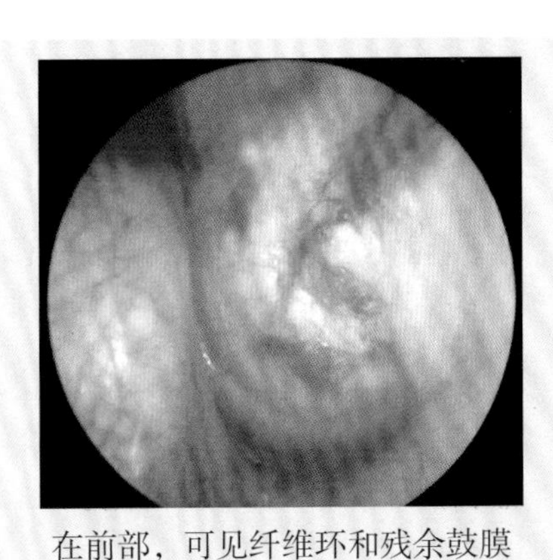

在前部，可见纤维环和残余鼓膜

图 1.8.30 左耳鼓膜成形术后，移植的鼓膜血管化良好

（钱晓青 译）

1.9 面神经麻痹

面神经麻痹由于急剧的形象变化和功能障碍，对患者来说是巨大的打击。面神经核位于脑桥，分为上、下2个部分。由中央前回发出的大脑皮质束纤维止于对侧面神经核的上、下部和同侧面神经核的上部。因此，脑桥以上或一侧运动皮层的病变仅引起对侧颜面下部肌肉瘫痪，额肌和眼轮匝肌仍有功能。此外，这是一种痉挛性麻痹而非弛缓性麻痹。面神经离开位于脑桥的核团向后走行，并绕过第六对脑神经核。面神经核病变将引起面瘫，常伴有第六对脑神经麻痹。

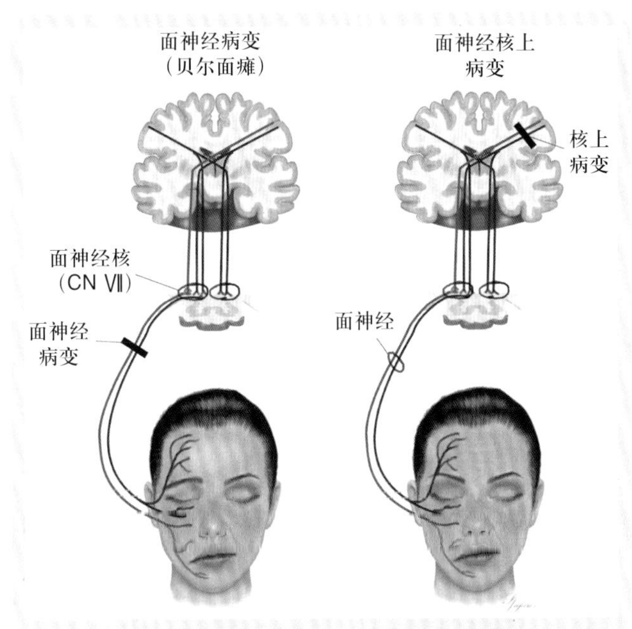

图 1.9.1 核上瘫和周围性面神经麻痹

（经 TESAV 许可使用）

离开脑桥之后，面神经越过脑桥小脑角区，与第八对脑神经和中间神经伴行。中间神经源自面神经的上涎核，进入内听道时，面神经与中间神经合并成一神经干，走行于听神经上方。之后，面神经进入一个独立的骨性管道，向外延伸为面神经管岩骨段。到达鼓室时，面神经管在膝部急转向后走行。

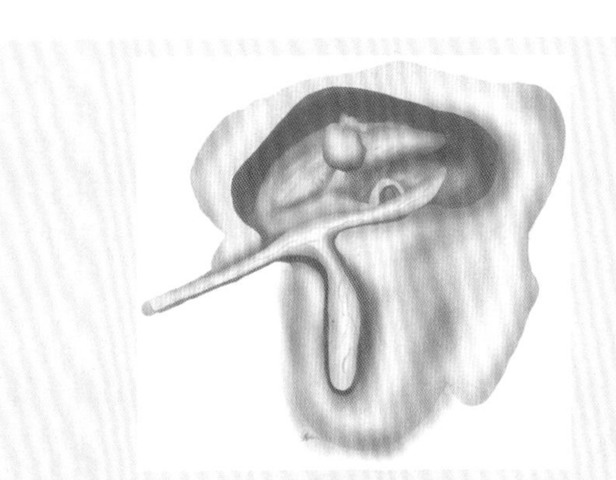

图 1.9.2 内听道和鼓室段面神经，岩浅大神经

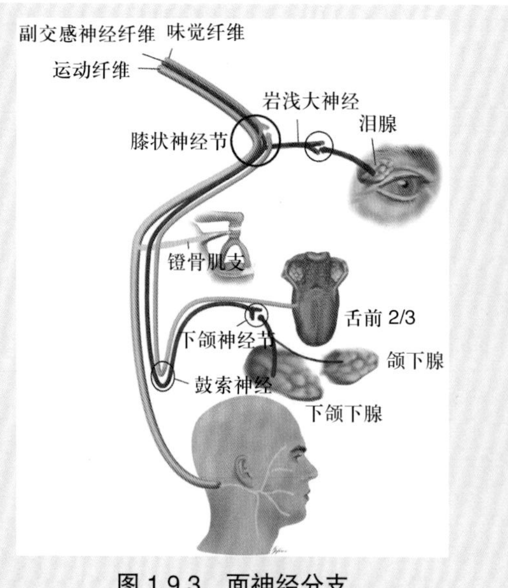

图 1.9.3 面神经分支
（经 TESAV 许可使用）

中间神经的分泌纤维分布于泪腺、舌下腺和下颌下腺。并将舌前2/3的味觉、感觉和外耳道后壁的痛觉、温度觉和触觉传回脑桥。面神经的分支见表1.9.1。

表 1.9.1 面神经分支

来源	神经	功能	类型
膝状神经节	岩浅大神经	泌泪	副交感神经
锥体段	镫骨肌支	镫骨肌收缩	运动神经
垂直段	鼓索神经	舌前2/3味觉，舌下腺和下颌下腺分泌	感觉副交感神经

引起面神经麻痹的各种原因见表1.9.2。

表 1.9.2 颞骨内面神经麻痹的原因

先天性
外伤性
感染性
急性
慢性
带状疱疹
肿瘤性
颈静脉球体瘤
听神经瘤
贝尔面瘫
其他
结节病
多神经病

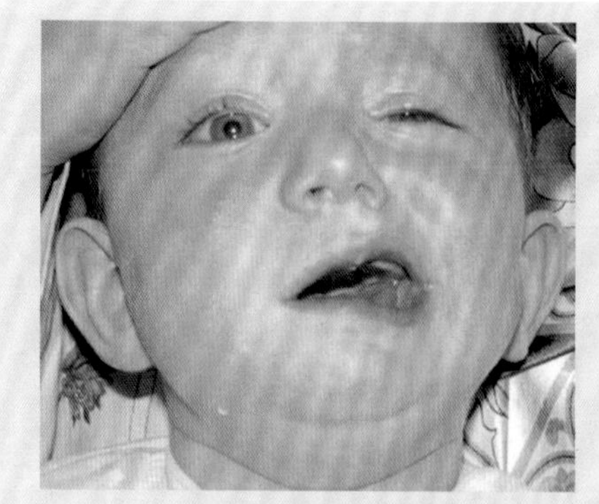

图 1.9.4 由于出生时面神经缺失引起的面神经麻痹
（经 TESAV 许可使用）

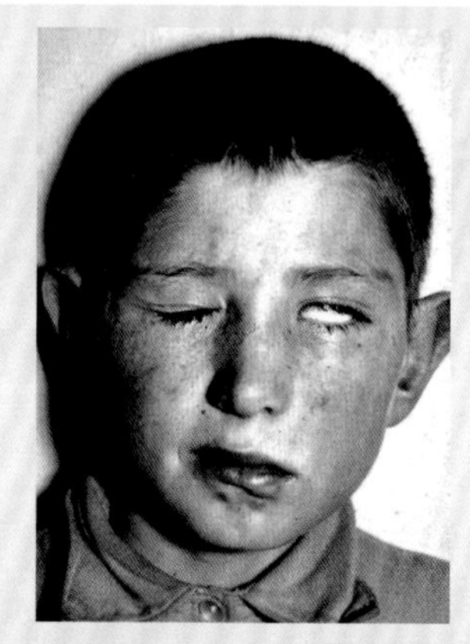

图 1.9.5 贝尔面瘫，当患者闭眼时，瘫痪侧眼球向上运动
（经 TESAV 许可使用）

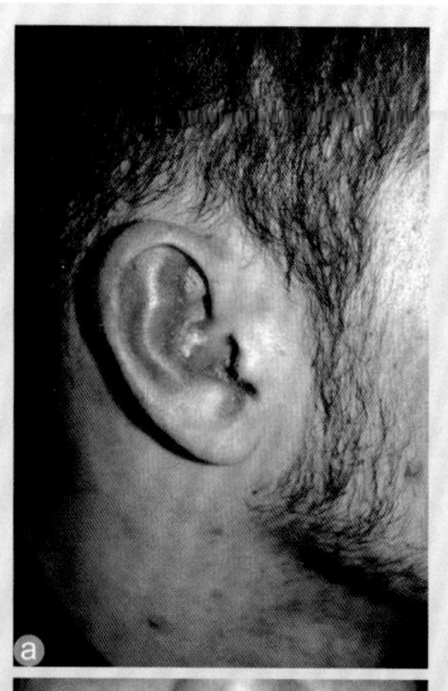

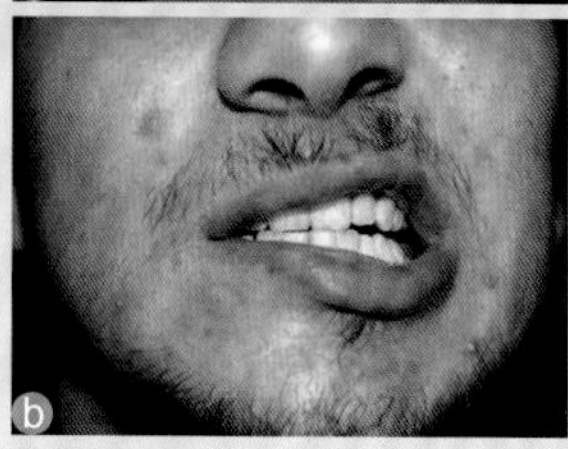

a. 右耳郭疱疹。b. 右侧面神经麻痹；颞骨 MRI 显示右侧面神经强化，提示病毒感染

图 1.9.6 Ramsey hunt 综合征
（由 Dr.Sarac 提供）

有两种等级系统来评估神经损伤的程度：Seddon分级和Sunderland分级（表1.9.3、表1.9.4）。Seddon分级按严重程度递增分为神经失用、轴突断裂、神经断裂（表1.9.4）。Sunderland分级根据神经损伤的程度分为5度。神经断裂即存在神经的中断，如果神经完全中断，这是最严重的一种神经损伤，不可能再生，可行端-端一期缝合移植术。如果不能做端端吻合，可以考虑行面神经-舌下神经或面神经-副神经吻合术。

表 1.9.3　定位测试

Schirmer 试验	泪液分泌
镫骨肌反射	镫骨肌收缩
味觉试验	舌前2/3味觉
分泌试验	下颌下腺分泌量

表 1.9.4　神经损伤分级：Seddon 分级。周围性面神经麻痹的恢复程度与损伤程度成反比

严重程度	病理	预后	后遗症
神经失用	仅水肿，暂时性轴突阻滞	完全康复	无
轴突断裂	髓鞘变性，轴突阻滞	基本康复	无
神经断裂	神经内膜、束膜、外膜损伤	不完全康复	有后遗症的恢复（如有恢复的发生）

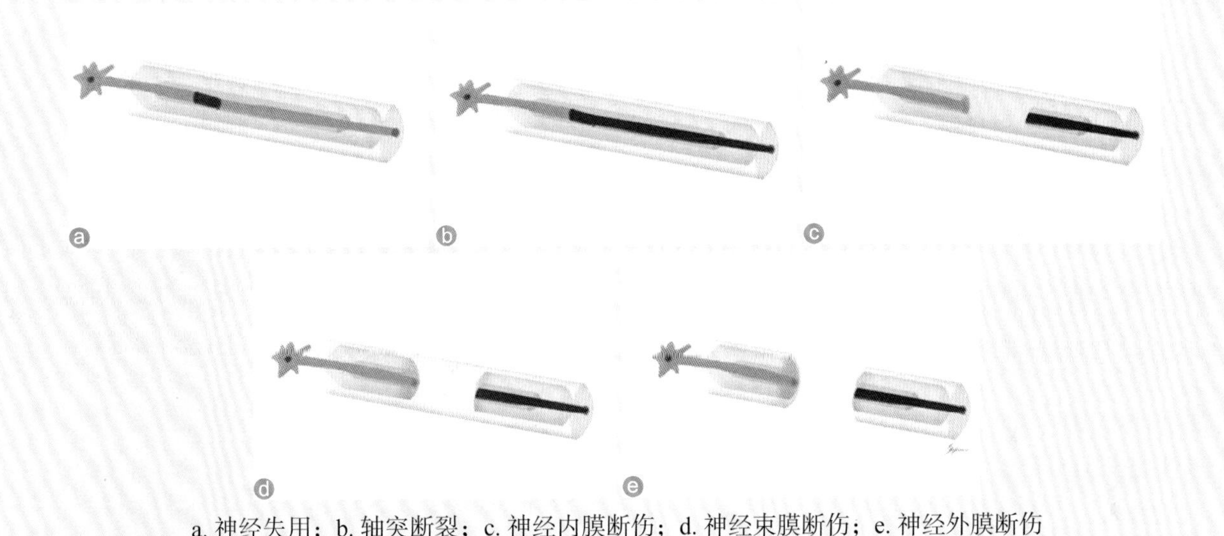

a. 神经失用；b. 轴突断裂；c. 神经内膜断伤；d. 神经束膜断伤；e. 神经外膜断伤

图 1.9.7　神经损伤 Sunderland 分级

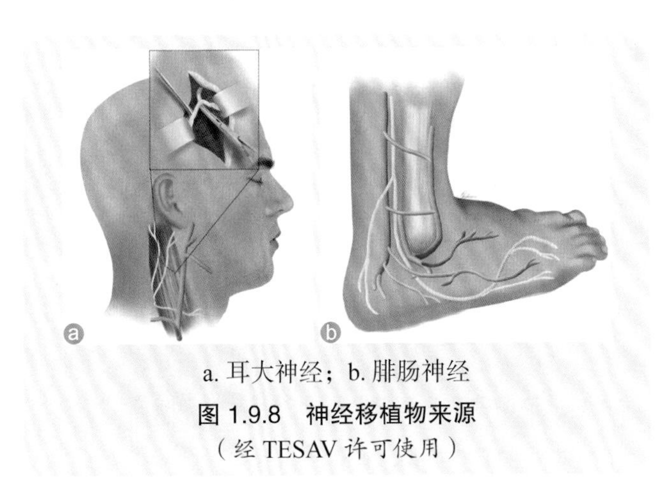

a. 耳大神经；b. 腓肠神经

图 1.9.8　神经移植物来源

（经 TESAV 许可使用）

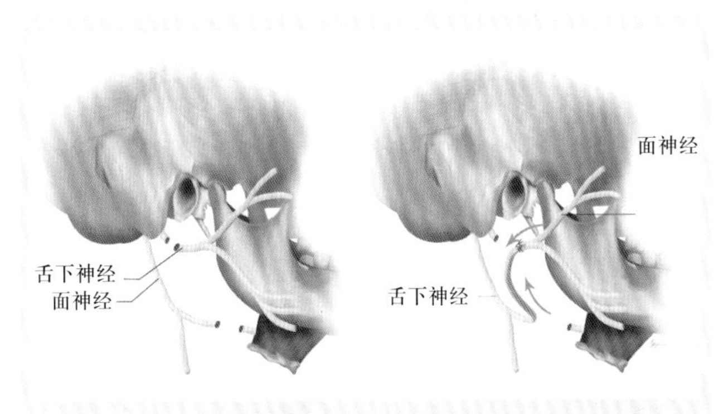

箭头：面神经断端向下，舌下神经断端向上。端端吻合

图 1.9.9　面神经舌下神经吻合术

（经 TESAV 许可使用）

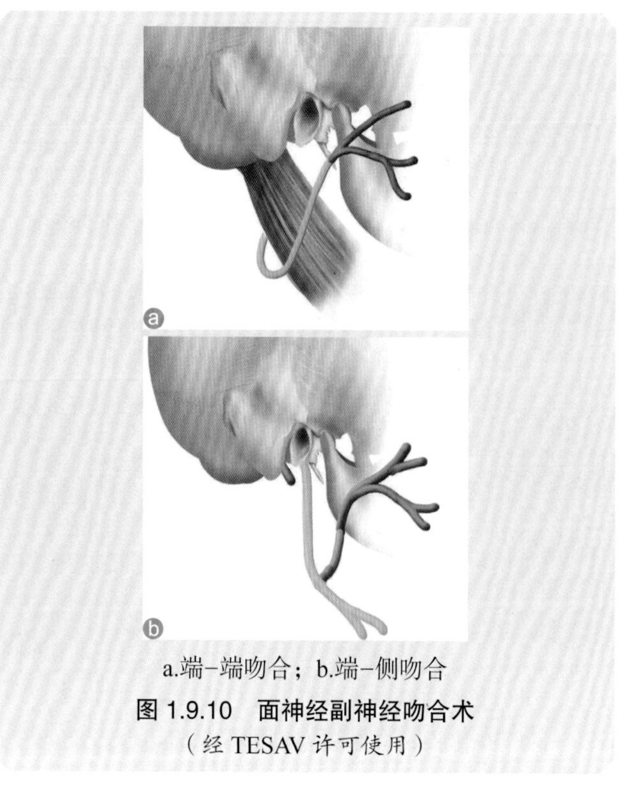
a.端-端吻合；b.端-侧吻合

图 1.9.10　面神经副神经吻合术

（经 TESAV 许可使用）

（马梦叶　徐江红　译）

1.10　中耳炎并发症

鼓窦入口连通了中耳、鼓窦与乳突气房，因其通道狭小，任何炎症都可能引起黏膜水肿和增厚，从而阻塞鼓窦入口。脓性分泌物积聚于乳突气房。这些脓性分泌物压迫黏膜静脉，引起组织缺氧和酸中毒。酸中毒会导致脱钙。破骨细胞进入这些区域，清理脱钙的骨片。所有的乳突气房逐渐融合为一个大的乳突腔。这一阶段称为融合期，是导致重大并发症的第一个危险信号（表1.10.1和表1.10.2）。

表 1.10.1　中耳炎并发症

颅外并发症
急性乳突炎
面神经麻痹
急性化脓性迷路炎
岩锥炎
颅内并发症
脑膜炎
颅内脓肿
硬膜外脓肿
硬膜下脓肿
脑脓肿
乙状窦血栓性静脉炎
耳源性脑积水

表 1.10.2　颅内外并发症的主要症状

疾病	发热	神经系统表现	脑脊液
急性乳突炎	+++	−	−
岩锥炎	++	+	−
乙状窦血栓性静脉炎[a]	+++	−	−
耳源性脑积水	−	±	压力>300 mmH_2O
细菌性脑膜炎	+++	+	+
硬膜外脓肿	±	−	−
硬膜下脓肿	+	±	−
脑脓肿	+	+	+

[a] 寒战是乙状窦血栓性静脉炎的一个常见的诊断性症状。

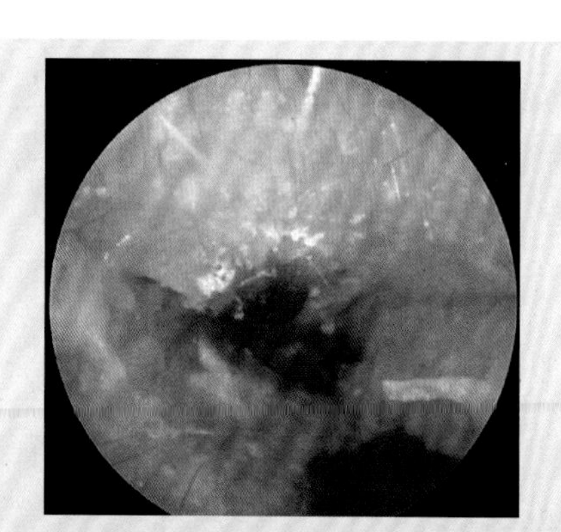
图 1.10.1　急性乳突炎患者外耳道后上壁膨出

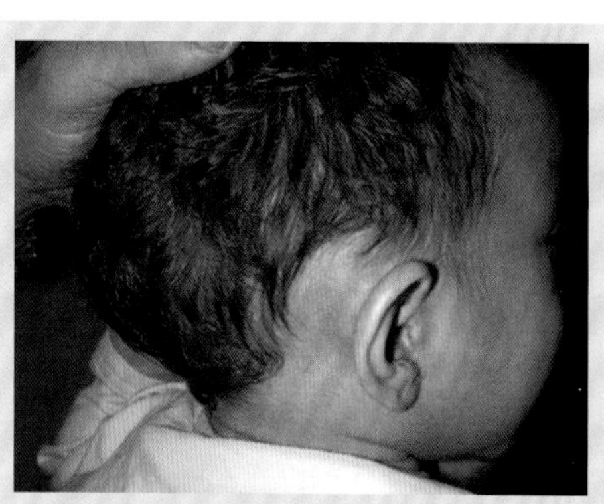
耳郭被向前外侧推移，耳后沟消失

图 1.10.2　急性中耳炎并发急性乳突炎

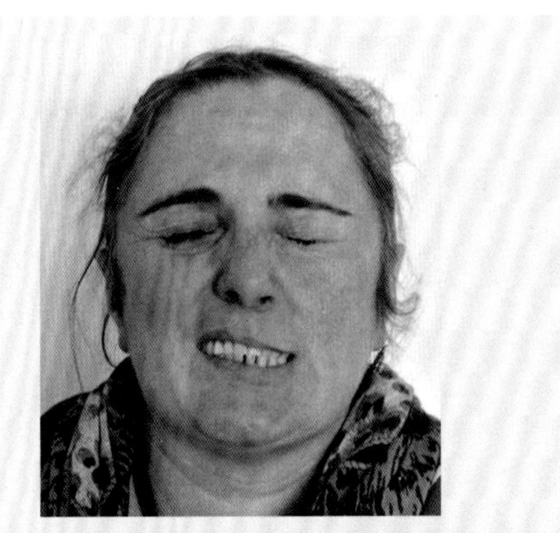

图 1.10.3 急性乳突炎并发右侧周围性面神经麻痹

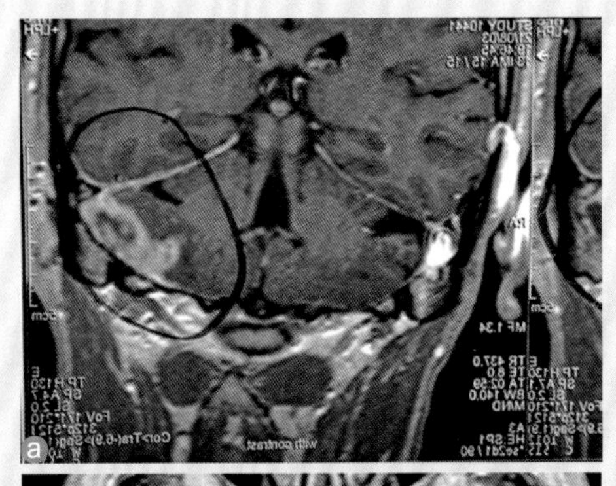

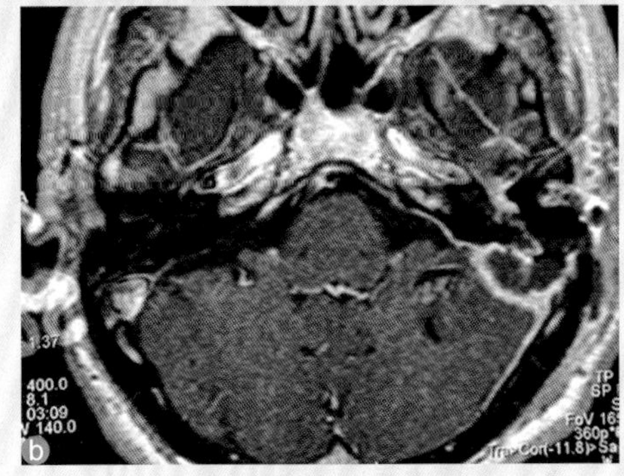

a. 冠状位；b. 水平位

图 1.10.4 慢性化脓性中耳炎伴胆脂瘤，并发右侧颞叶脓肿

（马梦叶 徐江红 译）

1.11 听力损失

听力损失可分为两大类，即传导性和感音神经性（sensorineural，SN）听力损失。如果两者都存在则称为混合性听力损失。

感音神经性听力损失：耳蜗或第八颅神经，这种损伤可能发生在出生前、分娩中或之后。

遗传性耳聋：遗传性耳聋可能由父母基因缺陷导致，从而影响耳蜗或第八颅神经的正常发育。

先天性耳聋：先天性耳聋可能是由病毒、毒性药物、缺氧或创伤引起。孕妇在怀孕的前3个月感染风疹病毒、使用奎宁或链霉素等耳毒性药物或分娩期间长期缺氧均可能对耳蜗造成损伤。在分娩期间发生的耳蜗或第八颅神经创伤也可能导致听力损失。表1.11.1列出了SN的其他原因。

表 1.11.1 造成感音神经性聋的原因

产前	遗传	基因缺陷
	孕期（先天性）	孕早期（前3个月）感染风疹或使用耳毒性药物
出生		缺氧，黄疸，创伤
	感染	腮腺炎，梅毒，脑膜炎
	创伤	医源性创伤，颞骨骨折
	耳毒性药物	氨基糖苷类，奎宁（表1.11.2）
	噪声性听力损失	长期暴露于高噪声环境，工业，迪斯科，耳机
	老年性聋	
后天获得	耳硬化晚期	
	内淋巴积水	
	突发性耳聋	
	代谢性	甲状腺功能减退，糖尿病
	听神经瘤	
	中枢神经系统疾病	多发性硬化，肿瘤
	未知	

传导性听力损失发生于声音无法到达耳蜗的情况。外耳道、鼓膜或听小骨和镫骨底板异常（表1.11.3）都会导致传导性听力损失。任何损伤达到中耳水平以上，都可能会产生感音神经听力损失。

耳硬化通常是一种遗传性疾病，由镫骨底板周围形成的异常骨阻碍了其正常运动造成。镫骨切除术或镫骨切开术可绕过固定的底板，达到令人满意的听力水平。儿童期中耳炎可能导致鼓室硬化。鼓室硬化是一种疾病，其特征在于透明化胶原和中耳黏膜及鼓膜的基质组织内钙化物的沉积，如果鼓室硬化发生在听骨周围导致听骨固定，则会导致传导性听力损失（表1.11.3）。

外科手术是传导性耳聋（由鼓膜穿孔、耳硬化、鼓室硬化或慢性中耳炎造成）的主要治疗方式。

表 1.11.2　耳毒性药物

水杨酸
氨基糖苷类
链霉素
二氢链霉素
新霉素
庆大霉素
卡纳米辛
妥布霉素
利尿剂
呋塞米
乙基炔酸
化疗药物
顺铂/卡铂
氮芥
6-氨基烟酰胺
长春新碱/长春碱
米索尼达唑
二氯甲氨蝶呤
洛尼达明
紫杉醇
其他
万古霉素
多黏菌素B
碘仿
破伤风抗毒素
干扰素alpha-2a

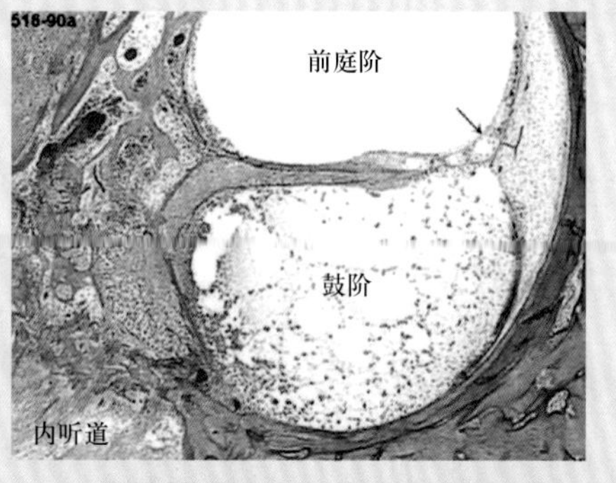

图 1.11.1　化脓性迷路炎后全聋患者的迷路内炎症
（由 Paparella 耳病理学实验室主任 Paparella 提供）

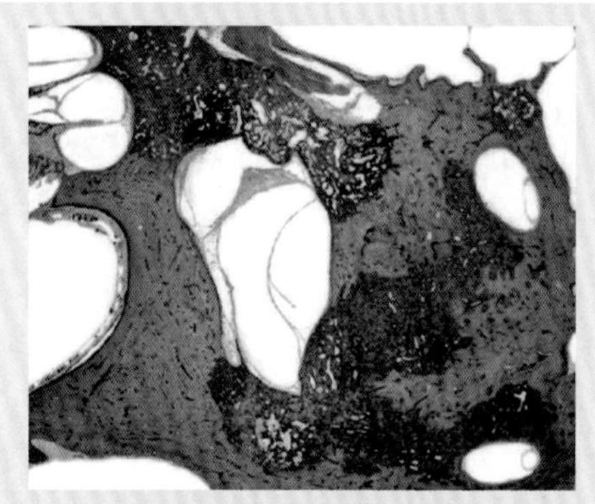

耳硬化导致的前庭导水管阻塞和耳蜗各圈内淋巴积水

图 1.11.2　颞骨切片
（由 Paparella 耳病理学实验室主任 Paparella 提供）

表 1.11.3　造成传导性聋的原因

外耳	耵聍（最常见）
	先天性外耳道闭锁
	外耳道阻塞（肿瘤，创伤）
鼓膜	损伤，穿孔
	急性中耳炎
	中耳炎伴积液
	气压伤
	创伤
	耳硬化
中耳	听小骨不连续或脱位
	中耳发育不全
	中耳肿瘤
	鼓室硬化
	慢性化脓性中耳炎
	粘连性中耳炎

表 1.11.4　粘连性中耳炎与耳硬化的区别

起病	通常在青春期及以前	18 岁前少见
家族史	无	80%阳性
性别	男女比例相同	女性/男性：2∶1
中耳炎史	50%阳性	无
听觉倒错	无	通常存在
鼓膜	异常	通常正常
听骨	通常是砧骨、锤骨和镫骨	仅镫骨底板

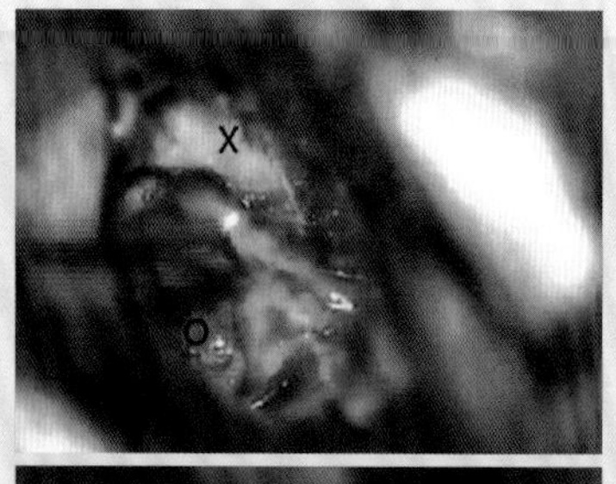

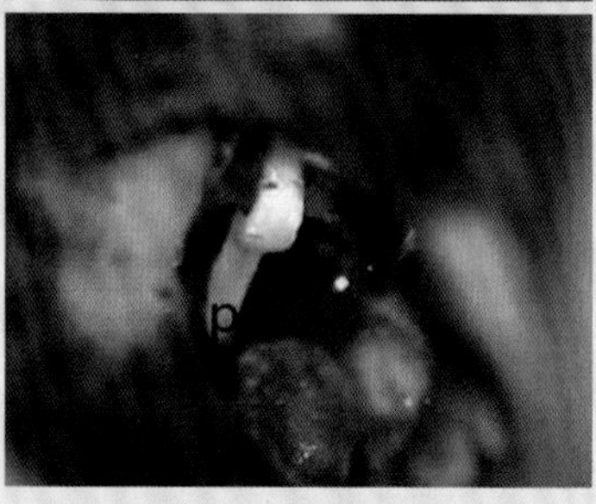

图 1.11.3　镫骨手术中，镫骨板上结构被移除，并且在底板中形成用于特氟隆材质人工镫骨的孔。人工镫骨被放置在底板上并悬挂在砧骨长脚上，代替镫骨形成了一座桥。X：砧骨长脚；O：前庭窗；P：人工镫骨 piston
（经 Alpin Güneri 许可使用）

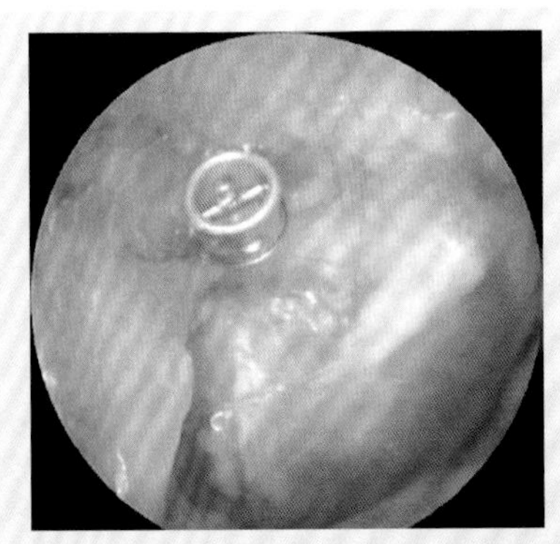

图 1.11.4　一位曾经接受过耳硬化手术的患者外耳道中被挤压出的人工镫骨

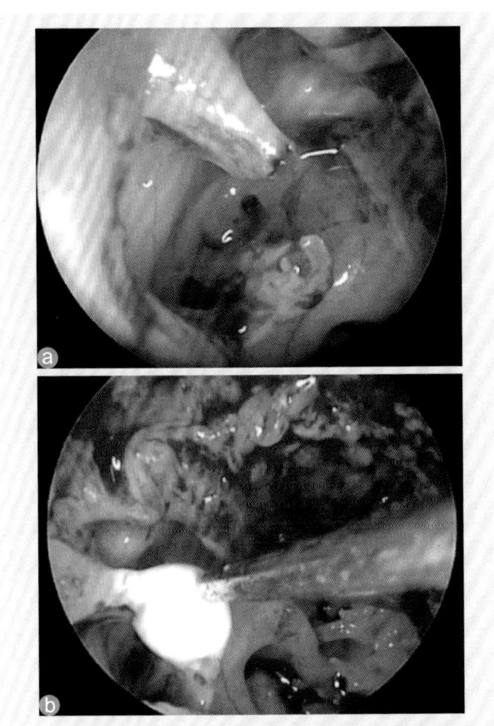

图 1.11.5　由于砧骨长脚和镫骨头之间的不连续造成的传导性听力损失。骨水泥重建了连续性

（经 Alpin Güneri 许可使用）

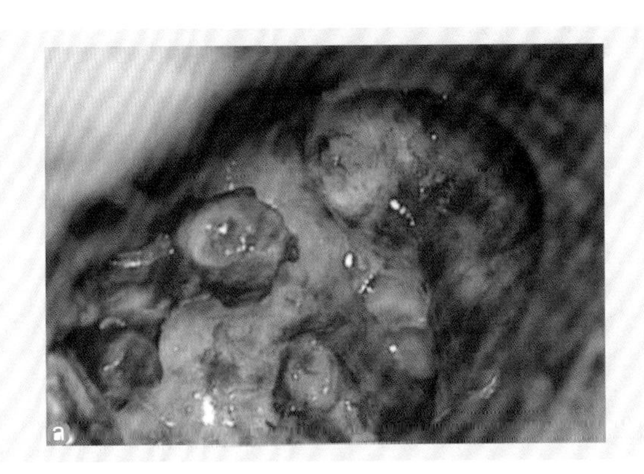

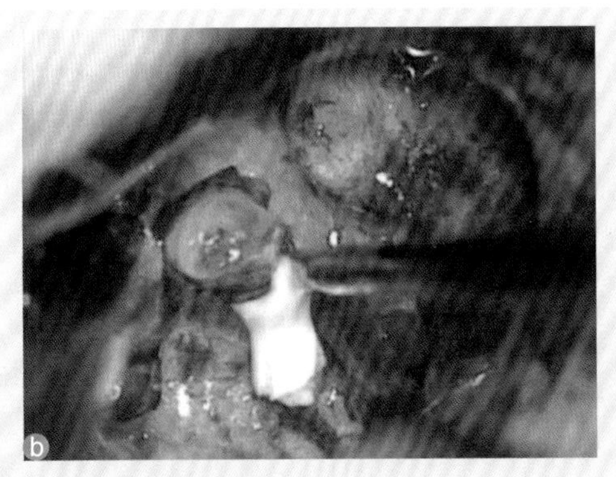

图 1.11.6　砧骨被侵蚀。听骨链的连续性通过镫骨头和锤骨柄之间的骨水泥重建

（经 Alpin Güneri 许可使用）

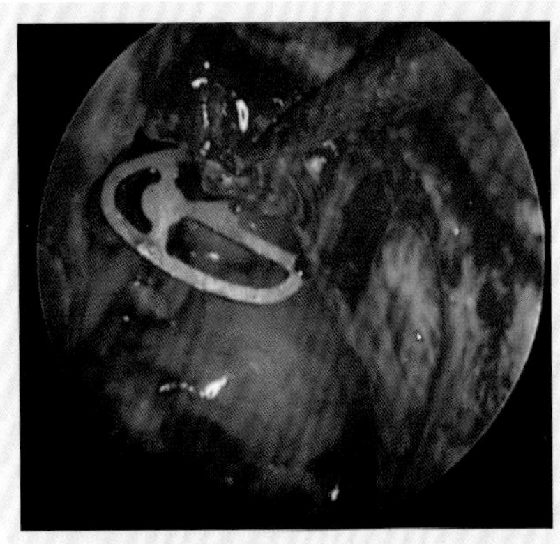

图 1.11.7　砧骨和镫骨被侵蚀。镫骨底板和锤骨柄之间的 TORP 建立了连续性

（经 Alpin Güneri 许可使用）

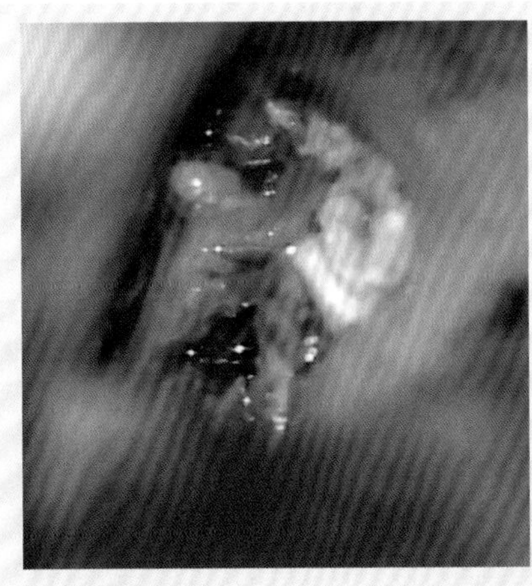

图 1.11.8　听骨周围上鼓室区域的鼓室硬化，导致听骨固定和传导性听力损失。鼓室硬化是一种以中耳黏膜和鼓膜间质组织内透明化胶原、钙化物质沉积为特征的疾病。如果鼓室硬化发生在听骨周围，则通过固定听骨导致传导性听力损失

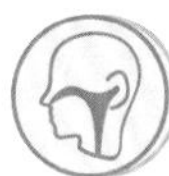

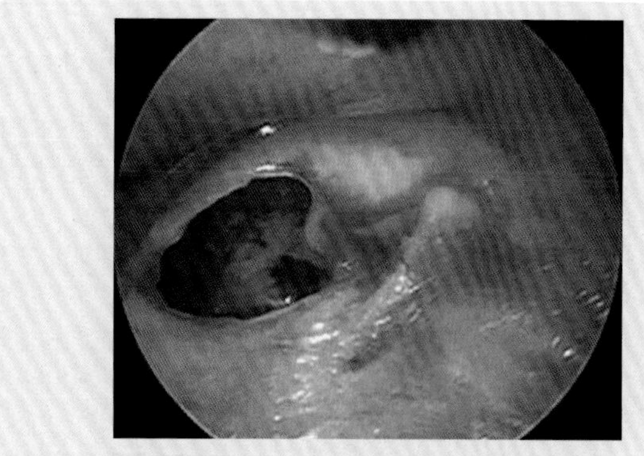

图 1.11.9 鼓膜中央部穿孔

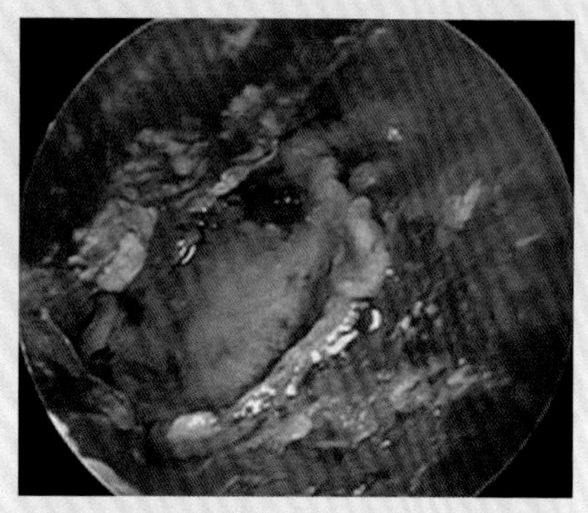

图 1.11.10 鼓室成形术在去除中耳和乳突腔病灶后重建听骨连续性并修复鼓膜穿孔

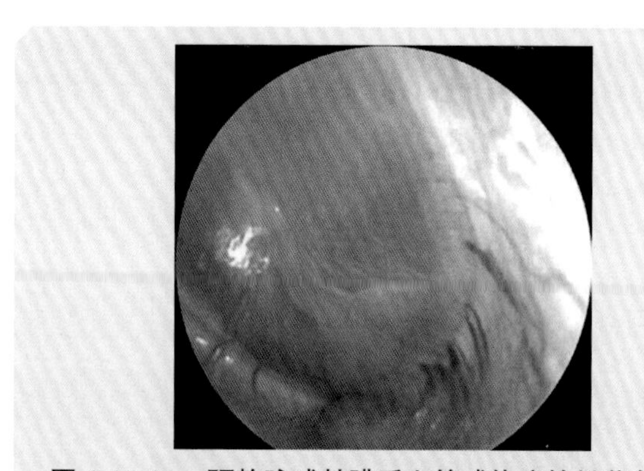

图 1.11.11 颈静脉球鼓膜后血管球体瘤的粉蓝色轮廓

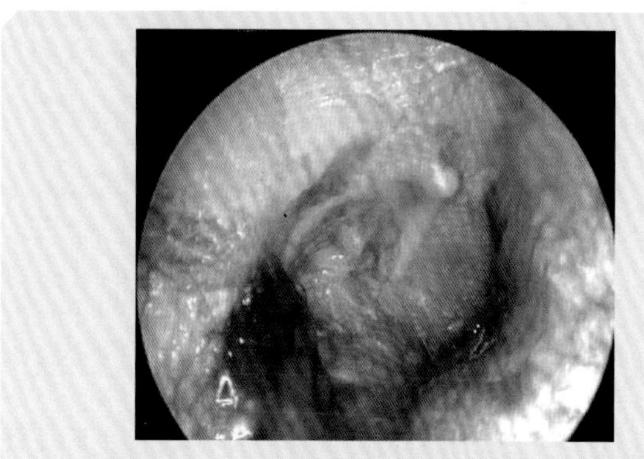

图 1.11.12 延伸至外耳道的颈静脉球体瘤

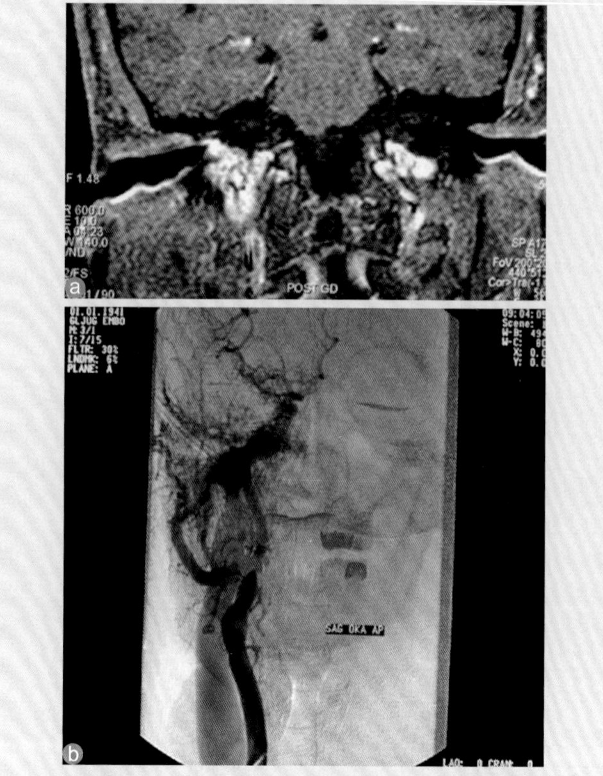

图 1.11.13 a. 颞骨 MRI，右侧颈静脉球体瘤延伸至下鼓室；b. 血管造影显示高度血管化的血管球体瘤

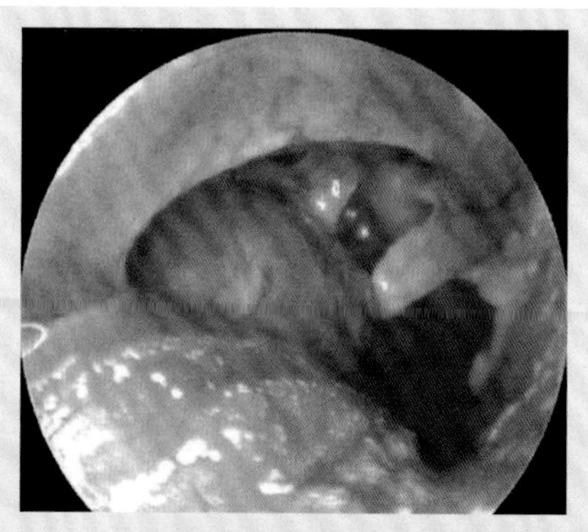

图 1.11.14 透过鼓膜穿孔可见右耳血管球体瘤位于下鼓室，与砧镫关节接触

（孙皓洁 任冬冬 译）

1.12 耳痛

耳痛可能是由于耳朵本身或由于周围区域的病变引起（牵涉痛）（表1.12.1、表1.12.2）。

表 1.12.1 耳的神经支配

耳大、枕小（来源 C_2、C_3）	耳郭颅骨表面和耳郭外侧表面的下部
三叉神经耳颞支	侧面的上部分和大部分皮肤
面神经	外耳道后下部和邻近鼓膜部位
舌咽神经鼓室支	鼓膜黏膜表面
迷走神经耳支“Arnold's神经”	支配耳颅表面、耳道后壁和底面以及鼓膜邻近部分小面积皮肤

表 1.12.2 牵涉性耳痛的原因

耳颞神经（三叉神经分支）	牙源性、舌部病变、颞下颌关节紊乱、腮腺疾患
耳后神经（面神经分支）	桥小脑角肿瘤、带状疱疹、膝状神经痛
耳大神经和枕小神经	颈椎病变，颈部病变
舌咽神经（Jacobson's神经）	扁桃体病变、Eagle综合征、鼻窦炎、咽部肿瘤、舌后2/3病变、鼻咽病变
迷走神经（Arnold's神经）	咽部病变、喉部病变、胃食管反流病、甲状腺肿瘤、炎性病变

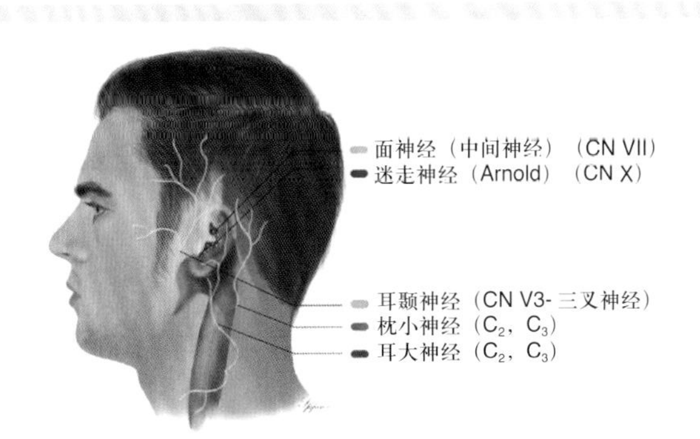

图 1.12.1 耳的神经支配
（经 TESAV 许可使用）

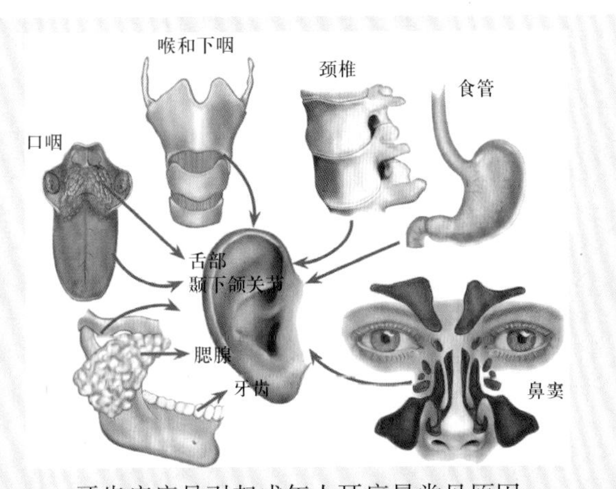

牙齿疾病是引起成年人耳痛最常见原因

图 1.12.2 非耳科原因引起的耳痛

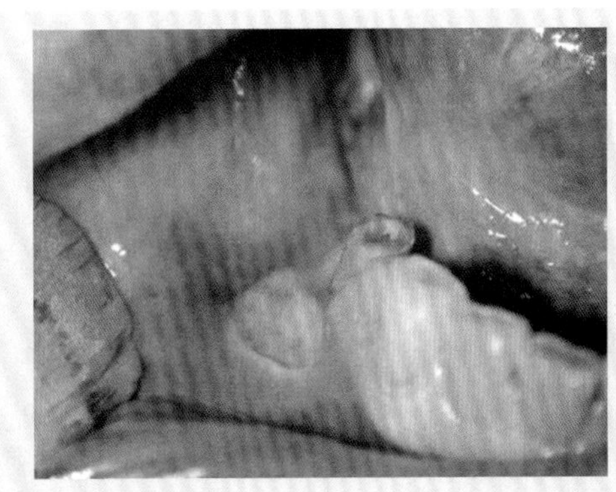

图 1.12.3 齿龈部臼齿后的阿弗他溃疡可能引起严重的耳痛

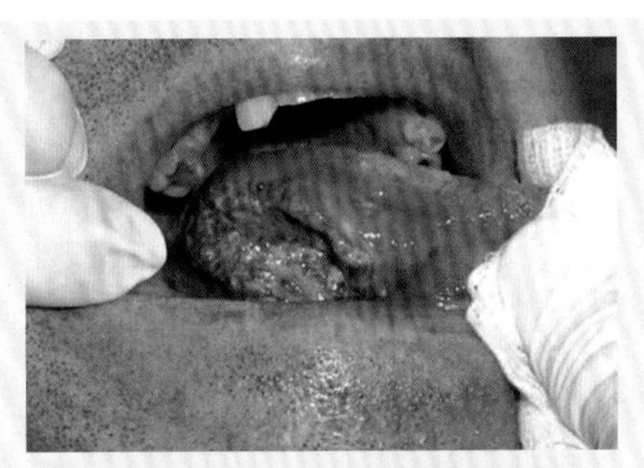

图 1.12.4 舌鳞状细胞癌引起耳朵疼痛

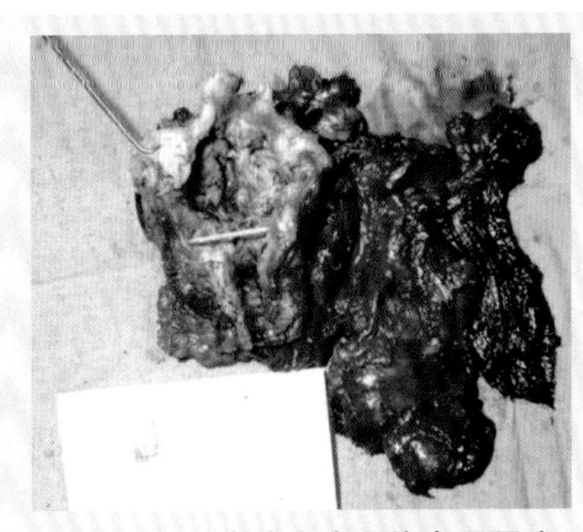

图 1.12.5 喉癌中也可能出现耳痛

1.13 颞骨骨折

如何诊断外耳道流出的液体是脑脊液见表1.13.1和表1.13.2。

（1）当收集到的液体滴到滤纸或纱布上时，血滴周围会形成透明环状。

（2）试管中收集的液体的β_2转铁蛋白阳性。

表 1.13.1 如何治疗脑脊液漏

头部抬高30°
使用Gaita软化剂
使用利尿剂（如二氮嗪）以降低脑脊液压力
使用广谱抗生素预防脑膜炎
禁止外耳道填塞

表 1.13.2 颞骨纵行骨折和横行骨折的鉴别诊断

	纵行骨折	横行骨折
频率（约占比）	80%	20%
听力下降	传导性	感音神经性
眩晕	少	多
面神经麻痹	少（10%~15%）	多（50%）

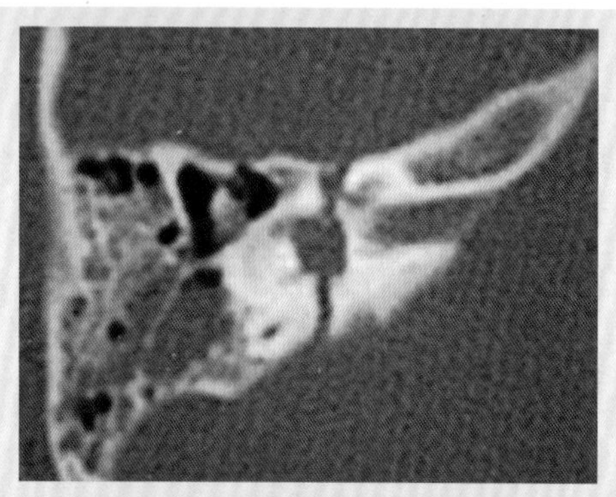

左侧颞骨横行骨折。颞骨的高分辨率 CT 扫描提供了有关骨折的必要信息。听力检查有助于诊断

图 1.13.1 轴位 CT 扫描

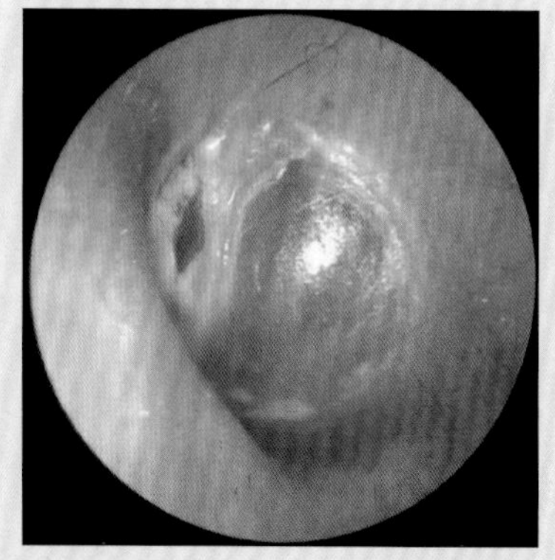

图 1.13.2 在纵行骨折中，可以看到外耳道后上部分的骨折线

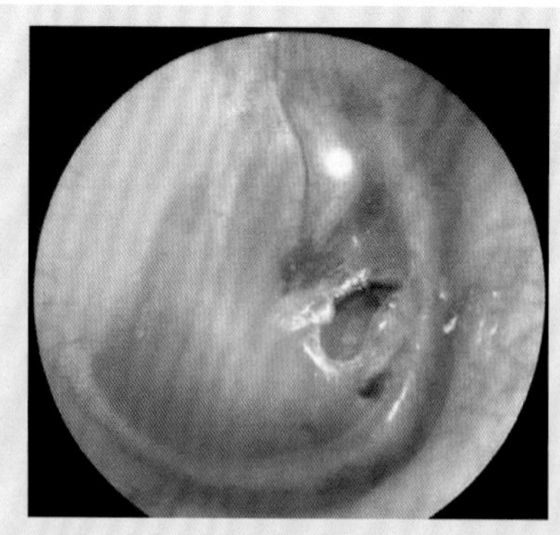

这些穿孔有时会在耳部受到击打后出现。为了确保穿孔确实是创伤性的，医生应该检查穿孔的边缘是否不规则及是否出血

图 1.13.3 外伤性鼓膜穿孔

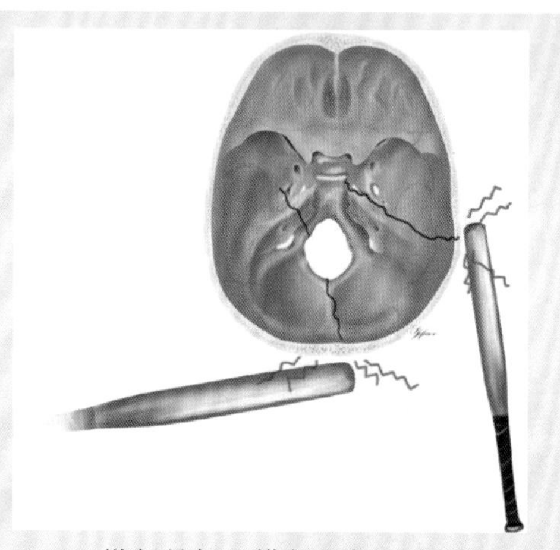

图1.13.4 纵行骨折和横行骨折示意图。颞骨骨折分为两大类：纵行骨折和横行骨折。纵行骨折更为常见，纵行骨折的发生率是横行骨折的4倍。一般来说，纵行骨折与颞叶和顶叶的撞击有关。由于破裂孔区域是颅底相对薄弱的部分，骨折往往发生在其附近。纵行骨折从鳞部开始，通过外耳道的后壁和上壁到达中耳，然后到达岩尖。颞骨纵行骨折通常伴随着传导性听力损失。其中仅15%的纵行骨折面神经损伤发生在膝状神经节区域。该类骨折也可见鼓膜穿孔或积血进入中耳。横行骨折通常是由于额部或枕部创伤所致。由于撞击来自前-后或后-前方向，所以骨折线与岩骨轴线成直角，从枕骨大孔或颈静脉孔开始延伸至中耳。横行骨折经常影响面神经和内耳。血鼓室可能与其相关，但无鼓膜穿孔。颞骨骨折并不总是遵循上述规律，有些骨折是混合性的。需要根据损伤类型对这些骨折进行评估

（吴净芳 译）

1.14　耳鸣

耳鸣指的是耳内产生的所有异常噪音，可分为客观性耳鸣和主观性耳鸣。所有外耳、中耳和内耳的病变都可能导致耳鸣。如果患有单侧耳鸣伴高频听力损失，应进行相关检查以排除听神经瘤的可能。

客观性耳鸣是能被检查者听到的一种耳鸣类型，较为罕见，其最常见的病因是血管病变，如颈静脉球瘤、颈静脉球高位、动静脉畸形和颈动脉体瘤。经过颈内动脉的血液，其正常搏动噪声也可能引起耳鸣。如果捂住耳朵，则耳鸣会变得更加明显。颞下颌关节病变、昆虫进入外耳道和腭肌阵挛是除了血管原因外导致客观性耳鸣的其他病因。多数类型的客观性耳鸣是较容易识别和治愈的（表1.14.1～表1.14.3）。

表 1.14.1　与主观性耳鸣相关的耳部疾病

外耳	耵聍
	异物
中耳	慢性化脓性中耳炎
	耳硬化
	分泌性中耳炎
	听骨链病变
内耳	老年性聋
	声损伤
	耳毒性药物
	梅尼埃病
	听神经瘤

表 1.14.2　与客观性耳鸣相关的耳部疾病

血管病变
动静脉畸形
动脉瘤
颈动脉体瘤
颈静脉球瘤
腭肌阵挛
颞下颌关节病变
昆虫进入外耳道

表 1.14.3　可引起或加重耳鸣的药物

阿司匹林
氨基糖苷类药物
袢利尿剂
奎宁
吲哚美辛
乙醇

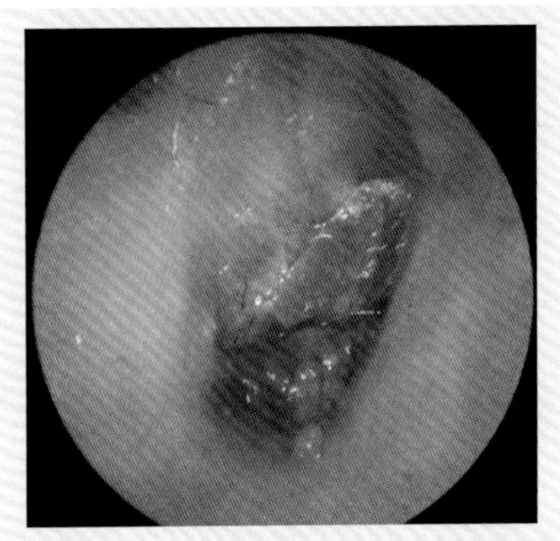

图 1.14.1　耵聍堵塞耳道可能导致耳鸣

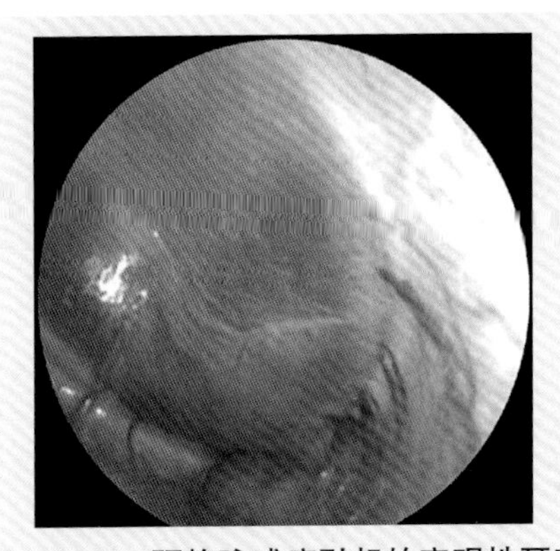

图 1.14.2　颈静脉球瘤引起的客观性耳鸣

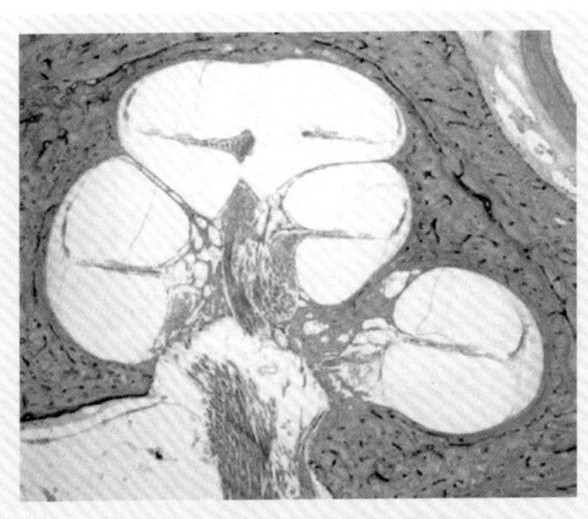

图 1.14.3　耳蜗所有转中的前庭膜均水肿，内淋巴积水导致的严重耳鸣
（由 Paparella 耳病理学实验室主任 Paparella 提供）

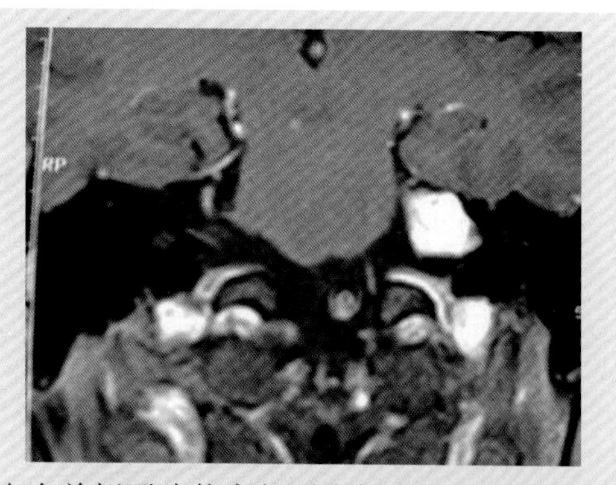

如患有单侧耳鸣伴高频听力损失和言语识别率降低，则应检查是否存在听神经瘤

图 1.14.4　左侧听神经瘤

（余亚斌　译）

1.15　眩晕

眩晕是一种以头昏、不稳感及头晕目眩为主诉症状的感觉异常，除非有真正的旋转感，否则患者很难描述自己的感受。以自身或外界环境旋转为主的眩晕症状，多考虑前庭系统疾病。而头昏为主的眩晕，多以内科疾病为主。真正的眩晕多伴恶心、呕吐及出冷汗。病史在诊断中非常重要（表1.15.1）。根据眩晕持续时间及听力损失的鉴别诊断见表1.15.2。根据全身伴随症状对中枢性眩晕和外周性眩晕的鉴别诊断见表1.15.3。眩晕最常见的原因是良性阵发性位置性眩晕（benign paroxysmal positional vertigo，BPPV）。

表 1.15.1　眩晕患者的病史

发作性眩晕
眩晕性质：旋转性眩晕或头昏
眩晕持续时间
与头位的关系
其他伴随症状：耳鸣、听力下降等

表 1.15.2　根据眩晕持续时间的鉴别诊断

持续时间	不伴听力损失	伴听力损失
数秒	良性阵发性位置性眩晕	
数分钟	椎基底动脉供血不足	
数小时		膜迷路积水（梅尼埃病）
数天	前庭神经炎	迷路炎
数周	颅内病变 多发性硬化	听神经瘤 精神心理性眩晕

表 1.15.3　中枢性眩晕与周围性眩晕的鉴别

	周围性	中枢性
不稳感	轻微、中等	严重
恶心、呕吐	严重	轻微
听力障碍	多见	少见
神经症状	少见	多见
前庭代偿	快	慢

1.15.1　良性阵发性位置性眩晕

良性阵发性位置性眩晕是椭圆囊神经上皮的退行性疾病。其发病机制有两种学说：嵴帽结石症学说和管结石症学说。

据推测，耳石器（椭圆囊和球囊）中的碳酸钙结晶游离后在重力作用下移位到3个半规管中位置最低的后半规管。移位的耳石要么附着在后半规管的嵴帽（嵴帽结石症），要么以自由漂浮的颗粒形式留在后半规管内（管结石症）。

目前，良性阵发性位置性眩晕的病因不明，但可能是由于头部外伤、医源性损伤（耳部手术）、上呼吸道感染或中耳炎症导致的。其典型症状是在特定的头位突然出现短暂的（通常不超过1分钟）、严重的眩晕发作，无听力下降或耳鸣等相关的听觉症状。

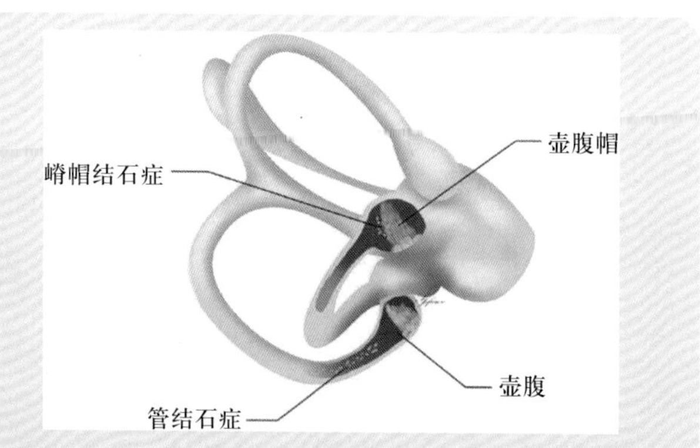

图 1.15.1　据推测，耳石器（椭圆囊和球囊）中的碳酸钙结晶游离后在重力作用下移位到 3 个半规管中位置最低的后半规管。移位的耳石要么附着在后半规管的嵴帽（嵴帽结石症），要么漂浮于后半规管的近壶腹处（管结石症）。

Dix-Hallpike试验可用于诊断，也可用于区分中枢性与周围性阵发性位置性眩晕（表1.15.4）。特定的手法复位可以用于治疗此类型的眩晕。使用Epley法和Semont法可以复位右耳后半规管结石（图1.15.4和图1.15.5）；使用Barbecue 360° 旋转法（仰卧翻滚手法）可以复位右耳水平半规管结石（图1.15.6）。使用Barbecue手法复位时，患者的头部从仰卧位开始向健侧旋转，依次顺序快速旋转90°，并持续1分钟左右，直至头部被旋转360°。

表 1.15.4　中枢性与周围性位置性眩晕的鉴别诊断

	周围性	中枢性
潜伏期	+	–
适应性	+	–
疲劳性	–	–

手法复位成功率大于90%。在Dix-Hallpike试验中，根据眼震的方向确定受累的半规管，见表1.15.5，不同类型的良性阵发性位置性眩晕的对照见表1.15.6。

表 1.15.5　Dix-Hallpike 试验中根据眼震方向确定受累半规管

头部位置	眼震方向	受累半规管
右耳向下	上跳性，向地性[a]（逆时针）	右后半规管
右耳向下	下跳性，背地性[b]（顺时针）	左前半规管
左耳向下	上跳性，向地性（顺时针）	左后半规管
左耳向下	下跳性，背地性（逆时针）	左后半规管

[a] 向地性眼：眼震快向朝向地面。
[b] 背地性眼震：眼震快向背离地面。

表 1.15.6　不同类型的良性阵发性位置性眩晕比较

	后半规管	水平半规管	前半规管
比率	85% ~ 90%	>9%	<1%
诊断试验	Dix-Hallpike试验 Side-Lying试验（Brandt-Cohen）	Pagnini- Mc Clure 试验（滚转试验）	（a）Dix-Hallpike试验 （b）仰卧垂直悬头位试验（Rose试验）
潜伏期(秒)	5 ~ 10	1 ~ 5	3 ~ 15
眼震特点	向地上跳扭转性	水平性（向地或者背地）	（a）背地下跳扭转性 （b）垂直性 （c）下跳性
发作时间(秒)	<60	45 ~ 120	<60
疲劳性	+		[illegible]
自愈性	恢复很快，可能会持续数年再次发作	很难自愈，一旦自愈则很快恢复	容易自愈，易复发
复位手法	Epley法，Parnes法（改良Epley法），Semont法	眼震向地性：Lempert法或Barbecue法 眼震背地性：Vannucchi-Asprella法，Gufoni法，Appiani法	反向Epley法，Rahko法，Li法，Yakovino法
其他治疗方式	Brandt-Daroff训练，前庭康复训练，后半规管阻塞术，单孔神经切断术	Brandt-Daroff训练，前庭康复训练，水平半规管阻塞术	Brandt-Daroff训练，前庭康复训练

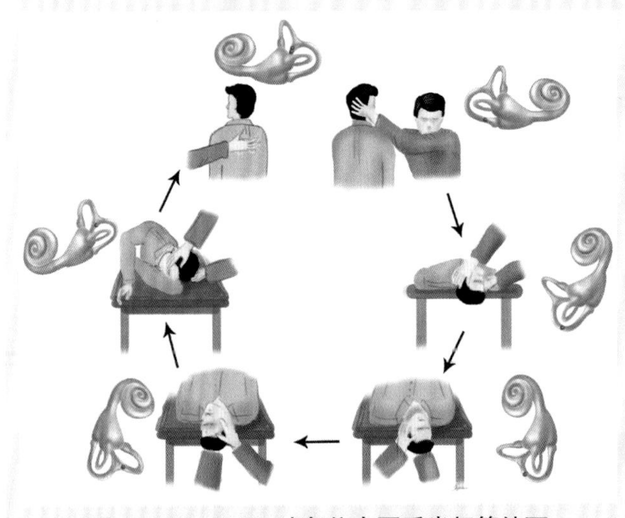

图 1.15.2　Epley 法复位右耳后半规管结石

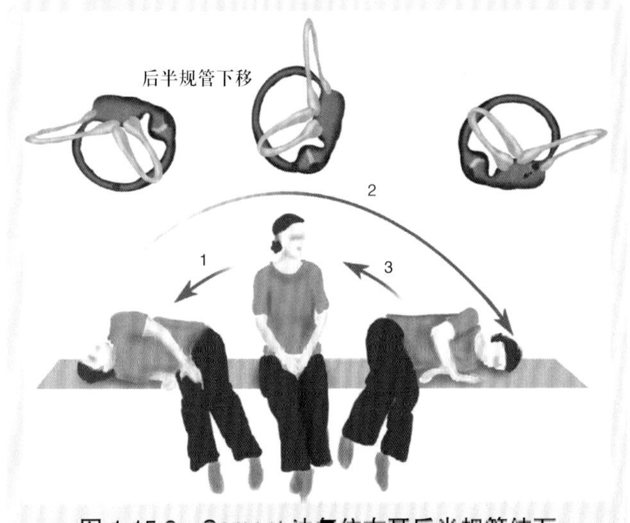

图 1.15.3　Semont 法复位右耳后半规管结石

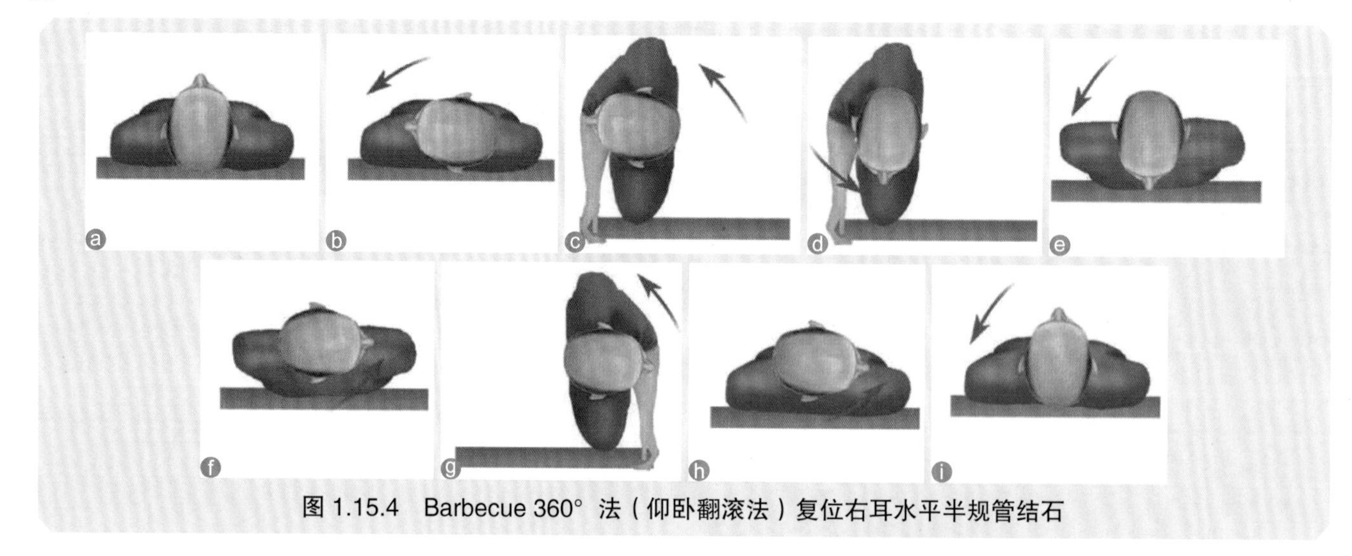

图 1.15.4　Barbecue 360° 法（仰卧翻滚法）复位右耳水平半规管结石

1.5.2　**前庭神经炎**

前庭神经炎是由病毒感染所致的前庭神经疾病，可能此前有上呼吸道感染。眩晕的发作是突然和严重的，常持续几天。虽然急性期通常在2周内消失，但完全消退需要6～12周，常不伴随与眩晕相关的听觉症状。

梅尼埃病

梅尼埃病是由于内淋巴扩大导致的膜迷路积水。往往单耳发病，双耳发病率约在25%。

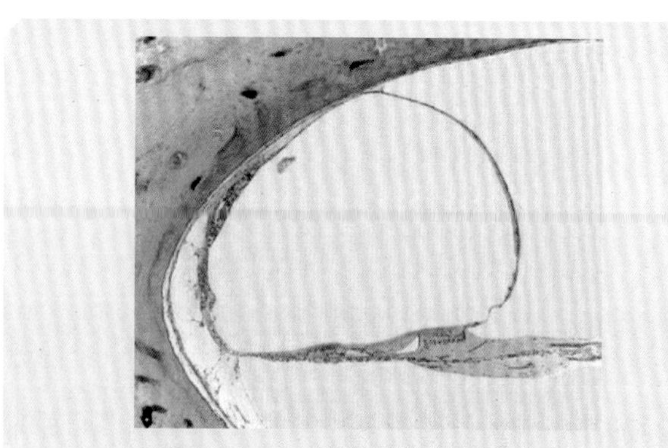

图 1.15.5　单回耳蜗前庭膜积水
（由 Paparella 耳病理学实验室主任 Paparella 提供）

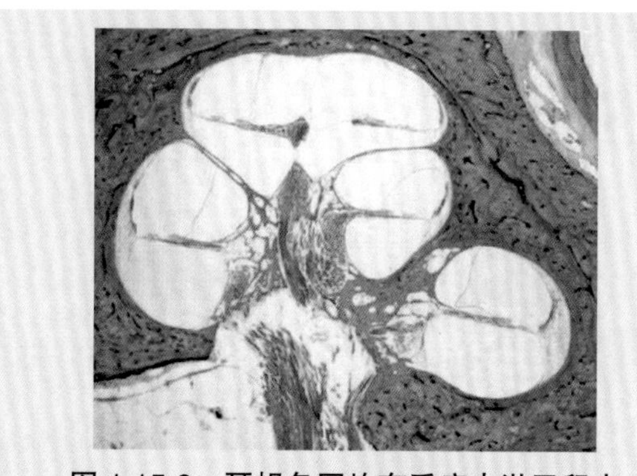

图 1.15.6　耳蜗各回均有重度内淋巴积水
（由 Paparella 耳病理学实验室主任 Paparella 提供）

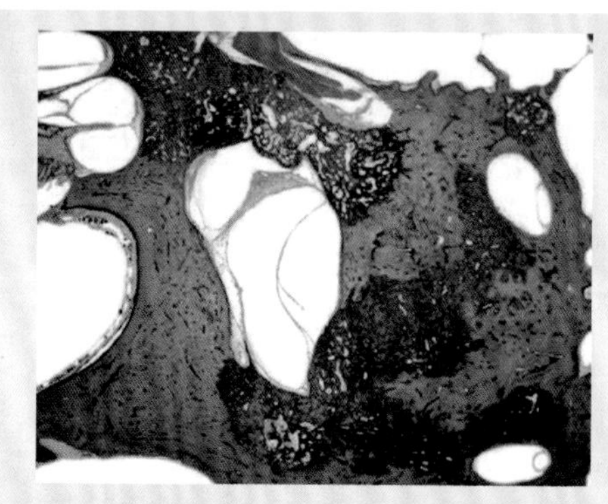

图 1.15.7　颞骨切片，耳硬化导致前庭导水管阻塞和耳蜗各回的内淋巴积水
（由 Paparella 耳病理学实验室主任 Paparella 提供）

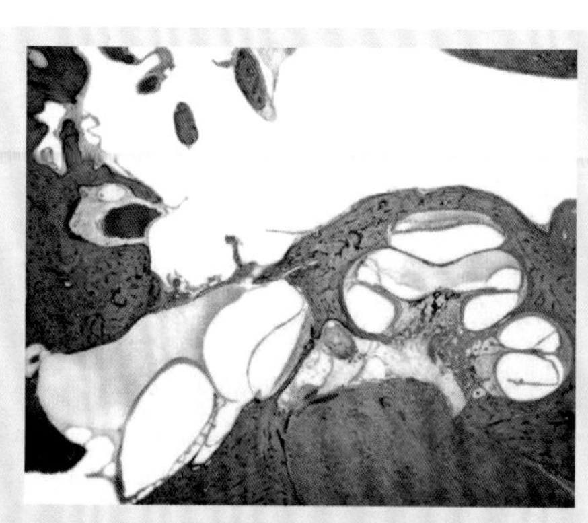

图 1.15.8　内听道听神经瘤及前庭耳蜗的浆液性迷路炎
（由 Paparella 耳病理学实验室主任 Paparella 提供）

梅尼埃病的临床特征如下。

（1）发作性眩晕，持续数小时以上。

（2）波动性、渐进性感音神经性听力下降，一般为单侧，主要影响低频听力。听力下降在发作前和发作期间更为严重。伴有听觉过敏，往往与被称为重振现象的声音不耐受有关。虽然听力在眩晕发作后有所改善，但从长期来看是渐进加重的。

（3）耳闷胀感，其感觉可能比眩晕发作早几个小时。

（4）耳鸣是低音调性的，在眩晕发作前加剧。

纯音测听提示影响低频的感音神经性听力下降。在急性期不建议进行冷热试验。在非活动期，冷热试验显示患耳前庭功能减退。耳蜗性耳硬化可通过阻塞前庭导水管而引起内淋巴积水。如果言语识别率分数低，与听力下降不匹配，则应排除蜗后性病变。

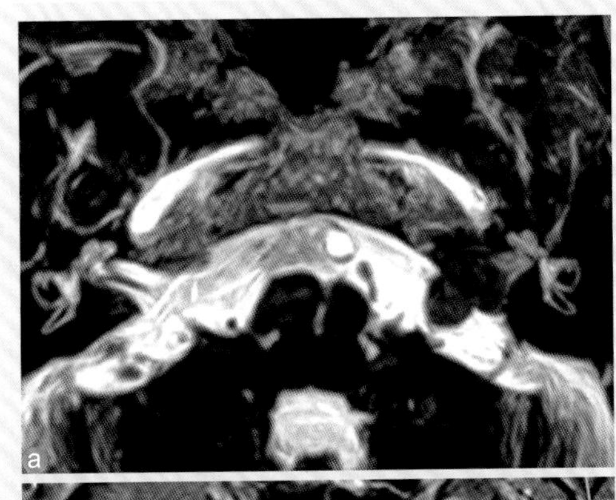

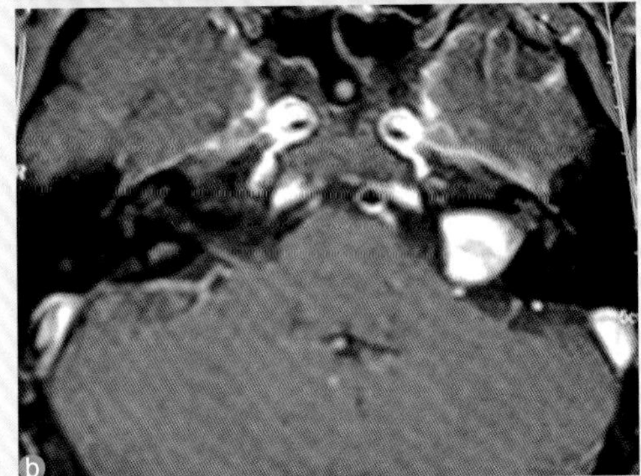

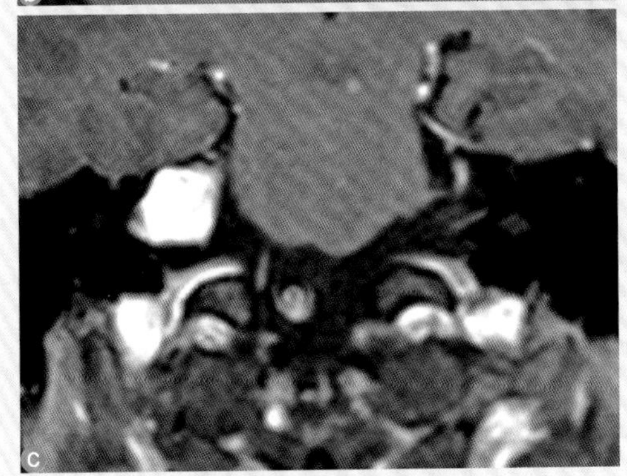

MRI 对于听神经瘤具有较高的诊断价值（注射钆造影剂后病变强化明显）

图 1.15.9　右侧听神经瘤

（徐秀娟　译）

1.16　咽鼓管

咽鼓管（eustachian tube，ET）连接中耳和鼻咽。它有3个主要功能：通风、排液和保护。成年人咽鼓管与水平面成45°。咽鼓管的骨性部分完全位于颞骨的岩部内。它与中耳上部的前壁直接相连。骨管的走向在前内侧是线性的，沿着岩尖，与水平面偏差很小。软骨部向前内侧和下侧倾斜，与水平面成30°～40°，与矢状面成45°。咽鼓管位于蝶骨的大翼和颞骨的岩部之间。咽鼓管的长度因种族而异，可以短至30 mm，长至40 mm，通常的长度范围为31～38 mm。婴儿的咽鼓管长度约为18 mm，约为成年人的一半，与水平面的夹角仅为10°。在婴儿中，内侧软骨部较短，腭帆张肌的肌张力较低（表1.16.1）。

表 1.16.1　婴幼儿和成年人咽鼓管的解剖学差异

咽鼓管解剖	儿童	成年人
管长度	短	长
内腔	窄	宽
与水平面的夹角	10°	45°
黏膜皱襞	多	少
内侧软骨部	短	长
腭帆张肌	作用较小	作用更大

咽鼓管的骨部始终是打开的，而软骨部在静止时是关闭的。咽鼓管仅吞咽时因腭帆张肌收缩间歇性打开，以调节中耳气压。在Valsalva动作过程中，它可以被强行打开。咽鼓管阻塞有两种类型，机械性阻塞或功能性阻塞。机械性阻塞可能是由于异常的管腔内因素，如异常解剖结构或炎症，也可能是由于壁外压力增加如仰卧位或肿瘤压迫。

咽鼓管对中耳主要有以下3种生理功能。

（1）保护中耳免受鼻咽部声压和分泌物的影响。

（2）将中耳分泌物引流至鼻咽。

（3）中耳通气以维持中耳气压和大气压平衡，并提供氧气可被中耳黏膜吸收。

由于腺样体或鼻内因素引起的鼻阻塞与咽鼓管功能密切相关。当鼻腔堵塞时，吞咽导致的鼻咽正压随后会变成负压。

如果咽鼓管功能不正常，鼻咽正压可能会将分泌物注入中耳，特别是当中耳有高负压时。在鼻咽负压期间，咽鼓管可能被阻止打开而进一步阻塞，这种

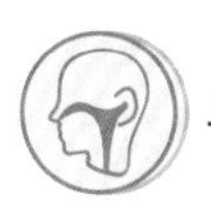

机制被称为Toynbee现象。最近，一种治疗咽鼓管功能障碍的新方法被引入：咽鼓管球囊扩张术，在此过程中，通过鼻腔引入球囊装置，将球囊放入咽鼓管的鼻咽开口中，然后在短时间内缓慢充气。由于咽鼓管靠近颈内动脉，因此有人担心球囊扩张会损伤颈内动脉。尤其是儿童，外科医生必须小心。

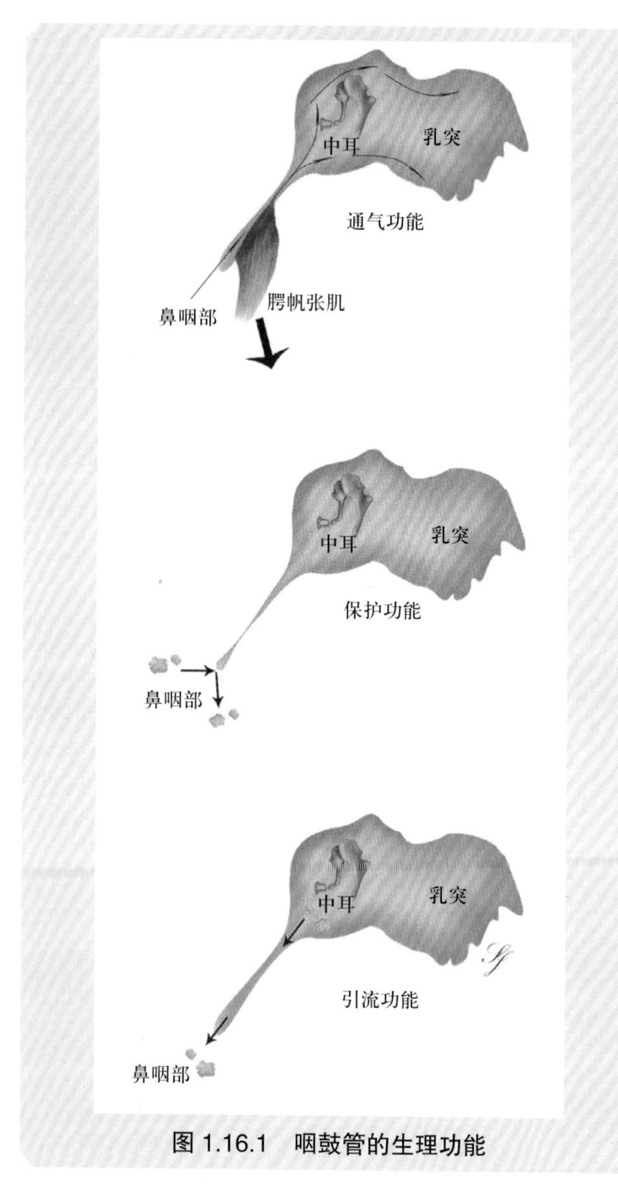

图 1.16.1　咽鼓管的生理功能

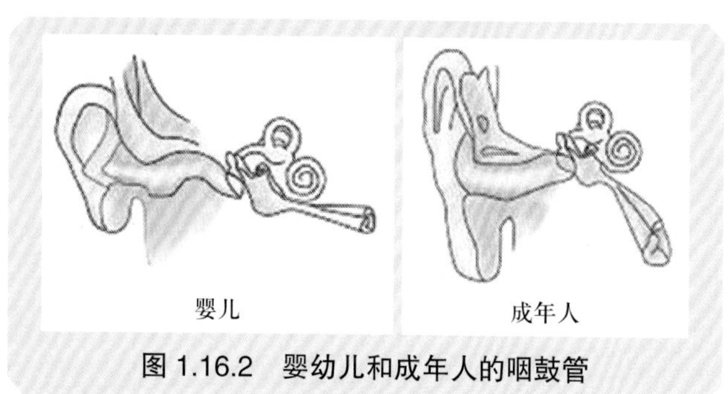

图 1.16.2　婴幼儿和成年人的咽鼓管

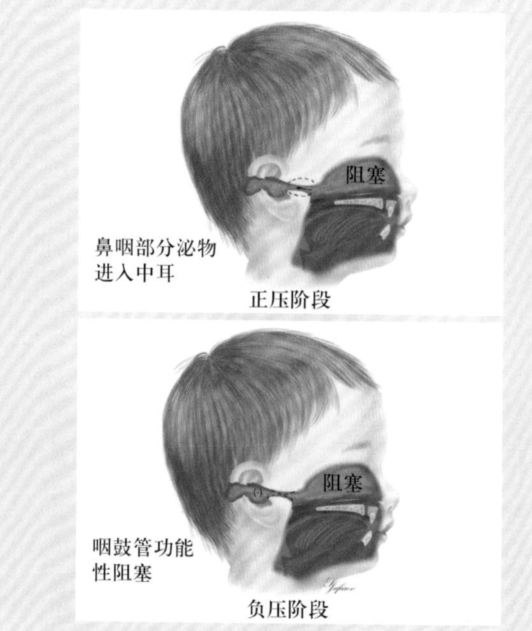

鼻塞时的吞咽动作会导致鼻咽部最初是正压阶段，随后是负压阶段。如果咽鼓管功能不正常，鼻咽正压可能会将分泌物注入中耳，特别是当中耳有高负压时。咽鼓管被阻止打开并进一步阻塞

图 1.16.3　Toynbee 现象
（经 TESAV 许可使用）

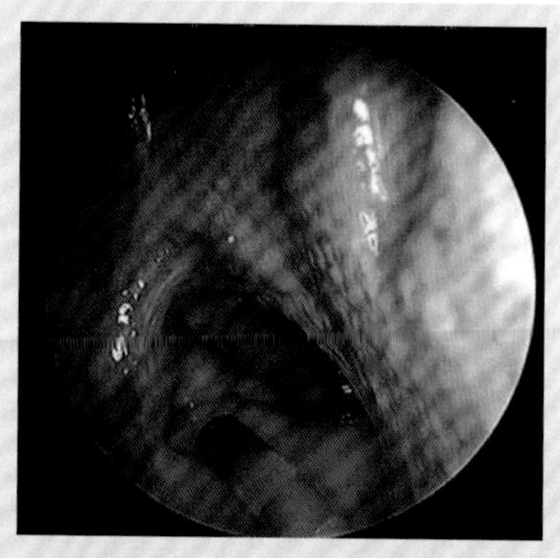

图 1.16.4　内镜下可见球囊导管位于右侧咽鼓管开口处
（经 Altuğ Alltundağ 许可使用）

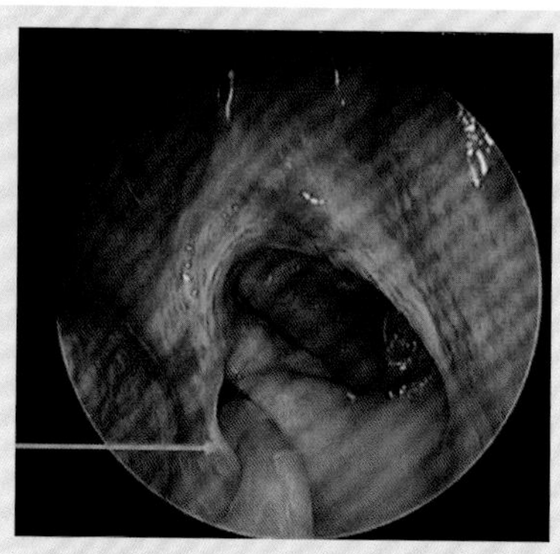

注意导管与咽鼓管前垫内侧边缘的关系（蓝色箭头）

图 1.16.5　将导管轻轻推进至咽鼓管咽口
（经 Altuğ Alltundağ 许可使用）

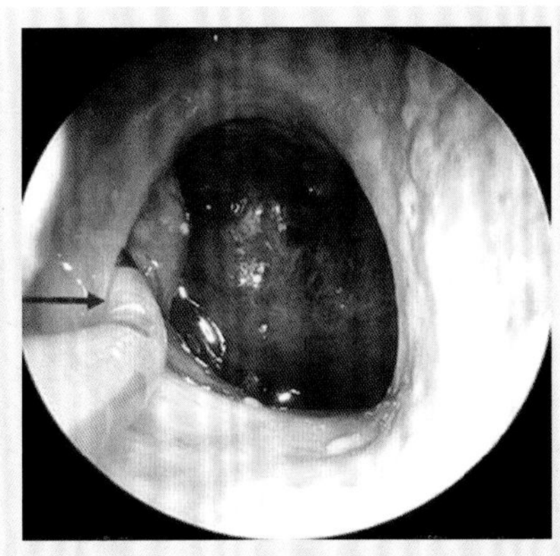

一旦球囊完全插入软骨段咽鼓管，可以沿着咽鼓管前垫的内侧缘（紫箭头）看到黄色标示的球囊末端

图 1.16.6 球囊导管完全插入咽鼓管软骨段

（经 Altuğ Alltundağ 许可使用）

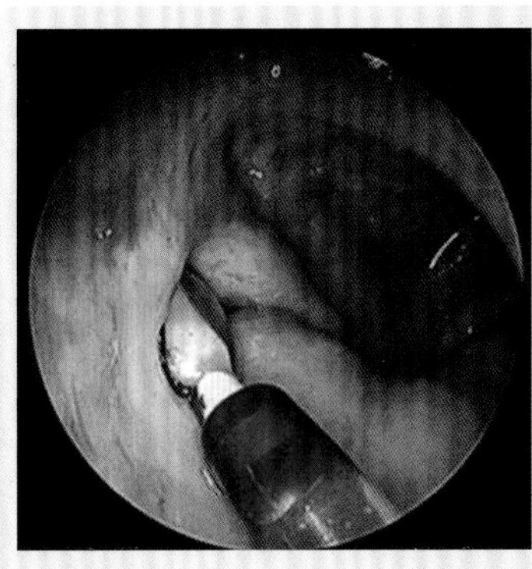

图 1.16.7 助手从约每秒 101.325 kPa 的速度给球囊加压直到压力达到 1215.9 kPa。球囊在该位置保持 2 分钟后释放压力并缓慢地收回至咽鼓管咽口处，再将整个导管及球囊从鼻腔抽出

（经 Altuğ Alltundağ 许可使用）

（杨娟梅 译）

第二章　鼻

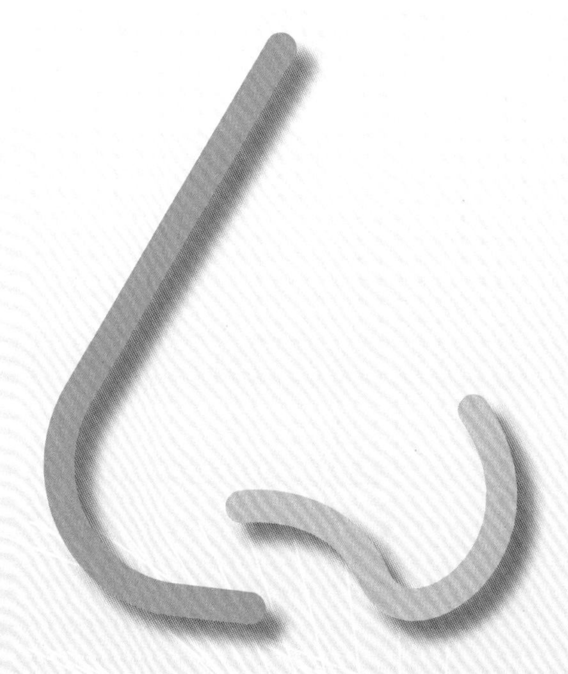

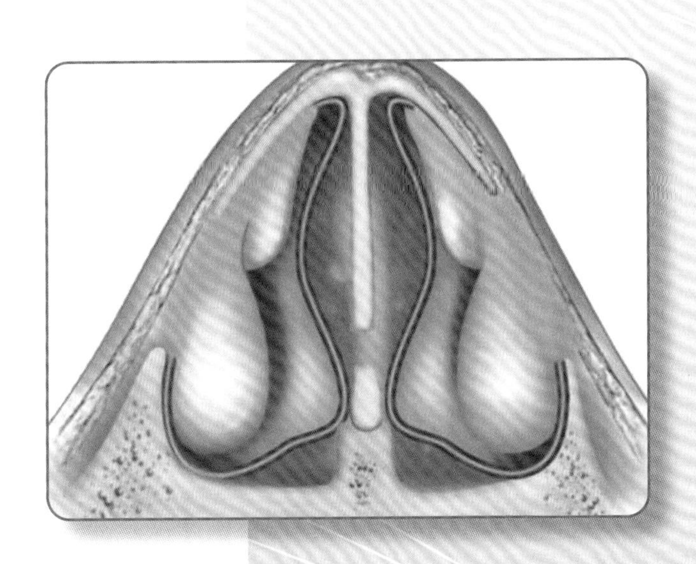

2.1 普通感冒和流行性感冒

流行性感冒和普通感冒都是由不同病毒引起的呼吸道疾病。流行性感冒是由流行性感冒病毒引起的呼吸系统感染，普通感冒主要由鼻病毒引起。普通感冒/急性病毒性鼻窦炎症状的持续时间一般少于10天。急性非病毒性鼻窦炎则一般在起病5天后症状加重或10天后症状持续，并且持续时间少于12周。

流行性感冒和普通感冒虽然症状相似，单凭症状很难区分，但是流行性感冒比普通感冒的危害更严重。流行性感冒发病突然，通常有发热（体温超过39 ℃）、头痛、全身疼痛、极度疲劳、喉咙痛、干咳等较为常见和强烈的症状。普通感冒者更容易流鼻涕或鼻塞，通常不会导致严重的健康问题，如肺炎、细菌感染或住院治疗等。成年人平均每年感冒2～4次，大多在9月至次年5月发作；年幼儿童平均每年感冒6～8次。人们在1周内即可从普通感冒中康复，但流行性感冒可能需要1周以上的时间，尤其是老年人，即使症状缓解后，他们也可能会长期感到身体虚弱不适。

在治疗的过程中，可以使用非甾体抗炎药（nonsteroidal anti-inflammatory drug，NSAID），但可能会加重哮喘和（或）消化性溃疡。18岁以下的青少年不应使用阿司匹林，这可能会导致瑞氏综合征，这是一种罕见但严重的肝脏和中枢神经系统疾病。充血、咳嗽和流涕可以用减充血剂、抗组胺药或两种药物联合治疗。患有甲状腺疾病或高血压的患者，忌用减充血剂。目前还没有治疗普通感冒的抗病毒药物。抗生素对治疗感冒无效，只能用于治疗由此引起的细菌感染等并发症。

2.1.1 其他补充措施

草药和矿物质，如紫锥菊、桉树、大蒜、蜂蜜、柠檬、薄荷醇、锌和维生素C等，作为感冒药受到了广泛的宣传和运用。但这些说法都没有得到科学研究的有力支持。

建议摄入足够的液体［每天8杯水和（或）果汁］以防止脱水。避免摄入如咖啡、茶或可乐等含咖啡因及任何含酒精的饮料，以防止其脱水作用。由于吸入烟雾会对喉咙造成更多刺激，并会加重咳嗽，因此患者禁止吸烟和远离其他吸烟者。

卧床休息有助于疾病的恢复。在症状消失之前，不建议剧烈运动。在治疗流行性感冒时，可以使用抗病毒药物。如果尽早开始，它们可能会缩短疾病的持续时间。奥司他韦或扎那米韦可用于治疗流行性感冒。在出现流行性感冒症状的2天内给予奥司他韦或扎那米韦治疗，可减少持续症状的严重程度，并使疾病的持续时间缩短至少1天。早期治疗可以加快康复。

2.1.2 流行性感冒疫苗可能有助于预防流行性感冒

目前有两种疫苗可供选择，即流行性感冒疫苗和鼻喷雾疫苗。注射流行性感冒疫苗可提供更可靠的保护，喷雾疫苗则建议仅针对非高危人群使用。预防流行性感冒的最佳工具是流行性感冒疫苗，接种流行性感冒疫苗的最佳时间是10月初至11月中旬。流行性感冒季节的任何时候都可以接种疫苗，即便病毒已经开始在社区传播。流行性感冒疫苗应每年重复接种，因为病毒在不断发生变异，每年都开发新疫苗来预防新毒株（表2.1.1～表2.1.4）。

表 2.1.1 应该接种流行性感冒疫苗的人群

应该接种流行性感冒疫苗的人群
50岁或以上的成年人
所有5岁以下的儿童（仅6个月后）
2～64岁患有慢性病的成年人和儿童，特别是哮喘、其他肺部疾病和心脏病
所有将要在流行性感冒季节怀孕的妇女
在养老院和其他慢性病护理机构的人员
直接参与患者护理的保健工作者

表 2.1.2 接种流行性感冒疫苗的禁忌证

接种流行性感冒疫苗的禁忌证
鸡蛋过敏
吉兰-巴雷综合征病史
急性疾病或发热

表 2.1.3 普通感冒和流行性感冒的临床特征

	普通感冒	流行性感冒
病毒	鼻病毒	流行性感冒病毒
传染性	吸入或接触飞沫	吸入飞沫
起病	病毒感染后1～3天	突然起病
持续时间	1周	1周或者更长
频率	儿童每年6～8次，成年人每年2～4次	1次
症状	温和	严重
	味觉和嗅觉减退、咳嗽、流鼻涕或鼻塞、打喷嚏、喉咙发痒等	发烧（39 ℃或以上）、身体疼痛、极度疲劳、干咳、头痛、喉咙痛、寒战

续表

	普通感冒	流行性感冒
并发症	无严重并发症	可能有严重并发症，如肺炎、细菌感染等，对老年、免疫功能低下和慢性病患者可能致命
治疗	对乙酰氨基酚	对乙酰氨基酚
	抗组胺和（或）减充血剂	抗组胺和（或）减充血剂
	充足的液体摄入（8杯水或果汁）	充足的液体摄入（8杯水或果汁）
	避免吸烟和饮酒	避免吸烟和饮酒
	避免咖啡因和酒精	避免咖啡因和酒精
	无须使用抗生素	无须使用抗生素

表 2.1.4　如何预防感冒

应避免与感冒患者密切接触，尤其是在他们最有可能传播病毒的最初几天内
触摸感冒患者后应该立即洗手
尽量避免揉搓鼻和眼，以免感染流行性感冒病毒
尽量避免在浴室里使用患者的毛巾
对生活环境应进行适当加湿
在咳嗽或打喷嚏时，应该用纸巾遮挡鼻和嘴

（张　茏　徐晓翔　译）

2.2　鼻炎

鼻炎是一种临床诊断，定义为鼻黏膜的炎症，伴有打喷嚏、瘙痒、流鼻涕和鼻塞等一种或多种症状，在大多数情况下这些症状持续时间至少为1小时。在鼻炎的鉴别诊断中应考虑所有引起鼻漏和鼻塞的疾病（表2.2.1）。

表 2.2.1　鼻炎分类[a]

过敏性
季节性
常年性
传染性
急性
慢性
特异性
非特异性

续表

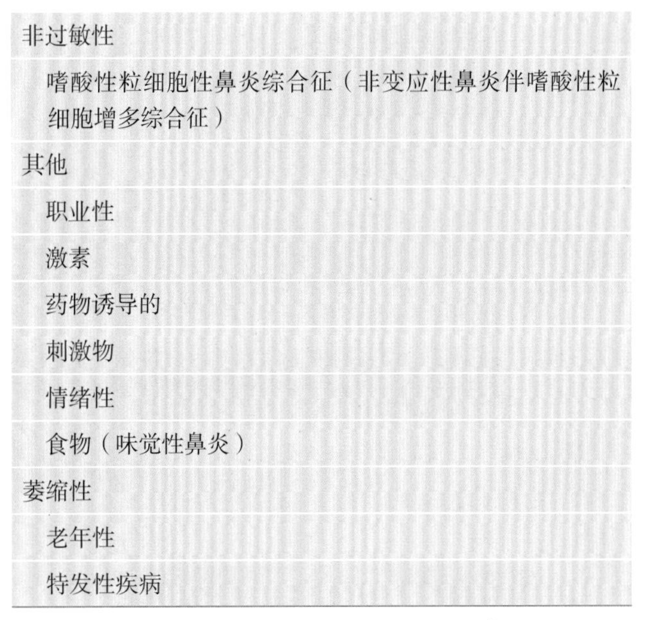

非过敏性
嗜酸性粒细胞性鼻炎综合征（非变应性鼻炎伴嗜酸性粒细胞增多综合征）
其他
职业性
激素
药物诱导的
刺激物
情绪性
食物（味觉性鼻炎）
萎缩性
老年性
特发性疾病

[a]1994 年《关于鼻炎诊断和管理的国际共识报告》。

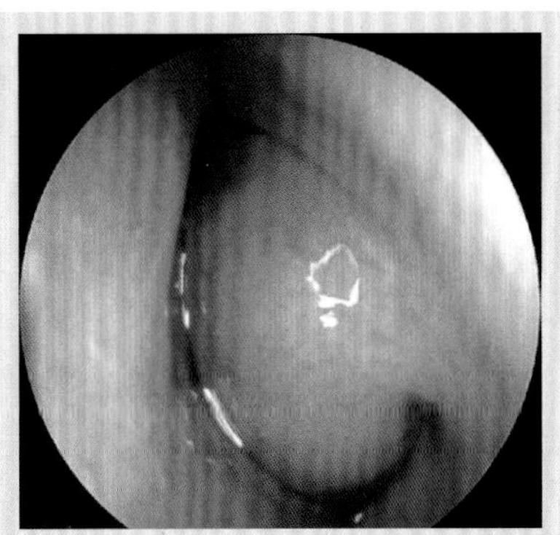

图 2.2.1　变应性鼻炎。浆液性鼻分泌物伴随肥厚、苍白的下鼻甲

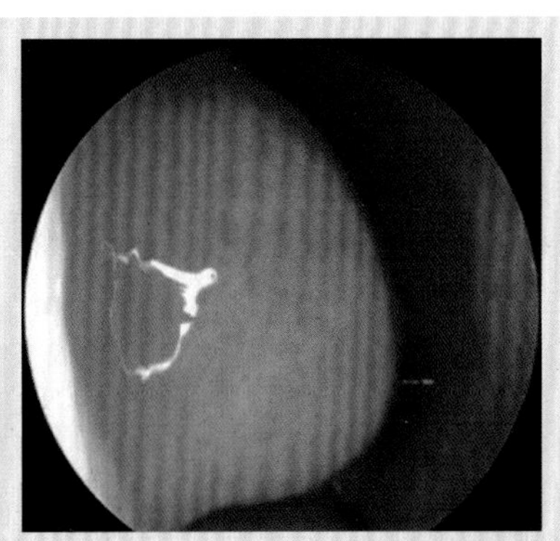

图 2.2.2　早期急性鼻炎。右下鼻甲黏膜充血且有浆液性鼻分泌物

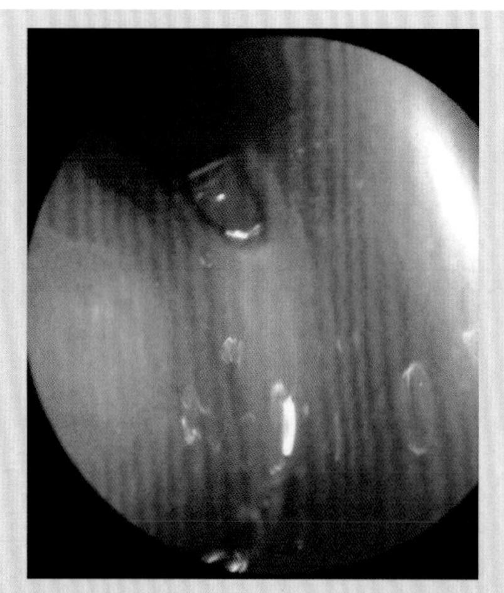

图 2.2.3　上呼吸道感染。第六天，黏液性鼻分泌物

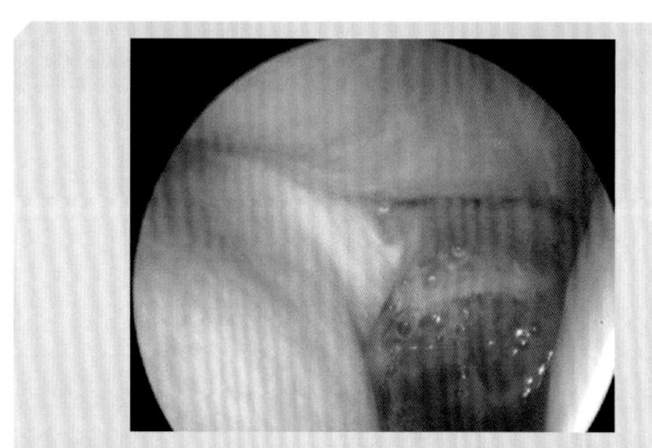

图 2.2.4　右侧急性上颌窦炎。脓性鼻分泌物经中鼻道引流至鼻咽部

非变应性鼻炎伴嗜酸粒细胞增多综合征（nonallergic rhinitis with eosinophilia syndrome，NARES）是一种与常年性鼻炎症状相关的鼻炎，没有任何可识别的过敏原超敏反应。IgE 介导的机制并不起作用。鼻腔分泌物中嗜酸性粒细胞过多。该病在非过敏性哮喘和镇痛药不耐受的患者中更为常见，目前病因不明。这些患者通常对鼻内皮质类固醇治疗反应良好。

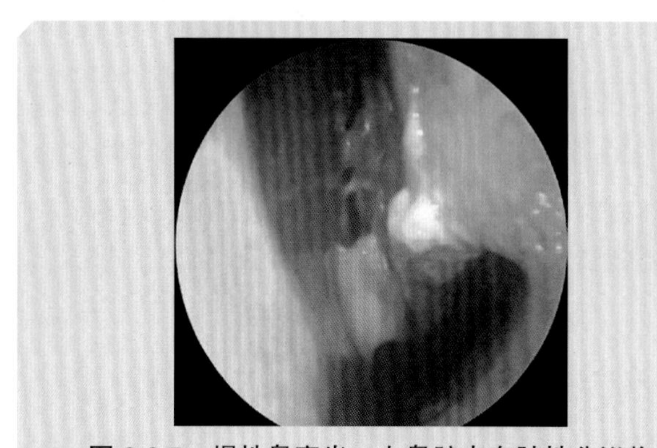

图 2.2.5　慢性鼻窦炎，左鼻腔内有脓性分泌物

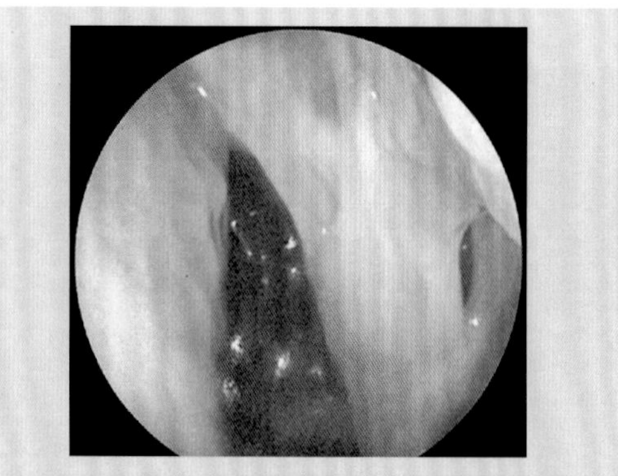

图 2.2.6　一名非变应性鼻炎伴嗜酸粒细胞增多综合征患者的分泌物。分泌物呈黏稠状，黄绿色

职业性鼻炎是由存在于工作场所空气中的过敏原导致的，过敏原来自实验室动物、头发（美发师）、谷物（面包师和农业工人）、木屑、乳胶和化学品。

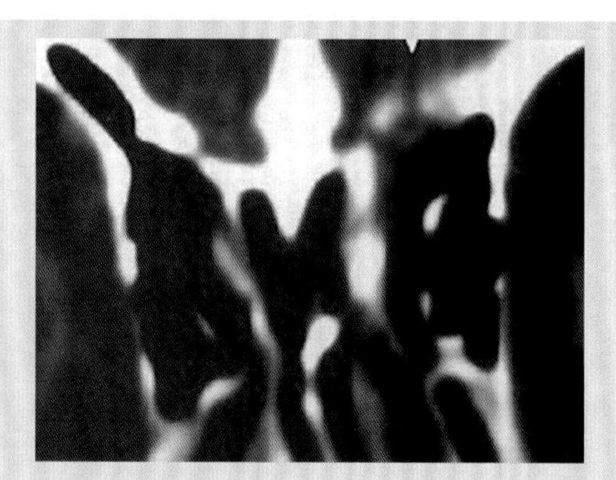

图 2.2.7　脑脊液（cerebrospinal fluid，CSF）鼻漏。冠状 CT 显示前筛区（中央凹处的裂纹）

激素性鼻炎可能发生在妊娠期、青春期，也可能发生在甲状腺功能减退症和肢端肥大症的患者中；绝经后激素变化也可能导致萎缩性鼻腔病变；情绪性鼻炎是由压力和自主神经刺激引起的性唤起等情绪因素导致的，如蜜月鼻炎。

在吃热和辛辣的食物时会引发味觉性鼻漏，但真正的食物过敏不会只引发单一的鼻炎症状，食物中的着色剂和防腐剂也可能引发超敏反应。

一般用特发性鼻炎一词来代替血管运动性鼻炎。血管运动性鼻炎是非变应性鼻炎伴嗜酸粒细胞增多综合征的一个亚组，它被认为是由自主神经供应和肽能神经元机制失衡所致，血管充血导致鼻腔阻塞。这些患者表现为对非特异性刺激的鼻腔过度反应，如强烈的气味、刺激物（如废气或环境温度）。冷空气等非免疫刺激可使肥大细胞脱颗粒并释放介质，同时可能引发症状。

萎缩性鼻炎的特点是鼻甲骨和鼻黏膜的底层骨骼逐渐萎缩，大量恶臭的痂皮充满鼻腔。患者抱怨嗅觉减退、鼻塞和鼻子里持续有异味，通常可以在这些患者的鼻腔中发现克雷伯菌（表2.2.2 ~ 表2.2.5）。

表 2.2.2 鼻炎的鉴别诊断

- 鼻息肉
- 机械因素
  - 鼻中隔偏曲
  - 鼻甲骨肥大
  - 腺样体肥大
  - 异物
  - 鼻后孔闭锁
- 肿瘤
  - 良性肿瘤
  - 恶性肿瘤
- 肉芽肿
  - 韦格纳肉芽肿病
  - 结节病
  - 感染性肉芽肿
    - 麻风
    - 结核
    - 恶性中线破坏性肉芽肿
- 脑脊液漏

表 2.2.3 鼻炎诊断试验

- 皮肤点刺试验
- 特异性IgE检测
- 鼻涂片
- 鼻激发试验
  - 组胺/醋甲胆碱
  - 过敏原
- 鼻测压法
- 声学鼻测量
- CT、MRI
- 活体组织检查、电子显微镜检查
- 发汗试验

表 2.2.4 可诱发鼻炎的药物

续表

- 抗高血压药
  - 利血平
  - 胍乙啶
  - 酚妥拉明
  - 甲基多巴
  - 血管紧张素转化酶抑制剂
  - α肾上腺素受体拮抗剂
- 局部眼用β受体阻滞剂
- 氯丙嗪
- 阿司匹林
- 非甾体抗炎药
- 口服避孕药
- 局部减充血剂（可卡因药物性鼻炎和滴鼻剂或喷雾剂）

表 2.2.5 非感染性鼻炎的诊断特点

	季节性	常年性	常年非变应性
一年中的发病时间	季节性的	常年的	常年的
发病年龄	10 ~ 20岁	10 ~ 20岁	成年期
突出症状	流涕、打喷嚏、瘙痒	流涕、打喷嚏、瘙痒	鼻漏、堵塞
眼部症状	常见	不常见	不存在
鼻细胞学	嗜酸性粒细胞	嗜酸性粒细胞	嗜酸性粒细胞/中性粒细胞
过敏原	花粉	尘螨、霉菌、动物	阴性
息肉	不常见	不常见	较常见

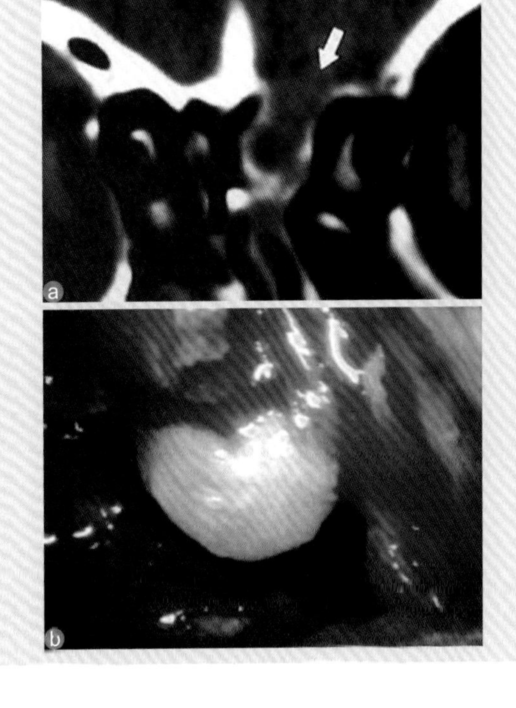

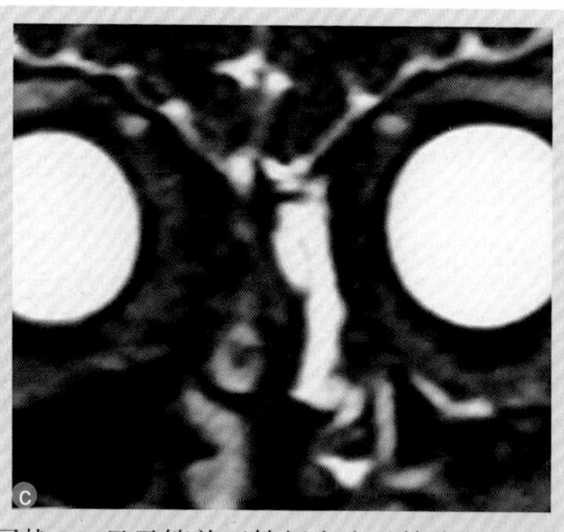

a. 冠状 CT 显示筛前区筛板突出（箭头）；b. 突出组织；c.MRI 脑池造影可见脑脊液漏

图 2.2.8　脑脊液鼻漏

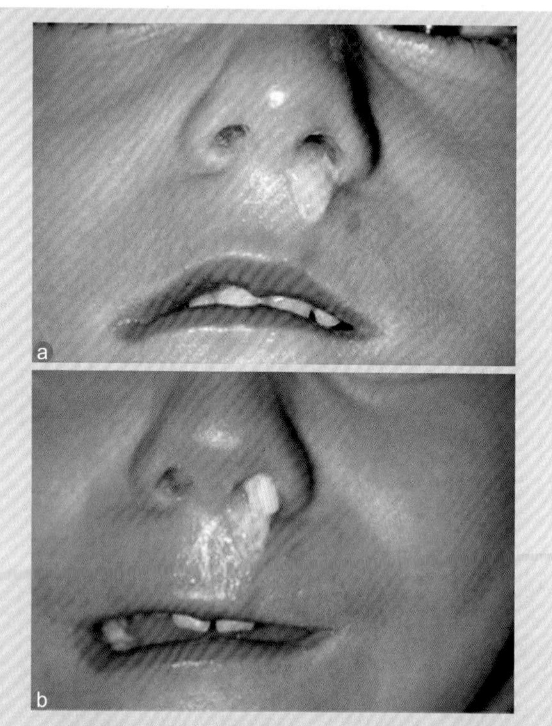

a. 左侧脓性鼻涕；患者有 1 个月的鼻腔恶臭病史。b. 在取出鼻涕时，可以看到左鼻孔有异物。一般来说，幼儿会将异物塞入其鼻腔，儿童出现单侧鼻腔分泌物应考虑异物。如果异物存在的时间较长，患者可以闻到恶臭。为了取出异物，应将患儿固定起来。四肢可以用亚麻布包裹，头部保持不动。可以使用带有钝头的弧形器械或环形耳刮刀来清除异物。其钝的弯曲端穿过异物后面，然后取出异物。在某些情况下可以进行全身麻醉，因为试图取出异物可能会把异物推到鼻咽部，存在吸入异物的危险

图 2.2.9　鼻腔异物

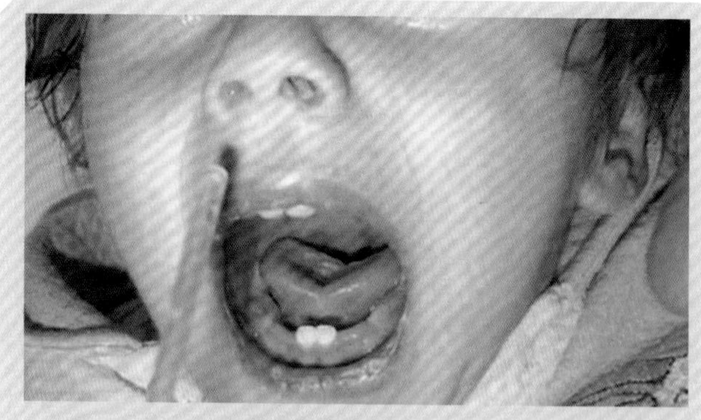

图 2.2.10　左侧鼻道内有橡胶异物，在取出异物的过程中应让患儿保持不动

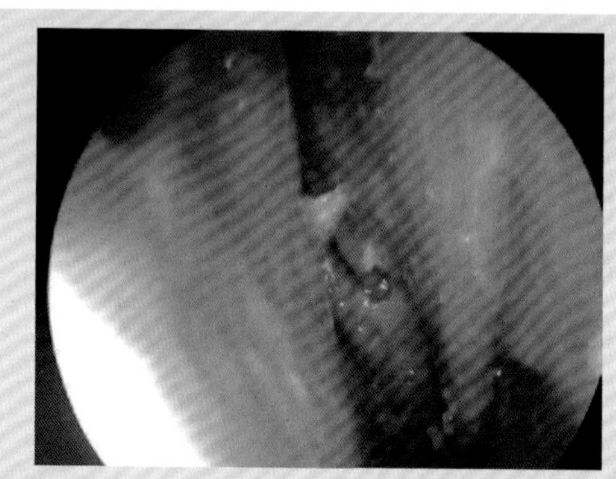

鼻黏膜和鼻甲萎缩，鼻腔内充满黄绿色的大量恶臭痂。

图 2.2.11　萎缩性鼻炎

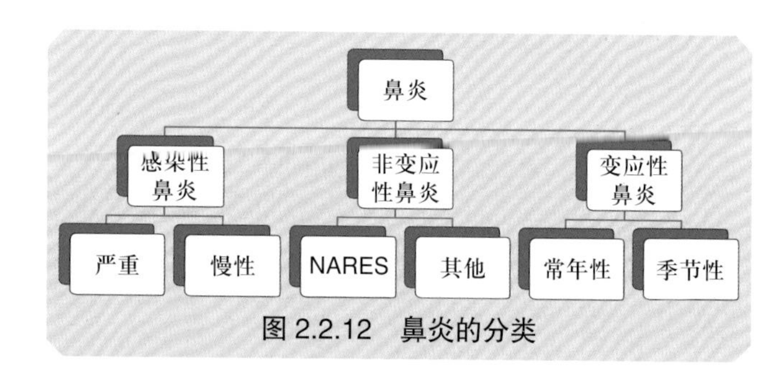

图 2.2.12　鼻炎的分类

（王　为　陈鹏飞　译）

2.3　变应性鼻炎

过敏是人体对通常无害的物质产生的一种异常和有损伤的免疫反应。在一般情况下，过敏原蛋白不会激发非特应性个体的任何反应。

那么，什么是特应性？

特应性是对某些物质产生IgE抗体的遗传易感性。

特应性和过敏有什么区别？

特应性只是对某些物质具有产生IgE抗体的遗传易感性，而过敏是刺激免疫细胞产生IgE抗体。尽管25%～30%的人具有特应性体质，但并非都会患过敏性疾病。环境因素在过敏性疾病的发生中起很重要的作用。

2.3.1 过敏反应

过敏原通过气道、胃肠道或皮肤进入体内。在特应性患者中，过敏原被免疫系统识别为异物，从而刺激B细胞产生特异性IgE抗体。IgE抗体结合于肥大细胞表面。再次接触过敏原后，过敏原与2个IgE抗体结合而发生“桥接”，促使肥大细胞脱颗粒，肥大细胞释放组胺和其他细胞因子，引起过敏反应。

2.3.2 早期反应

早期反应开始于肥大细胞上的IgE抗体“桥接”。肥大细胞释放炎症介质，如组胺、前列腺素、白三烯、血小板活化因子和缓激肽等。这些炎症介质导致血管扩张和渗透性增加，并募集炎症细胞到组织中，引发炎症反应。早期反应的特点是打喷嚏、流鼻涕、支气管收缩和支气管反应性增加等。

2.3.3 迟发反应

肥大细胞释放的介质募集炎症细胞，如嗜酸性粒细胞、淋巴细胞、中性粒细胞和单核细胞等，进入组织引发炎症反应。因此，迟发反应是细胞介导的反应，其特点是持续黏涕、鼻黏膜水肿和支气管高反应性（表2.3.1、表2.3.2）。

表 2.3.1 花粉规避

花粉季避免去野餐
户外戴太阳镜
傍晚待在室内[a]
傍晚关上窗户[a]
驾车时关上车窗
必要时使用花粉滤器

[a] 花粉在白天随着气温上升而扬起，傍晚时随着空气冷却而沉降。所以，傍晚时花粉暴露是最高的。

表 2.3.2 尘螨规避[a]

室内
避免潮湿
避免温暖环境
充分通风
减轻过敏原负担
避免满铺地毯；推荐瓷砖地板上铺小地毯
清除尘螨聚集物，如填充毛绒动物玩具、布绒玩具、羊毛毯、旧床垫、绢花、装裱动物标本、开放式书架上的书、羽毛枕头或床上用品、软垫家具等
使用防尘螨的枕头套和床垫套
去除过敏原
推荐使用超滤或高效过滤真空吸尘器（每周至少2次）
每周使用1次湿布清洁
每周用高于60 ℃的水清洗衣物；推荐在阳光下晾晒

[a] 对过敏及其处置措施的全面了解是很重要的。仅部分执行这些措施可能不足以预防症状。例如，化学杀螨法可能无法根除过敏原，螨虫可能会存活数月，甚至数年。由于螨虫附着和存活在织物的深层孔隙中，需要进行深度真空清洁才能去除。

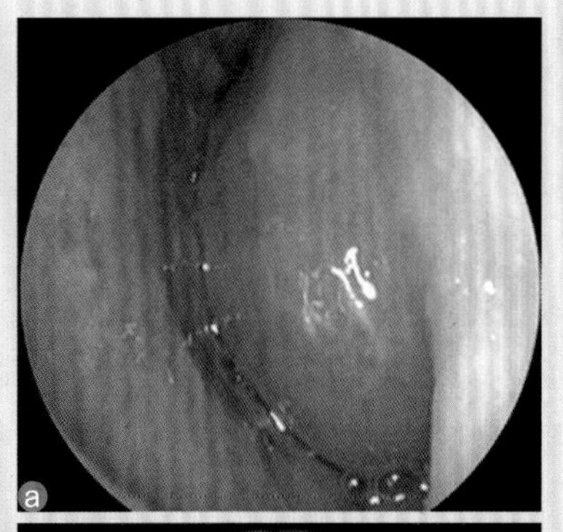

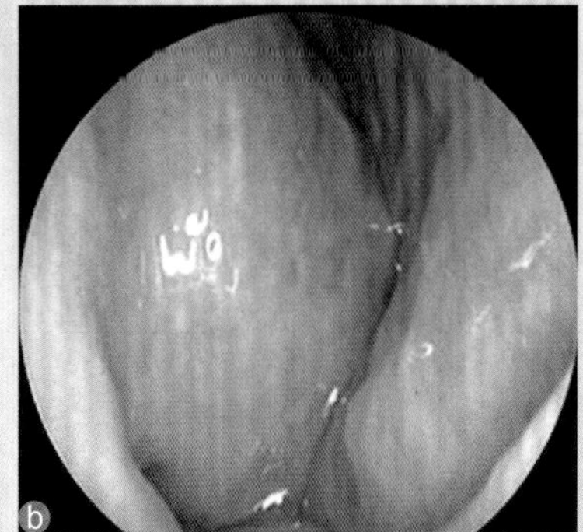

鼻甲苍白、发蓝、肿胀，双鼻腔均见水样浆液性分泌物

图 2.3.1 变应性鼻炎

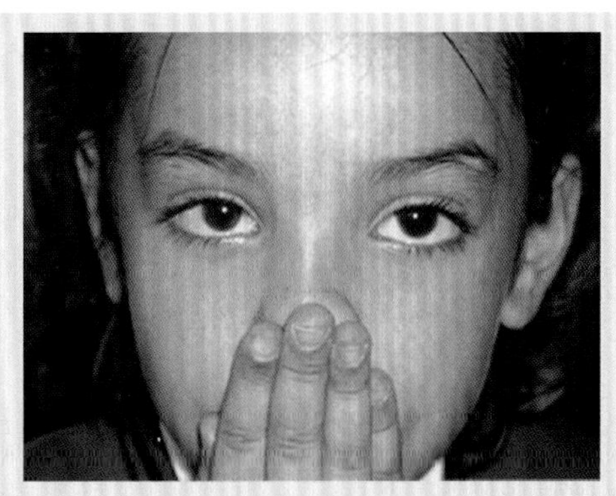

图 2.3.2 “过敏性敬礼”是儿童变应性鼻炎常见症状

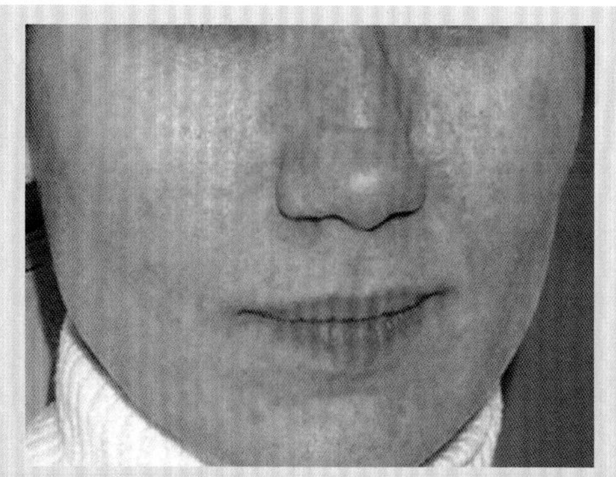

图 2.3.3　鼻尖上折痕。长期“变应性敬礼”导致鼻尖上区的横线

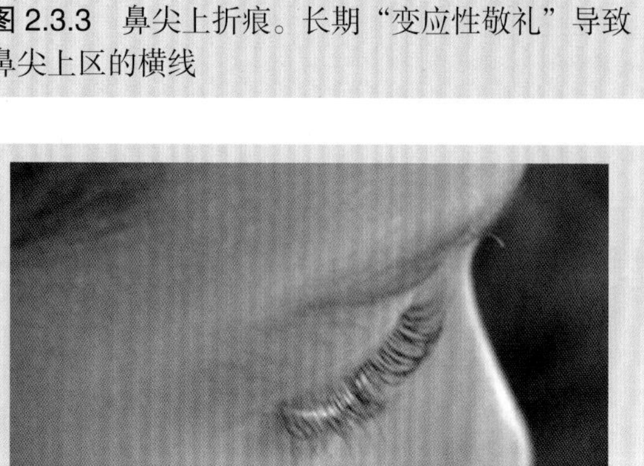

图 2.3.4　过敏儿童长而丝滑的睫毛

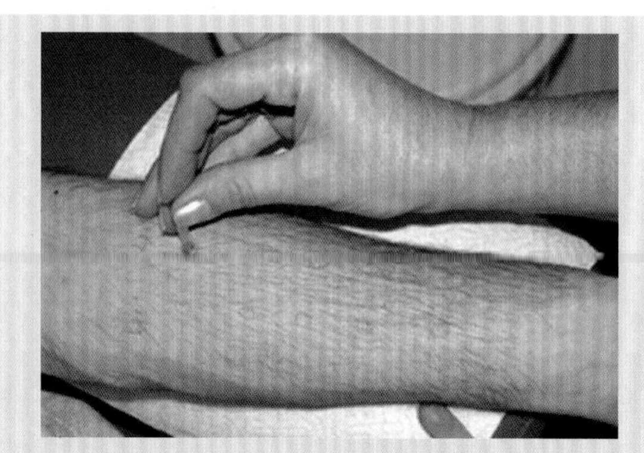

图 2.3.5　皮肤点刺试验

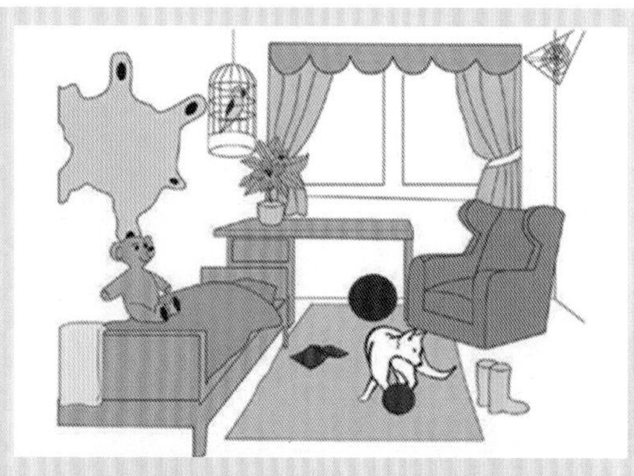

图 2.3.6　过敏儿童房间不应该摆放绒布装饰品、地毯、长毛玩具等物品

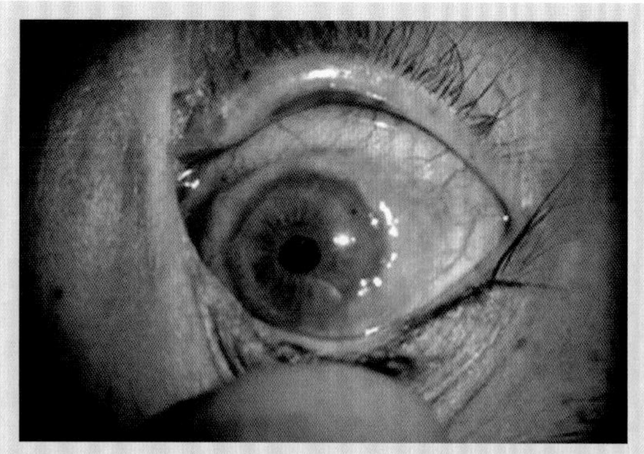

图 2.3.7　过敏性结膜炎，结膜红斑和水肿、溢泪，可见角膜缘隆起

（由 Kıratlı 供图）

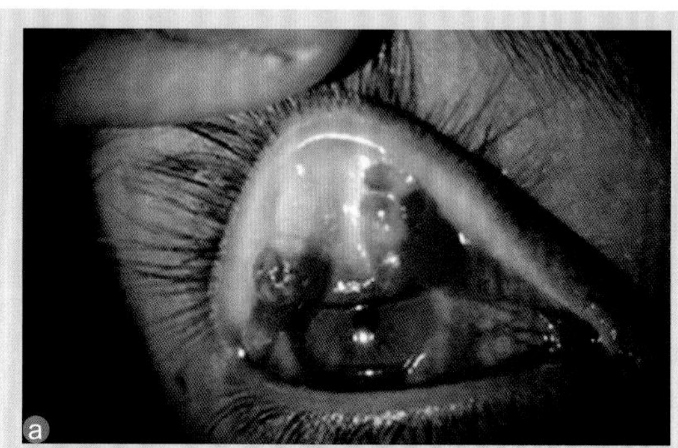

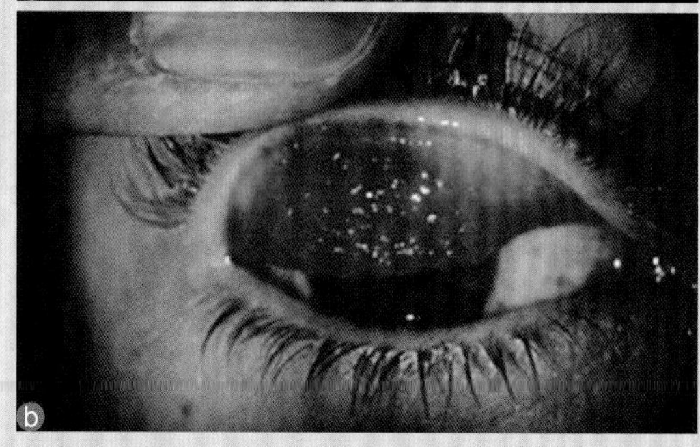

球结膜对黏附于镜片表面的过敏原过敏。由于持续刺激，上睑结膜形成巨大乳头，不累及角膜。停止使用镜片并使用一些抗过敏眼药水（如色甘酸钠）有助于缓解症状

图 2.3.8　巨乳头性结膜炎，常见于使用隐形眼镜的患者

（由 Kıratlı 供图）

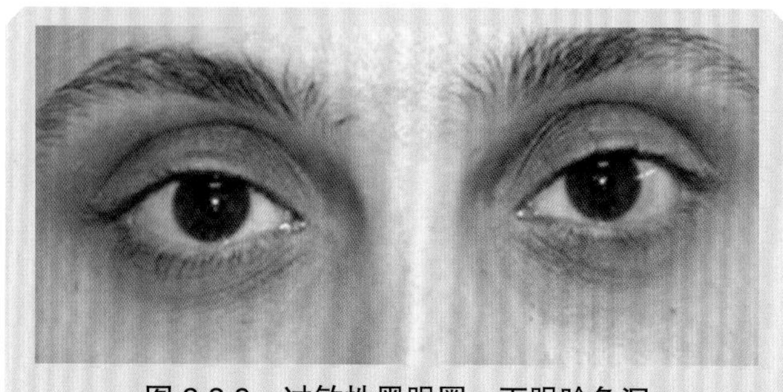

图 2.3.9　过敏性黑眼圈，下眼睑色深

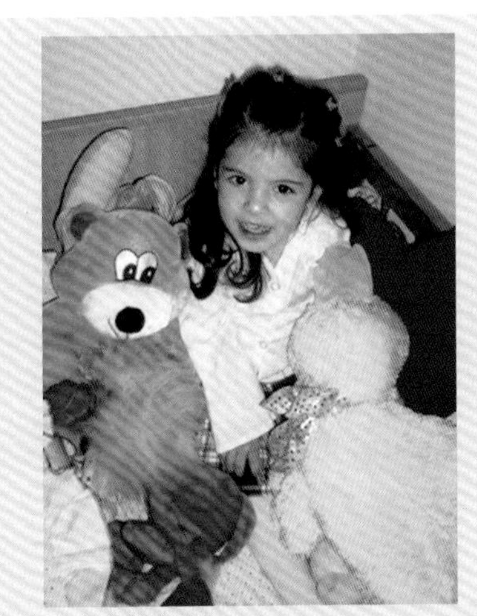

图 2.3.10 填充毛绒动物玩具是主要的尘螨聚集物，不应该摆放在过敏儿童房间

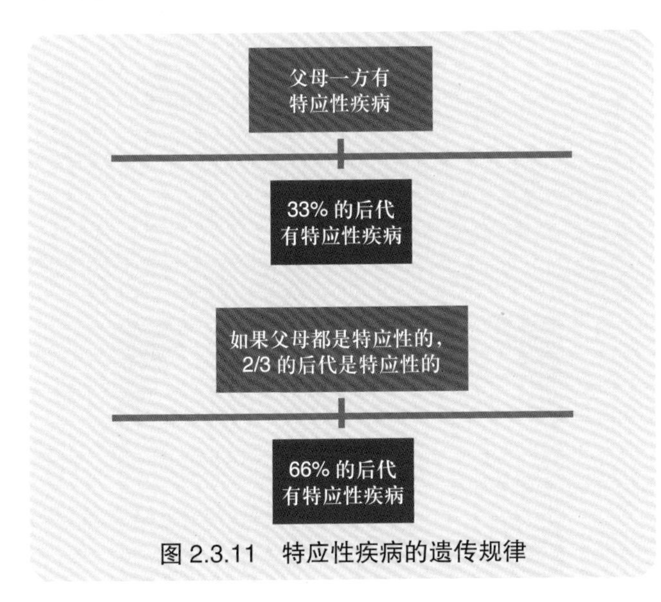

图 2.3.11 特应性疾病的遗传规律

（李 隽 余滋中 译）

2.4 鼻前庭炎、鼻疖和鼻毛霉菌病

鼻前庭炎是鼻前庭皮肤的弥漫性炎症，常继发于鼻腔分泌物刺激、反复挖鼻或者病毒感染（如单纯疱疹病毒、带状疱疹病毒）。鼻腔分泌物刺激可导致儿童鼻前庭炎。鼻疖发生于鼻前庭毛囊、鼻翼毛囊或鼻尖部毛囊，由金黄色葡萄球菌感染所致。挖鼻是鼻疖的最常见原因。如有必要，可使用局部和全身抗生素抗感染治疗。应告知患者不要从该区域挤出脓液。由于该区域的静脉是无瓣膜的，并且直接连接海绵窦，因此存在通过这些面部静脉将感染传播到海绵窦的风险。鼻前庭湿疹的症状与鼻前庭炎相似。激素类软膏可治疗鼻前庭湿疹。慢性鼻前庭炎需要与基底细胞癌或鳞状细胞癌等肿瘤性疾病相鉴别。

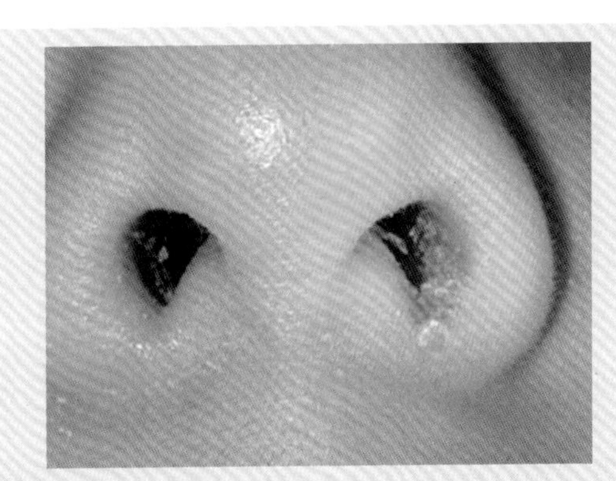

图 2.4.1 左侧鼻前庭炎。左侧鼻前庭皮肤轻度红肿及脱皮

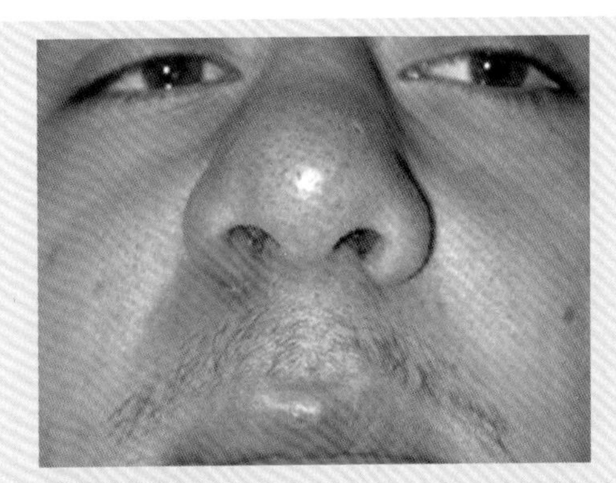

图 2.4.2 鼻前庭炎如果不治疗，感染会扩散到上唇，右侧上唇充血肿胀

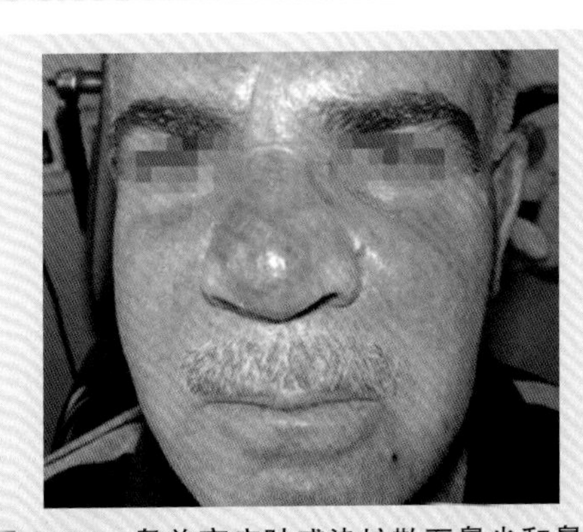

图 2.4.3 鼻前庭疖肿感染扩散至鼻尖和鼻背

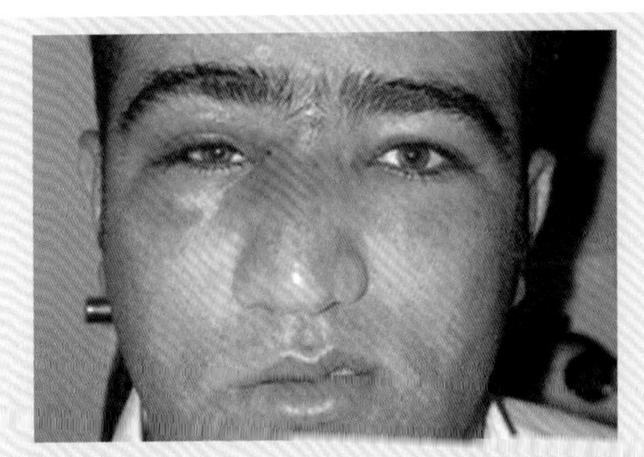

图 2.4.4 鼻前庭炎感染扩散至鼻背及右眼眶周围

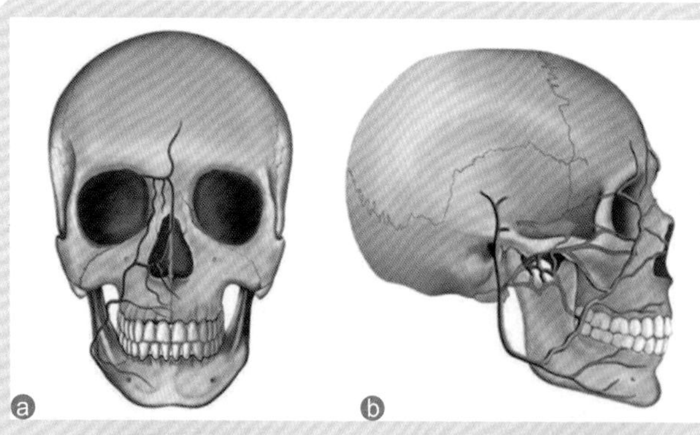

a. 正面视图；b. 侧面视图。由于该区域的静脉是无瓣的，直接连接海绵窦，因此存在通过这些面部静脉将感染传播到海绵窦的潜在风险。鼻部的这个区域被称为危险三角区，应避免挤压该区域的疖肿

图 2.4.5 鼻部静脉引流

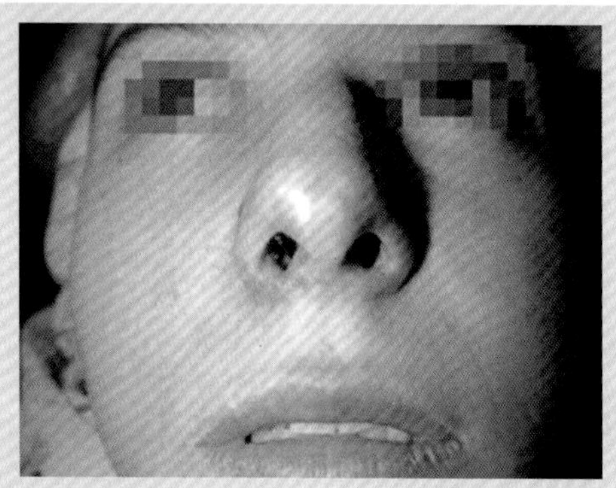

图 2.4.6 变应性鼻炎患者经常流鼻涕和反复擦鼻子导致鼻前庭炎

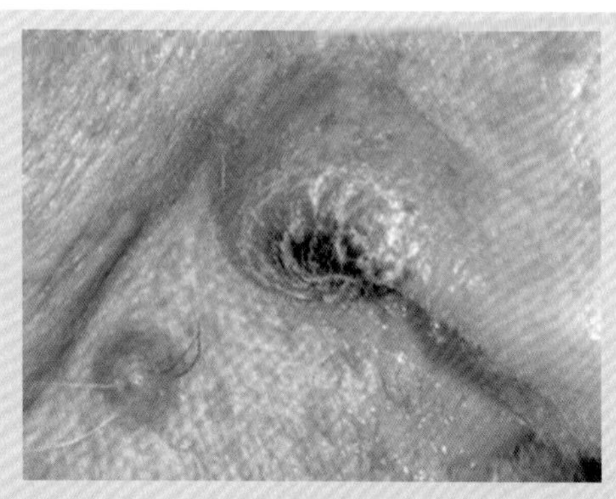

图 2.4.7 位于右侧鼻翼缘的基底细胞癌，右侧鼻翼周围轻度红肿。对慢性鼻前庭炎，应警惕基底细胞癌或鳞状细胞癌等肿瘤性疾病

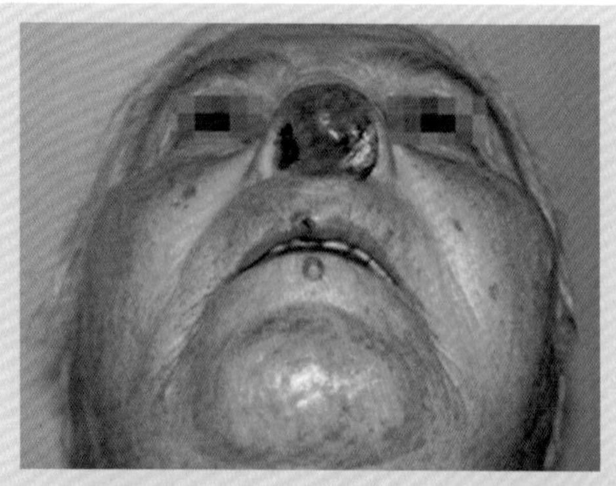

图 2.4.8 鼻小柱和鼻尖红肿，类似于鳞状细胞癌侵袭引起的鼻前庭炎。左侧鼻腔的肿瘤性病变

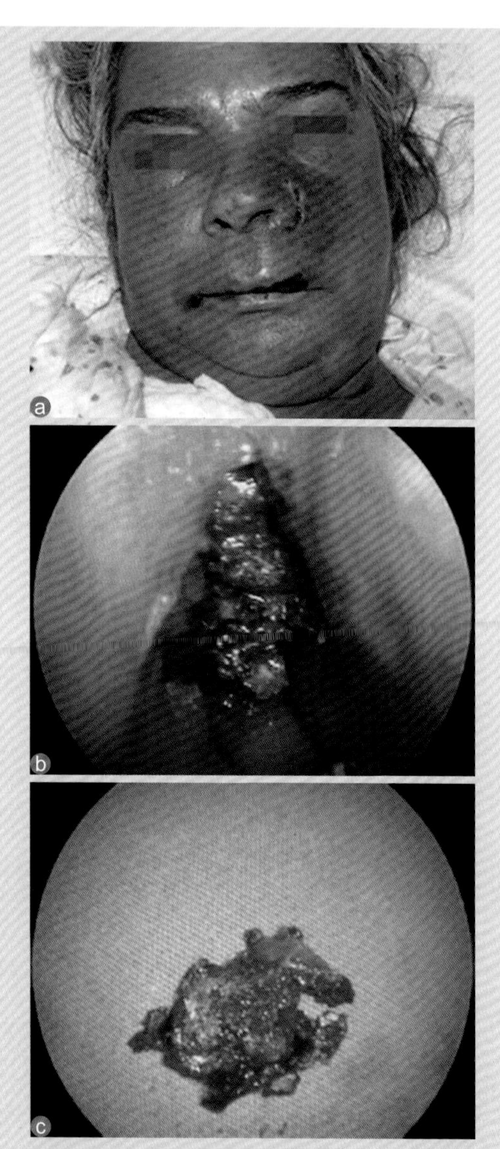

毛霉菌病可累及身体的不同部位，最常见的死亡类型是鼻脑型。a. 鼻翼部及唇部感染表现；b. 鼻腔黏膜黑色坏死病灶；c. 清除的坏死组织团块

图 2.4.9 糖尿病患者毛霉菌病

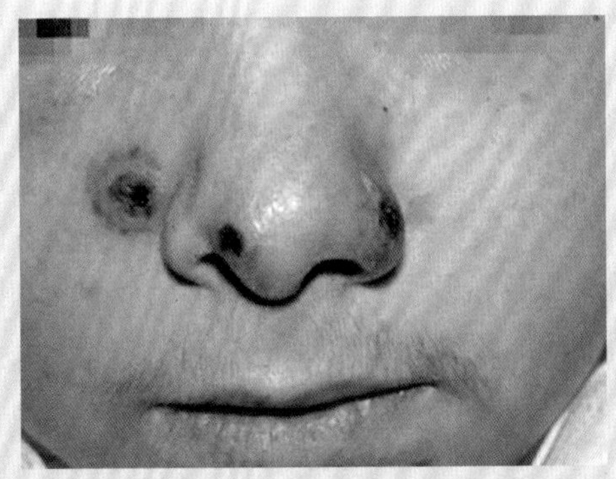

病变为较大的斑块，与周围组织边界清楚，中央坏死破溃，有黑色焦痂形成

图 2.4.10　白血病患儿毛霉菌病

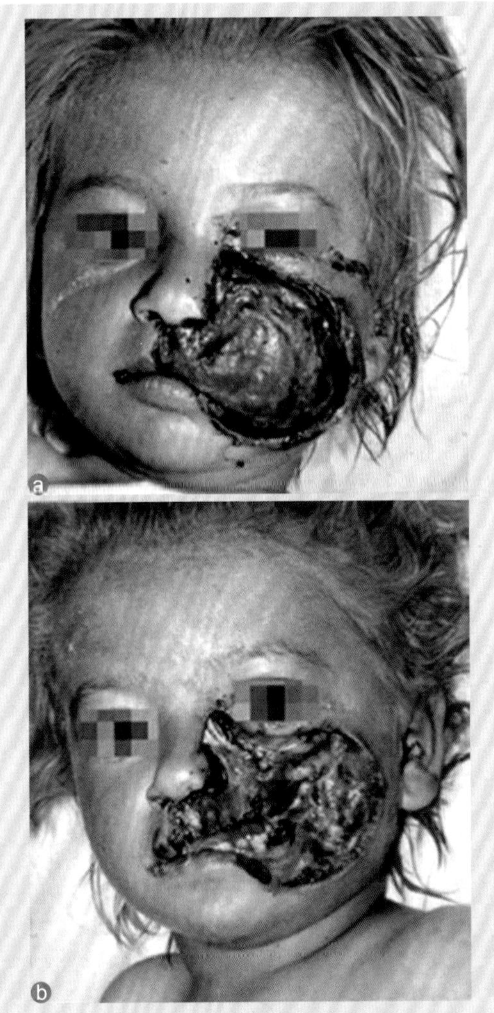

组织坏死从鼻部延伸到眼眶和面部，局部处理需要对坏死组织进行广泛清创，并保留正常组织切缘

图 2.4.11　免疫功能低下儿童的毛霉菌病

（经 TESAV 许可使用）

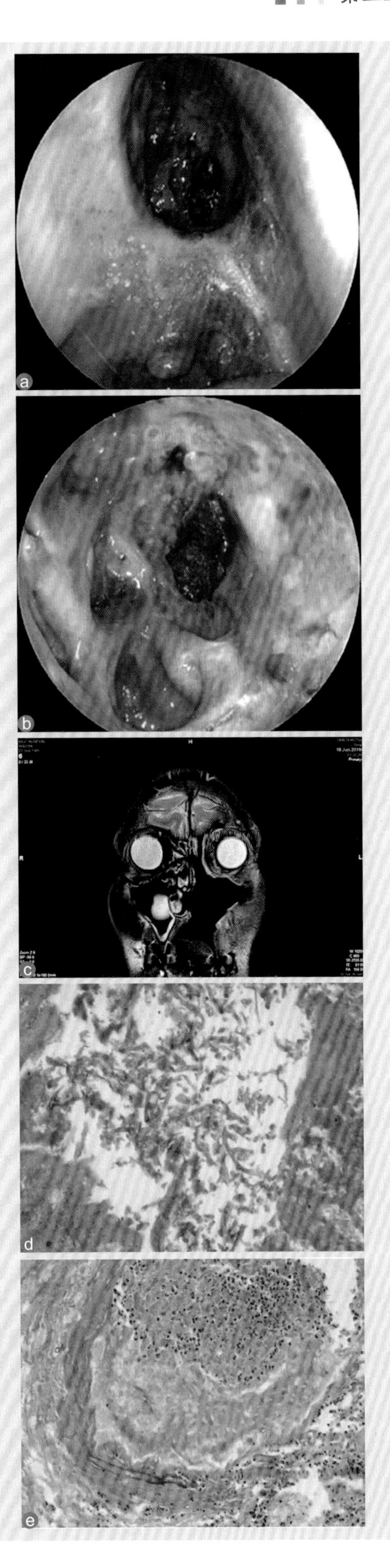

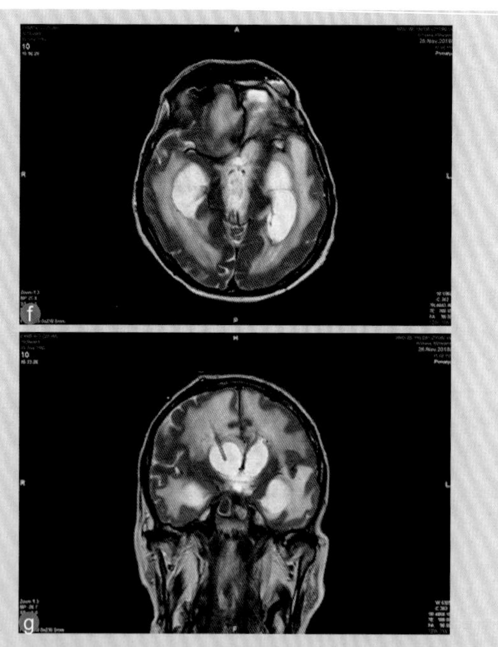

a. 左侧坏死硬腭切除后，可见鼻咽顶部；b. 鼻咽顶部坏死组织切除，并用筋膜修复；c. 头部冠状面 MRI，左侧硬腭、鼻中隔和筛窦切除术术后可见咽鼓管和咽隐窝下方；d. 病理检查毛霉菌菌丝粗大、壁厚、不分隔、分支较少而不规则，常呈钝角或直角分支；e. 动脉壁内未分离的毛霉菌菌丝；f、g. 头部轴位和冠状位 MRI，患者因弥漫性脑部感染而死亡

图 2.4.12 糖尿病患者毛霉菌病

（张 杨 张志敏 译）

2.5 鼻窦炎

根据疾病的持续时间，鼻窦炎被分为两类：急性和慢性。

急性鼻窦炎（acute rhinosinusitis，ARS）是指出现突发性的症状，持续时间不超过12周（如果反复发作，则两次发作之间必须有无症状期或完全缓解期）。ARS可以在一个确定时间段内发生一次或一次以上。通常以发作次数/年来记录，但在两次发作之间必须完全消除症状，才能构成复发性ARS。

慢性鼻窦炎（chronic rhinosinusitis，CRS）被定义为持续12 周以上而症状未完全缓解的疾病。CRS也可能会出现病情加重。

上颌窦出现息肉样变性时值得特别注意。如果息肉位于窦底，应怀疑有牙科疾病。如果息肉位于窦顶，则应排除老年患者的癌变。任何骨质侵蚀的证据都增加了癌变的可能性。对于40 岁以上的患者，应始终牢记有癌变的可能性，必要时应进行窦内探查（表2.5.1 ~ 表2.5.4，图2.5.1）。

表 2.5.1 为什么窦口鼻道复合体在鼻窦炎中如此重要

这是最常见的病变部位
前鼻镜检查很难清晰观察
传统的X线检查无法定位
它是一个非常狭窄的区域，轻微的肿胀会引起阻塞
症状轻微且不明显

表 2.5.2 鼻窦抽吸和冲洗指征

临床常规治疗无效果
免疫功能不全的患者
严重的面部疼痛症状
即将发生或正在出现的并发症（眶内或颅内）

表 2.5.3 鼻窦炎：宿主因素

鼻中隔畸形：抑制鼻窦向中鼻道的引流
臼齿脓肿：导致单侧上颌窦炎
免疫功能低下的患者：白血病、化疗、糖尿病、艾滋病
阿司匹林过敏
鼻内异物

表 2.5.4 应转诊给耳鼻喉科医生的患者

所有额窦或蝶窦对药物治疗无反应
所有免疫功能低下的患者
所有鼻窦炎并发症的患者
慢性鼻窦炎对常规治疗无反应
儿童慢性鼻窦炎（考虑腺样体切除术）

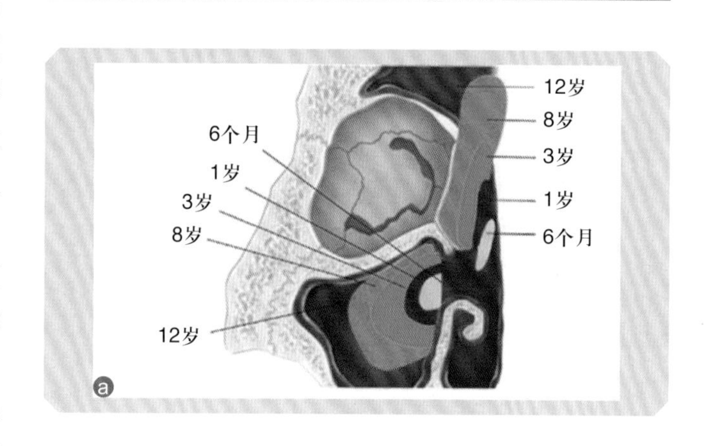

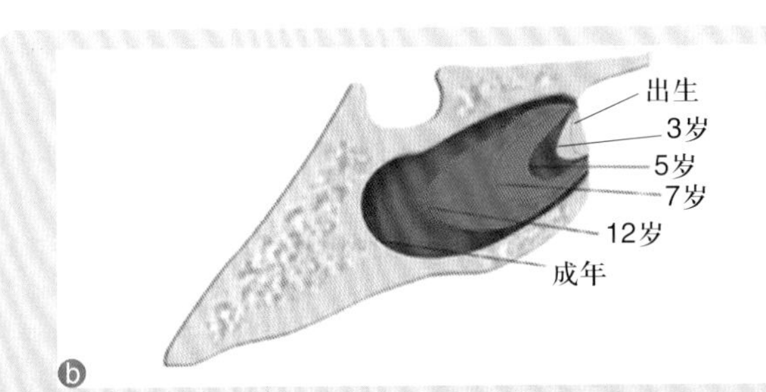

a. 上颌窦；b. 蝶窦。筛窦和上颌窦在出生时就存在。蝶窦是以小的内陷形式出现，并在后来逐渐发育。额窦从前组筛窦细胞发育而来，从眶下位置移至眶上位置，在 7 岁时开始发育。黄色，6 个月；红色，1 岁；绿色，3 岁

图 2.5.1 筛窦、额窦、上颌窦和蝶窦的发育解剖图

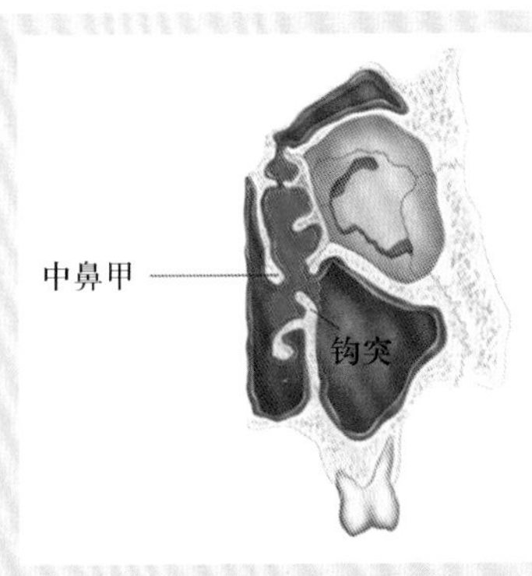

图2.5.2 窦口鼻道复合体（ostiomeatal complex，OMC）（蓝色）。额窦、上颌窦和前组筛窦都引流至OMC。这是一个狭窄的区域。任何水肿都可能引起黏膜表面的接触，这可能导致黏膜纤毛活动受损

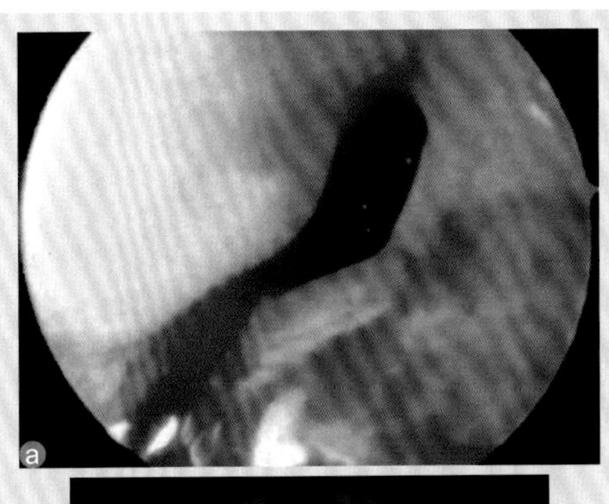

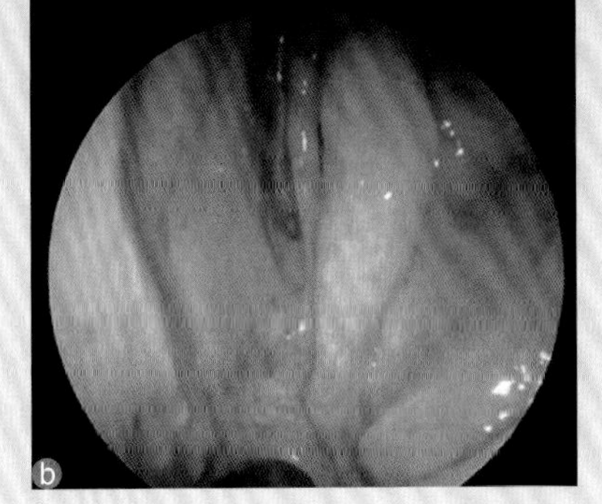

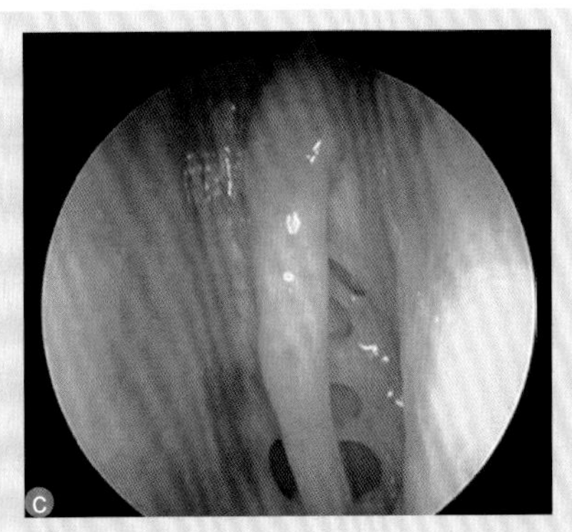

图 2.5.3 a. 鼻侧上颌窦口；b. 中鼻甲的上方和后方，可以看到上鼻甲和蝶窦口；c. 上鼻甲。上鼻甲的外侧面是后组筛窦，上鼻甲的内侧是蝶窦口

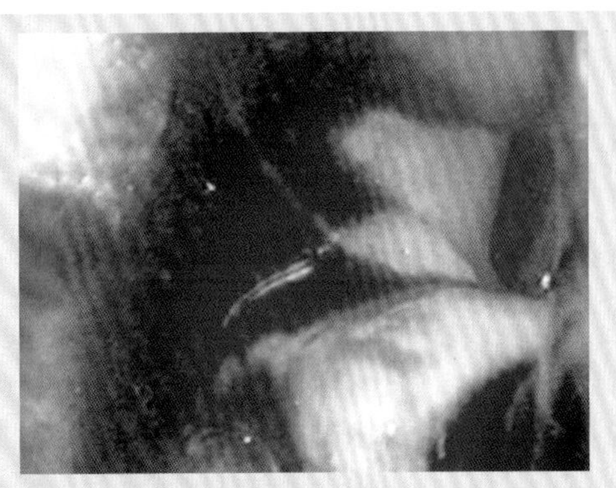

图 2.5.4 从上颌窦侧看上颌窦口，黏膜纤毛活动是朝向窦口的

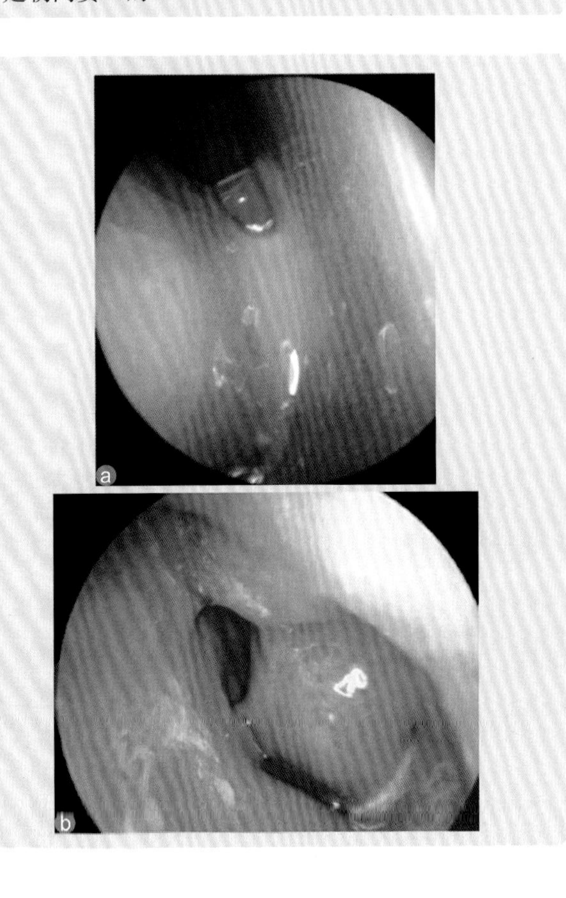

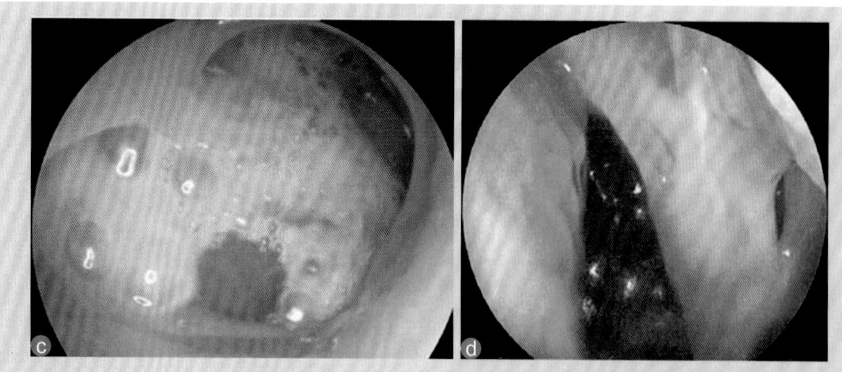

a. 普通感冒后的黏液性分泌物；b. 下鼻道的脓性分泌物；c. 后鼻孔的脓性分泌物；d. 变应性鼻炎分泌物：黏稠的黄绿色分泌物，一般为嗜酸性

图 2.5.5　鼻腔分泌物

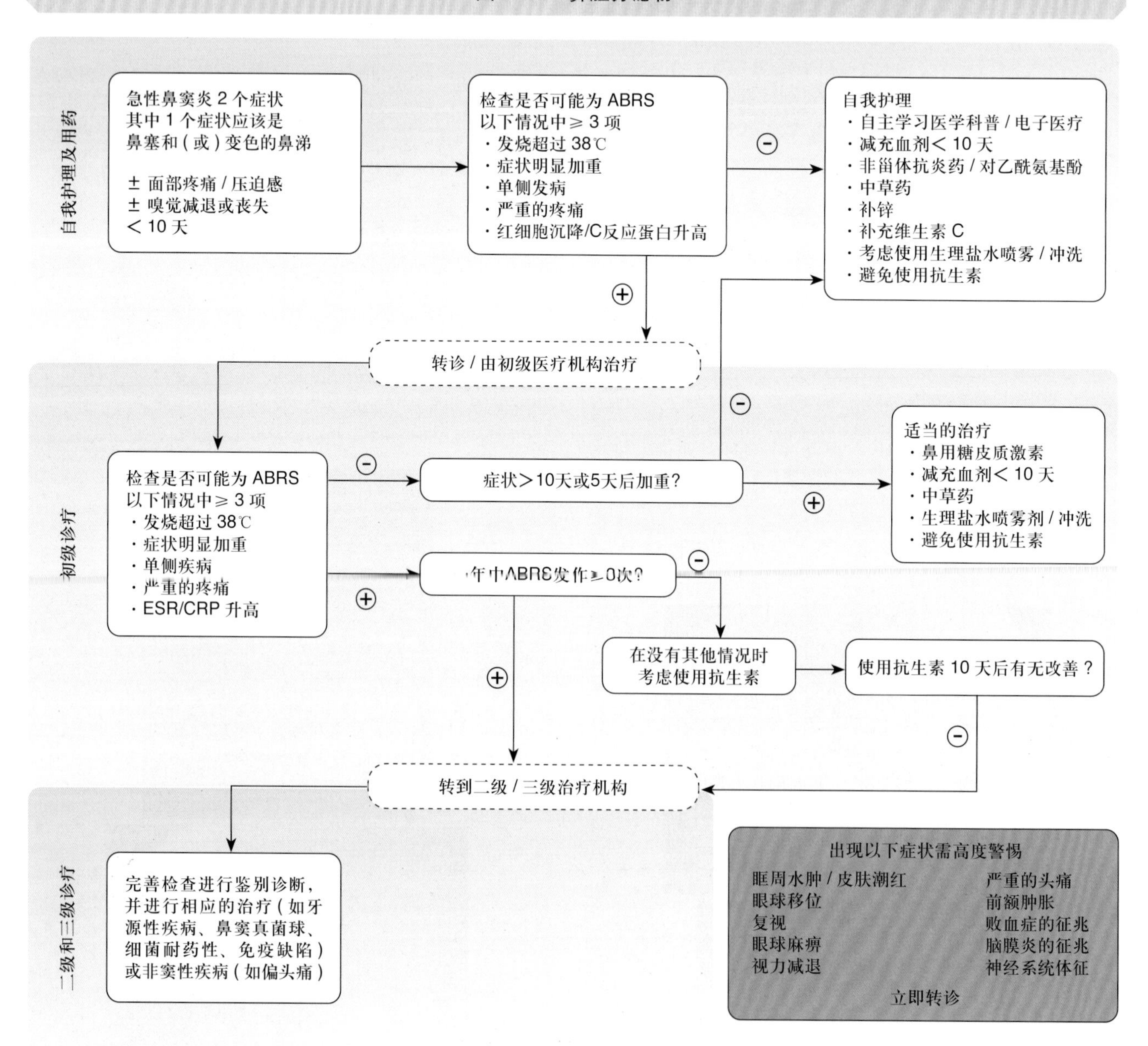

ABRS：急性细菌性鼻窦炎，INCS：鼻用糖皮质激素；参考《2020 版欧洲鼻炎和鼻息肉意见书》（EPOS 2020）

图 2.5.6　急性鼻窦炎的诊疗流程

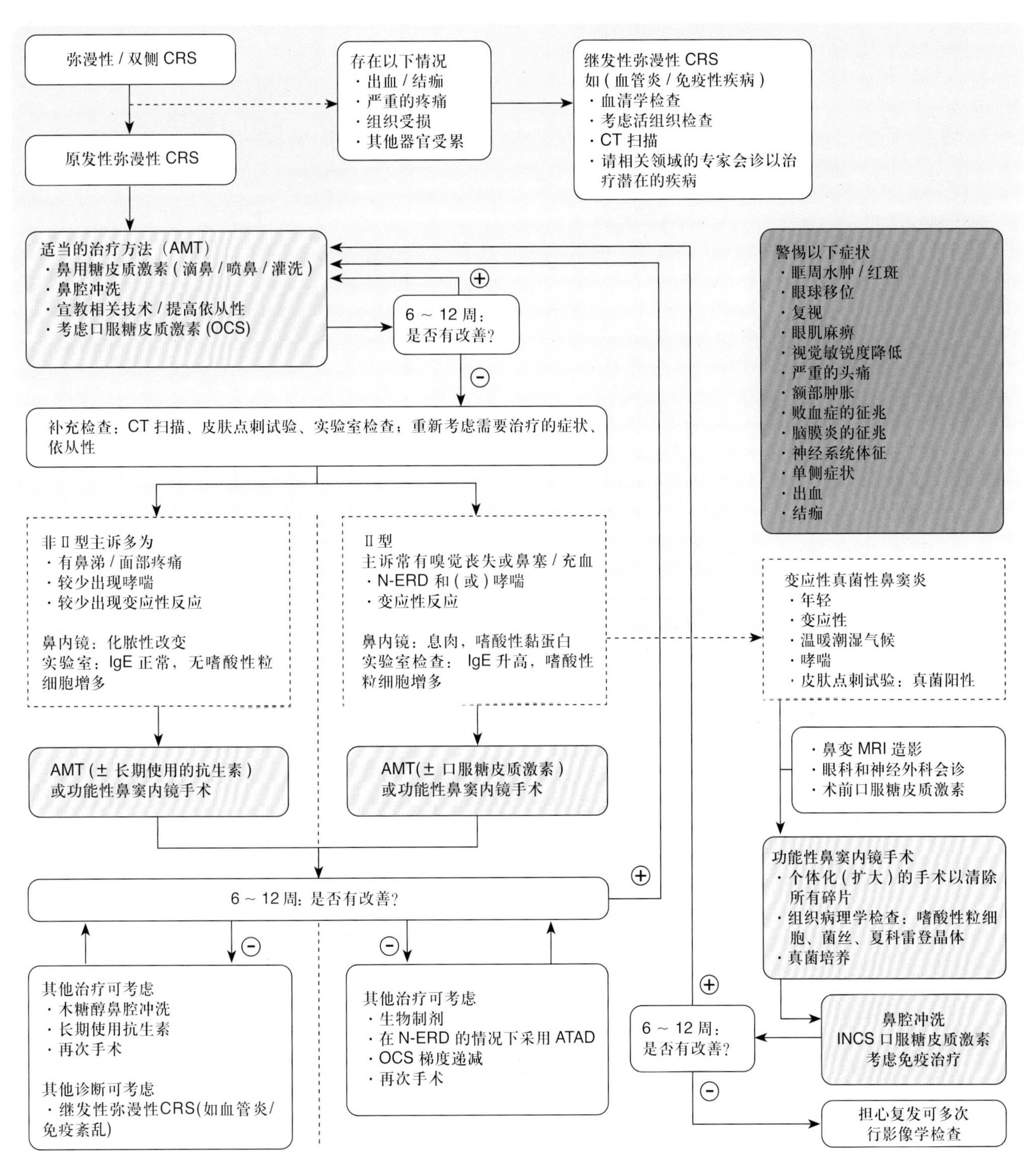

N-ERD：非甾体抗炎药加重呼吸道疾病；ATAD：脱敏后阿司匹林治疗；INCS：鼻用糖皮质激素；OTC：非处方药；参考《2020 版欧洲鼻窦炎和鼻息肉意见书》(EPOS 2020)。

图 2.5.7　慢性鼻窦炎的诊疗流程

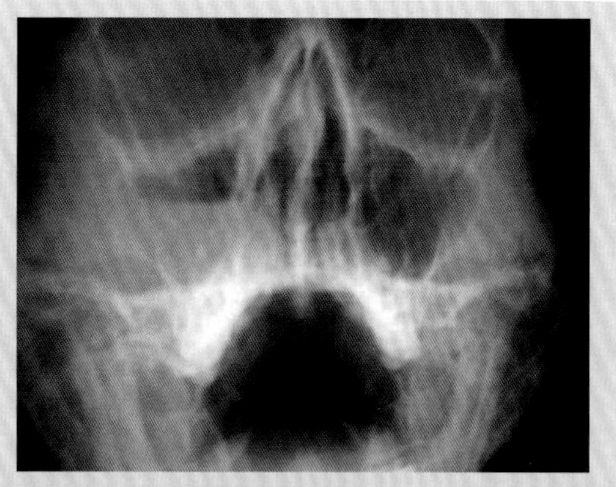

图 2.5.8 水平位显示右侧急性上颌窦炎，右侧上颌窦有气 - 液面

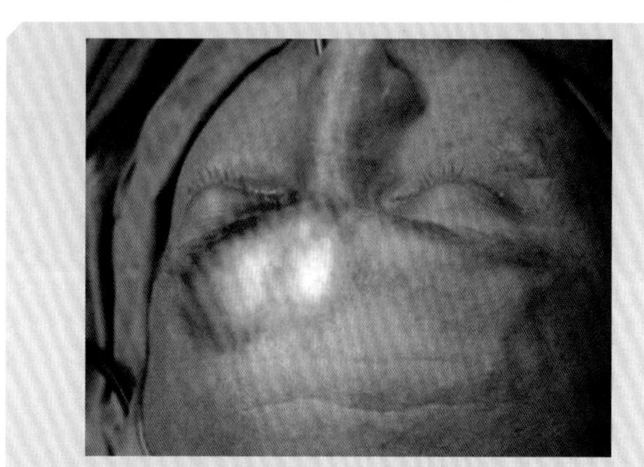

发生额窦炎时，额窦不能透光

图 2.5.9 额窦透光

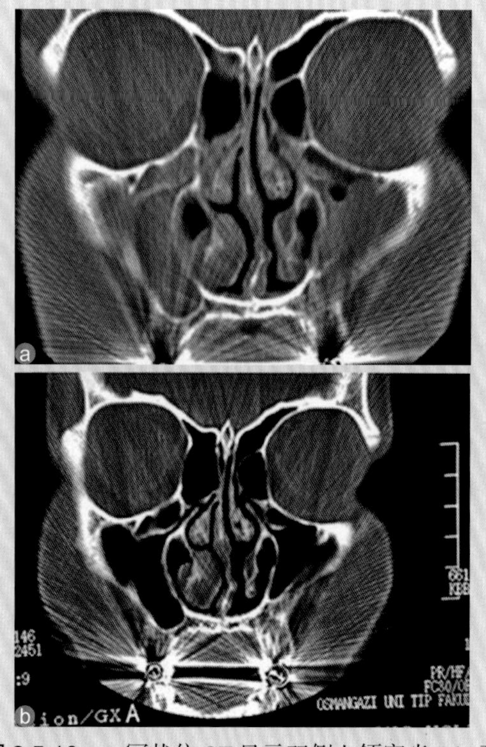

图 2.5.10 a. 冠状位 CT 显示双侧上颌窦炎；b. 开始治疗 15 天后，鼻窦恢复正常

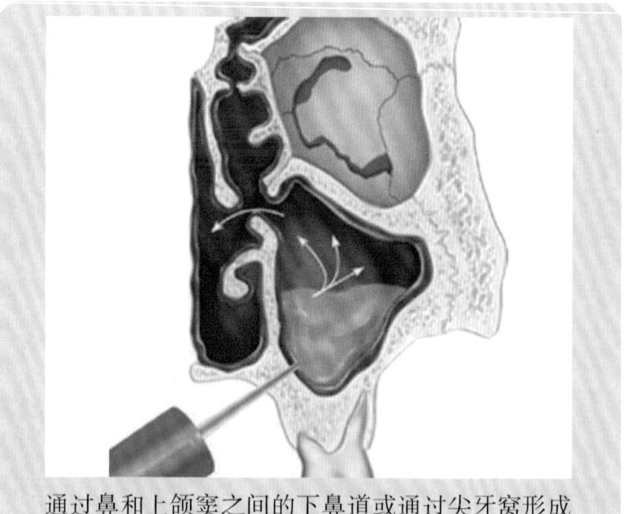

通过鼻和上颌窦之间的下鼻道或通过尖牙窝形成一个开口

图 2.5.11 上颌窦冲洗

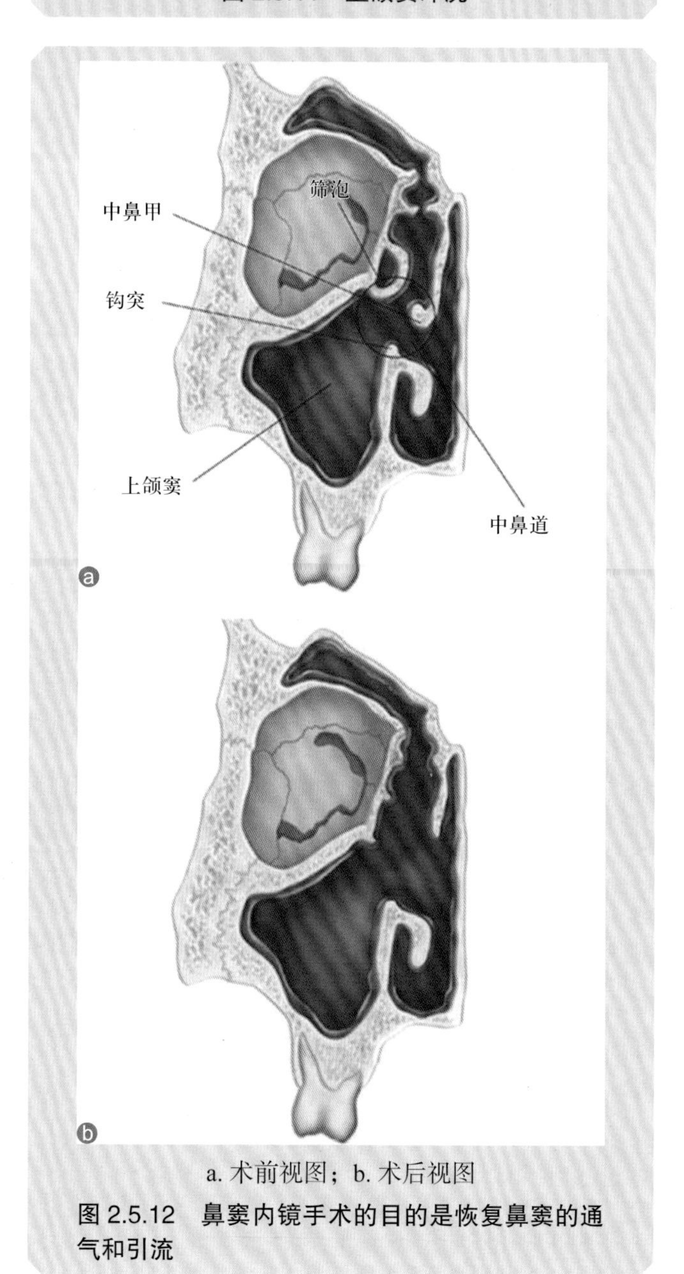

a. 术前视图；b. 术后视图

图 2.5.12 鼻窦内镜手术的目的是恢复鼻窦的通气和引流

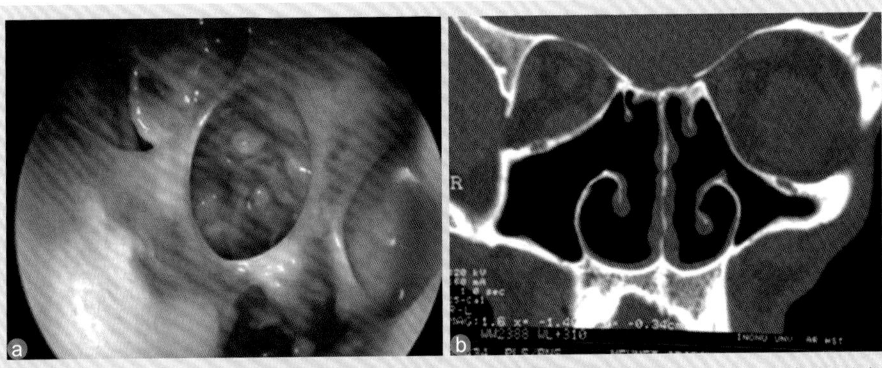

图 2.5.13 a. 内镜鼻窦手术术后黏膜上皮化和正常黏膜；b. 术后冠状面 CT 显示所有鼻窦干净，开口开放

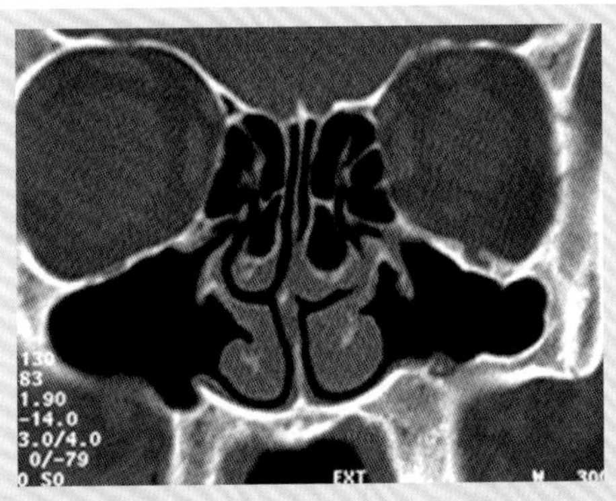

图 2.5.14 冠状位鼻旁窦 CT 显示双侧上颌窦根治术开口于下鼻道两侧的鼻窦均开放

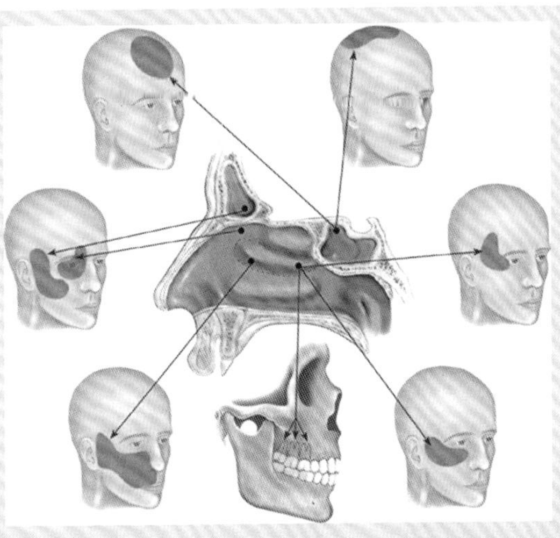

图 2.5.15 鼻腔的不同部位可能引起头部不同部位的疼痛

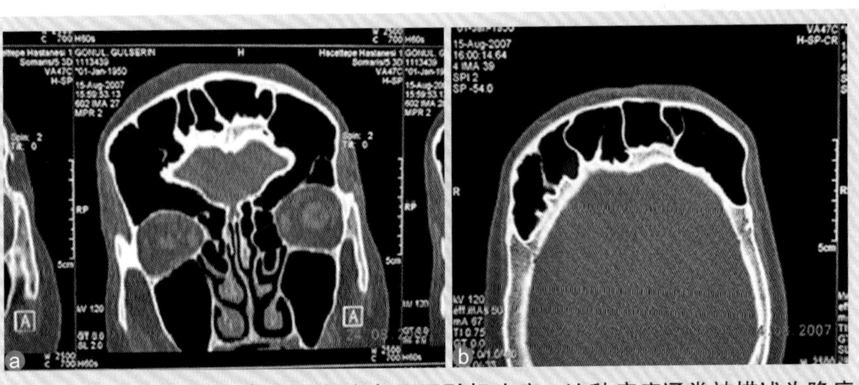

图 2.5.16 额窦过度充气可使额窦负压而引起头痛，这种疼痛通常被描述为隐痛

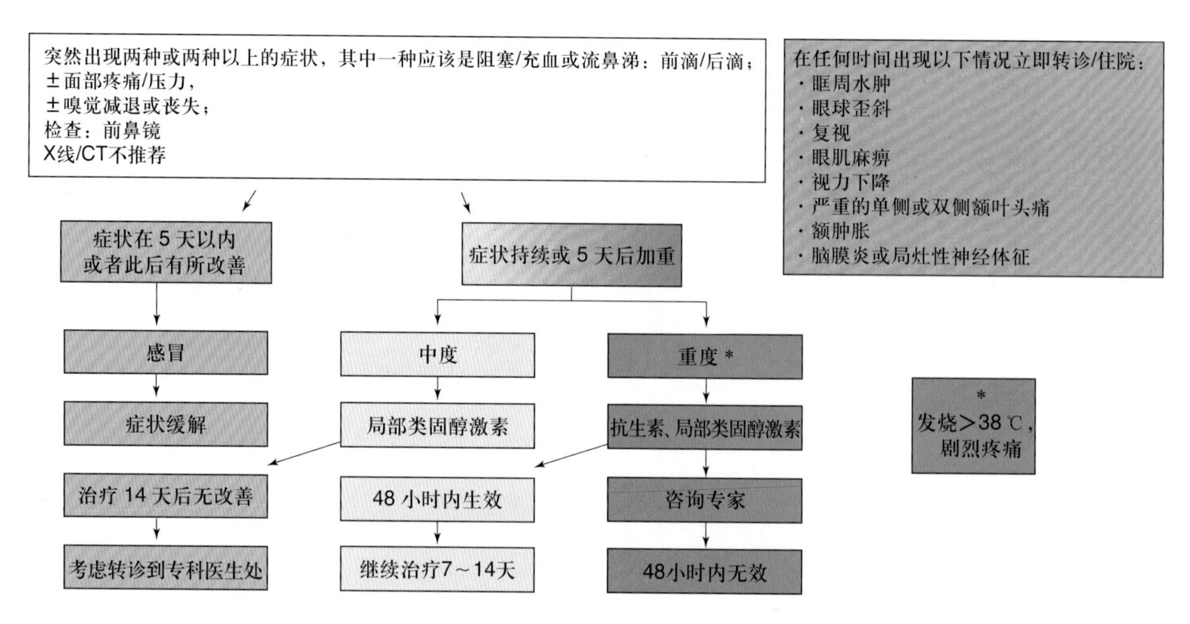

* 表示要重点关注

图 2.5.17　成年人急性鼻窦炎初级护理治疗方案（改编自《欧洲建议书：鼻窦炎和鼻息肉病》，2007 年第 20 期）

（李良波　黄　喜　译）

2.6　鼻窦炎并发症

虽然在使用抗生素后鼻窦炎并发症的发生率显著下降，但这些并发症仍可能危及生命。鼻窦炎的并发症可分为局部性、眶内性和颅内性。

最常见的局部并发症是额骨骨髓炎。额窦炎可引起额窦前部的骨髓炎，脓液可能聚集在骨质和骨膜之间，这种骨膜下脓肿被称为"波特头皮肿块"。由筛窦炎引起的眶内并发症非常常见，特别是儿童，由于筛骨纸板是裂开的，感染容易扩散到眼眶（表2.6.1～表2.6.4）。

表 2.6.1　鼻窦炎并发症

骨髓炎
额部（波特头皮肿块）
颅内并发症
硬膜外脓肿
硬膜下脓肿
海绵窦血栓性静脉炎
脑膜炎
脑脓肿
眶内并发症
炎症性水肿（眶周蜂窝织炎）
骨膜下脓肿
眶内蜂窝织炎
眶内脓肿
视神经炎（海绵窦血栓性静脉炎）

表 2.6.2　鼻窦炎感染的扩散途径[a]

骨炎（骨髓炎）
直接蔓延
先天性缝隙
既往头部创伤留下的骨折线
静脉延伸
鼻窦黏膜静脉与眶内静脉和硬脑膜静脉之间的逆行性血栓性静脉炎；板障静脉中的脓毒性栓子[b]

[a] 淋巴扩散与鼻窦感染的扩散无关。
[b] 在连接眼眶和鼻窦的静脉（Breschet 板障静脉）中没有瓣膜，这为感染的扩散创造了一个容易的途径。

表 2.6.3　鼻窦炎眶内并发症的类型

眶周蜂窝织炎	眶隔前感染
眶内蜂窝织炎	眶隔后感染
骨膜下脓肿	脓液聚集在眶周和筛骨纸板之间
眶内脓肿	脓液聚集在眶内
海绵窦血栓性静脉炎	感染扩散到海绵窦

表 2.6.4　眶内并发症，眼部活动能力与视力

并发症	眼外肌损伤	视力下降
炎性水肿	无	无
骨膜下脓肿	极少的，多发生于早期 脓肿较大时会明显限制眼球活动	无，脓肿较大时也极少发生
眶内蜂窝织炎	极少见	极少见
眶内脓肿	均有	重度
海绵窦血栓性静脉炎	均有，通常是双侧	重度，通常是双侧

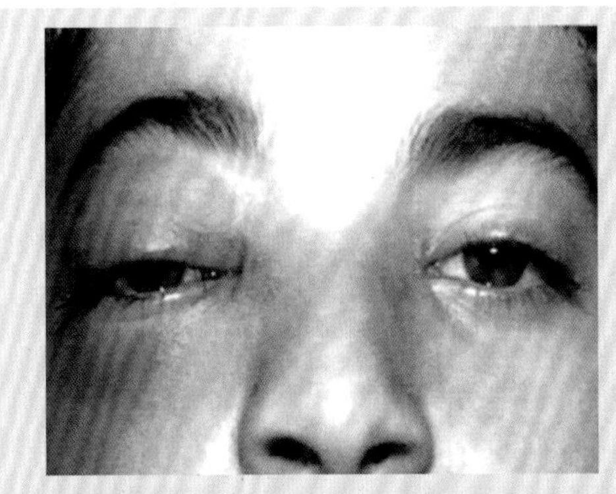

由于儿童的筛骨纸板有裂缝，因此在儿童中特别常见。有时当筛窦完全充血时，由于静脉引流受阻，可能会发生眶周肿胀。

图 2.6.1　右侧眶周蜂窝织炎

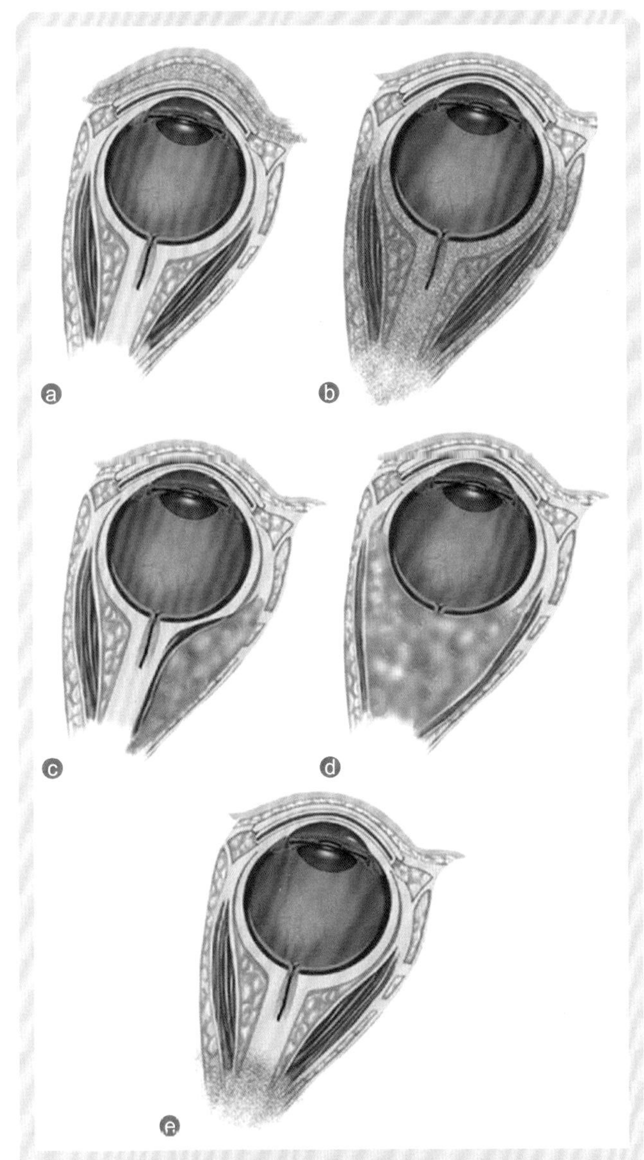

a. 眶周蜂窝织炎；b. 眶内蜂窝织炎；c. 骨膜下脓肿；d. 眶内脓肿，e. 海绵窦血栓性静脉炎

图 2.6.2　鼻窦炎眶内并发症示意

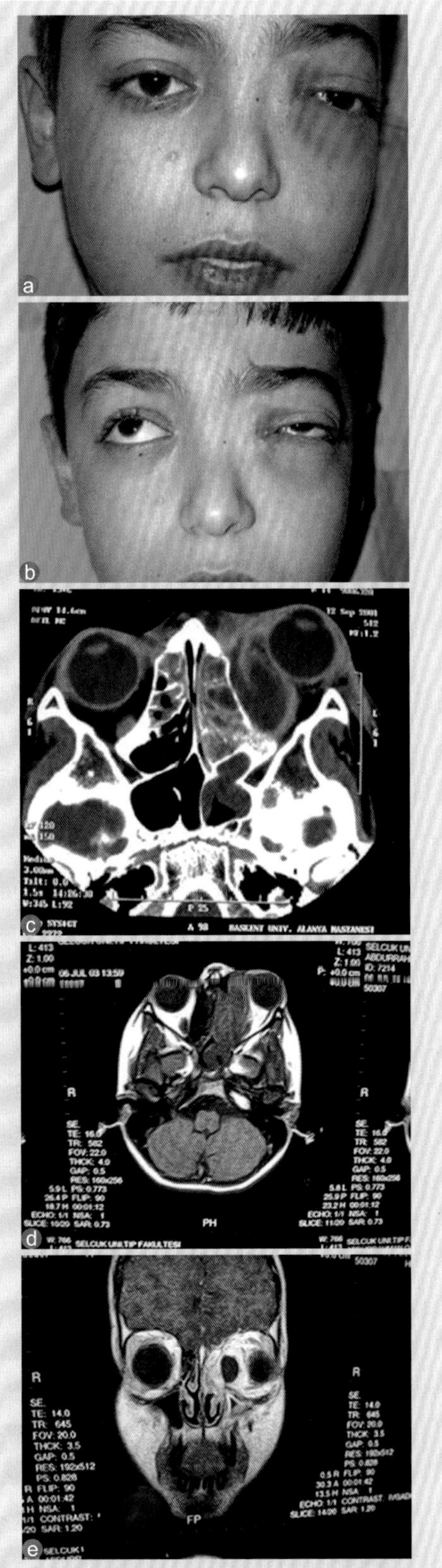

a. 眼球被向前推，并被骨膜下脓肿向外侧和下方推移；b. 患者上眼睑肿胀，且左上眼睑无法抬起；c ~ e. 眼球运动仅限于向上和中间凝视；轴向 CT 扫描显示左侧筛窦气房完全浑浊。纸样板外侧有一个大的骨膜下脓肿。在纸样板中可以看到非常小的裂缝；轴向和冠状面 MRI 图像显示完全不透明

图 2.6.3　左侧骨膜下脓肿

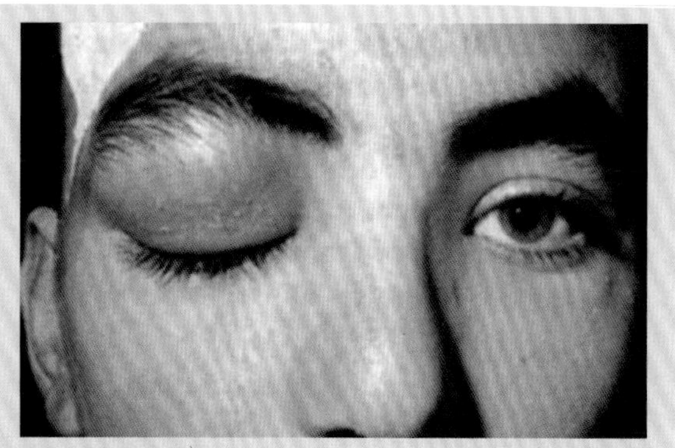

筛窦感染很容易通过纸样板上的小裂口扩散到眼眶。可能需要外部引流

图 2.6.4　筛窦炎所致右眼眶脓肿

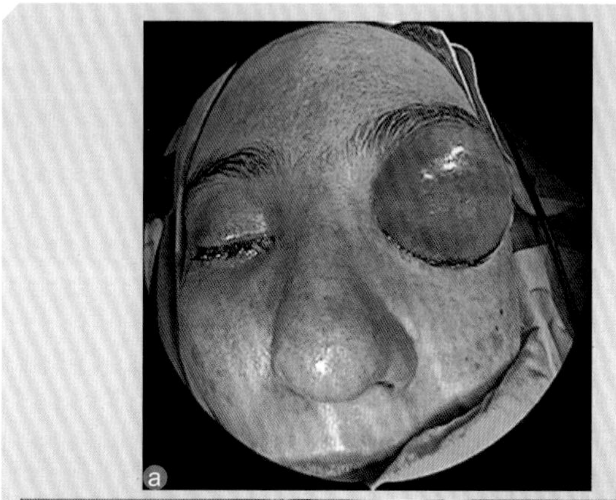

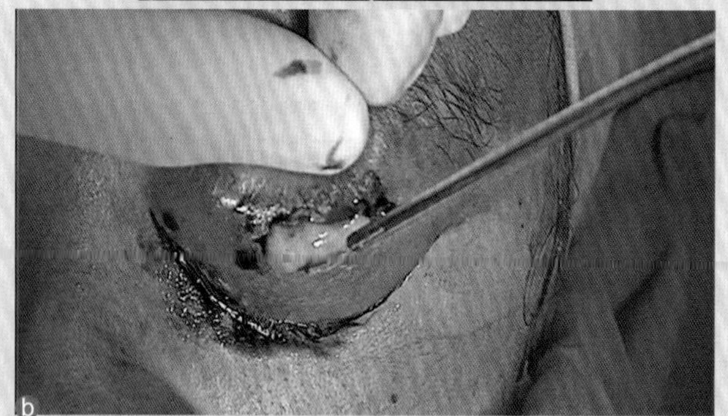

图 2.6.5　左眼眶脓肿和脓肿引流

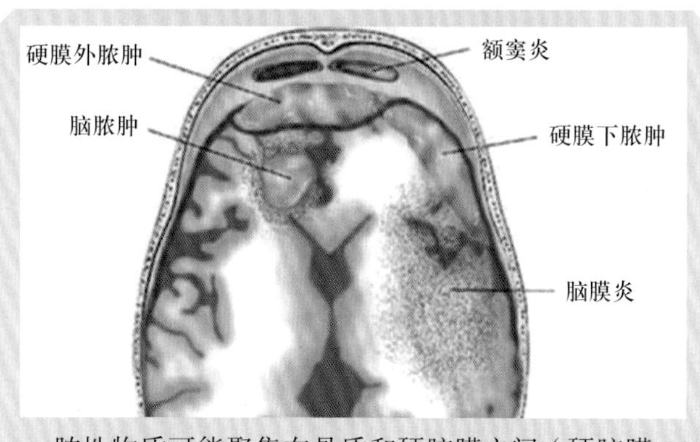

脓性物质可能聚集在骨质和硬脑膜之间（硬脑膜外脓肿）或硬脑膜和大脑之间（硬脑膜下脓肿）或大脑内（脑脓肿）

图 2.6.6　额窦炎颅内并发症示意

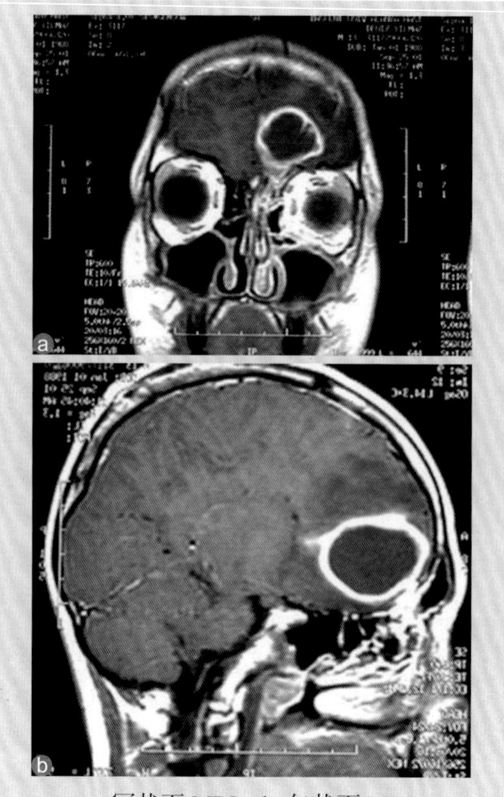

a. 冠状面 MRI；b. 矢状面 MRI

图 2.6.7　脑脓肿

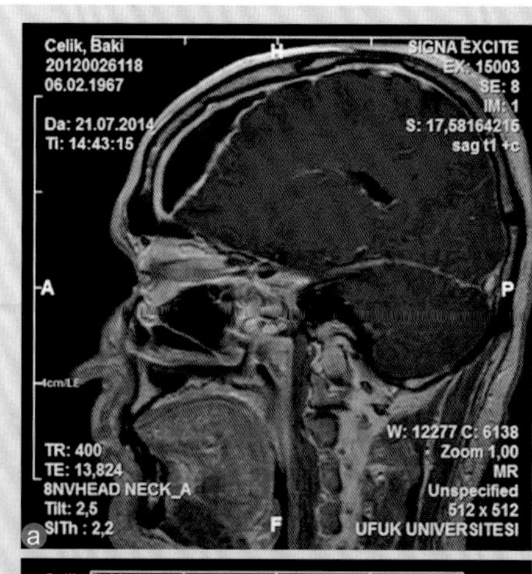

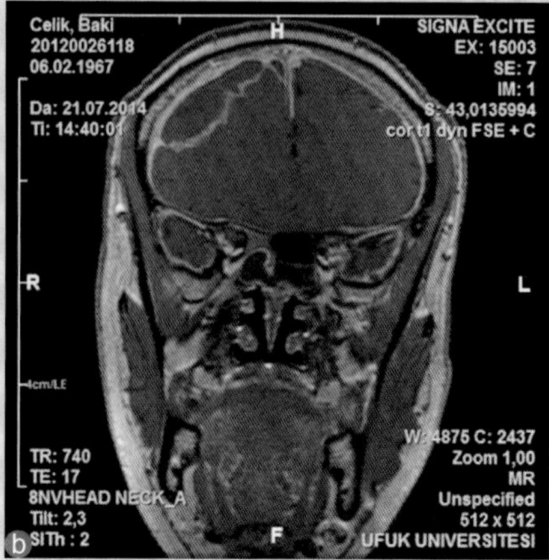

a. 矢状面 MRI；b. 冠状面 MRI

图 2.6.8　鼻窦内镜手术术后脑脊液漏出现颅内脓肿

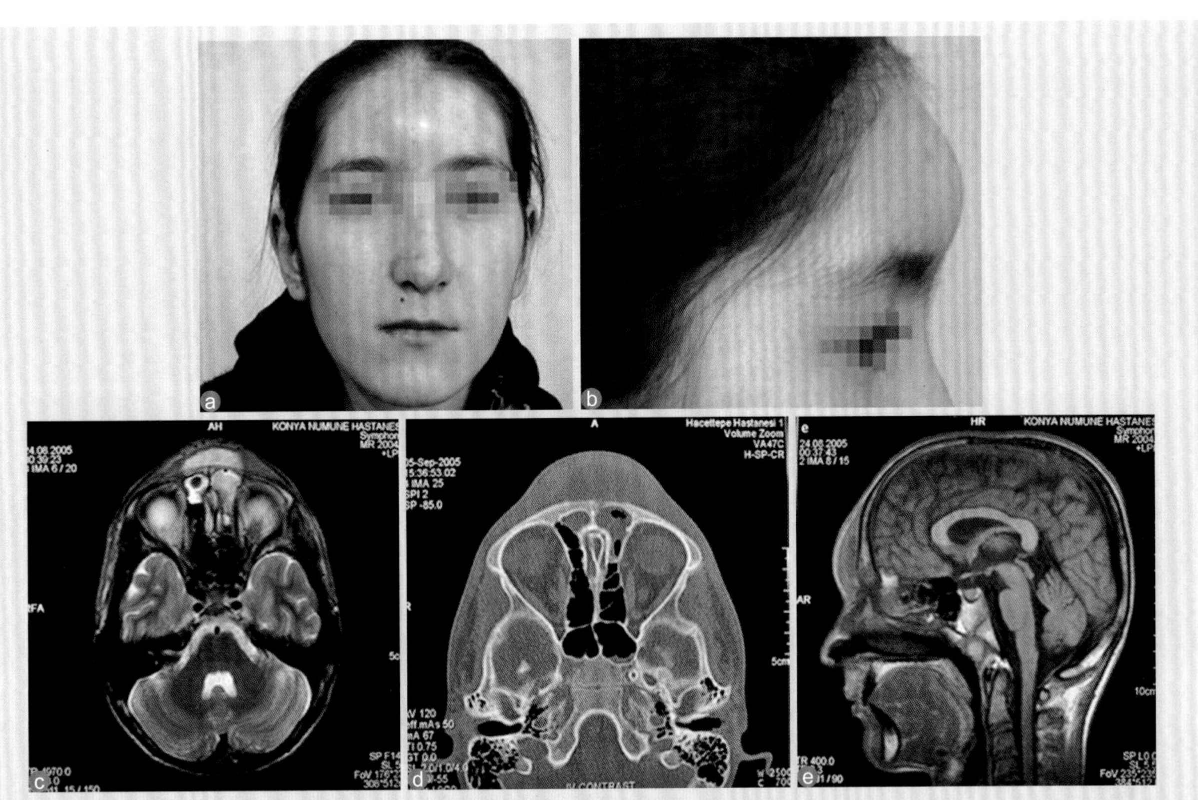

急性额窦炎后，患者前额区域出现骨膜下脓肿。额头水肿、发软、流鼻涕。额面（a），侧位（b），轴向 MRI（c、d），矢状面重建（额窦不透明）（e）。额头软组织下可见骨膜下脓肿

图 2.6.9　波特肿块

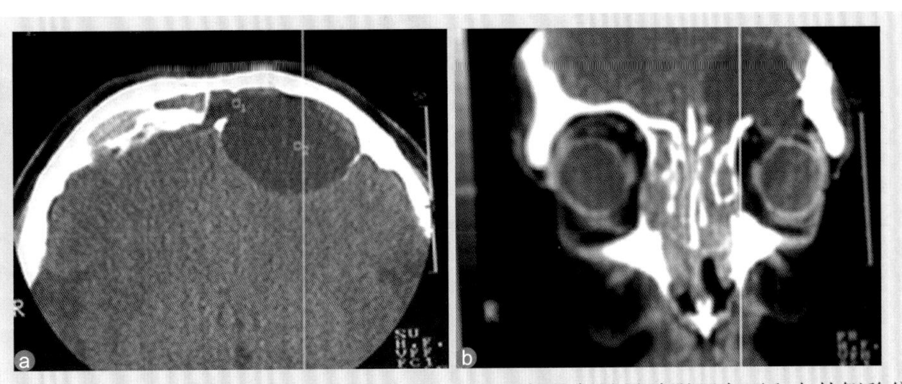

筛窦完全不透明，额窦后壁和上壁被破坏。眼眶顶部的侵蚀导致眼眶向下和向外侧移位

图 2.6.10　额窦黏液囊肿 CT 轴位和冠状位扫描

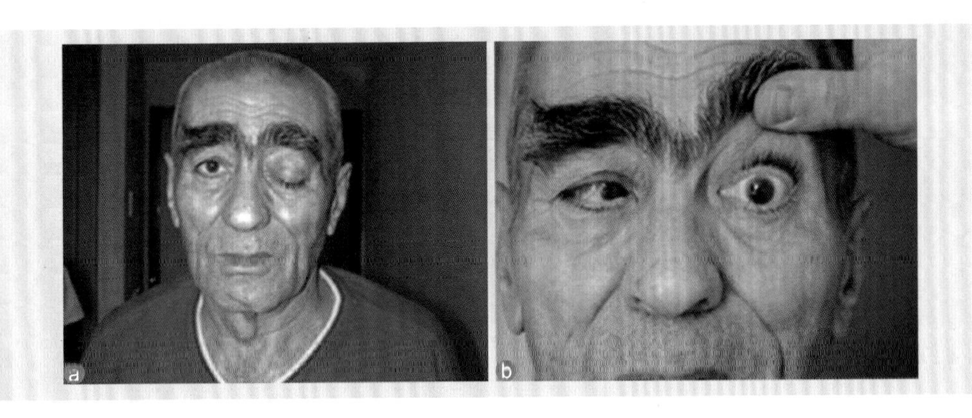

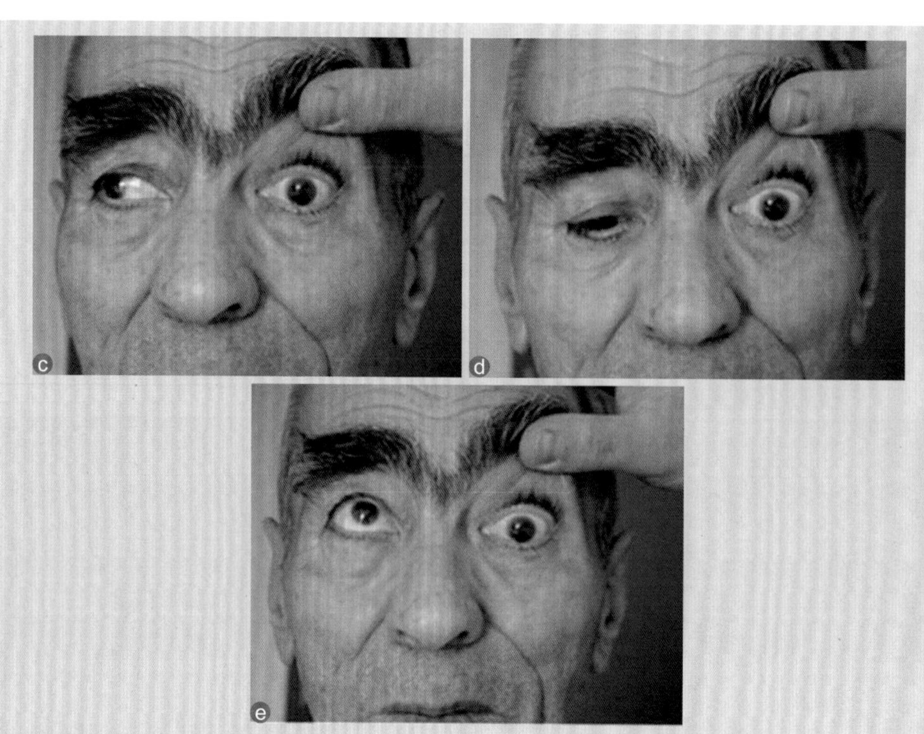

图 2.6.11　左侧眼肌麻痹，眶上裂综合征。眼球任何方向移动受限：左上眼睑下垂（a）；左眼外侧移动受限（b）；左眼内侧移动受限（c）；左眼向下移动受限（d）；左眼上方移动受限（e）。眶上裂综合征的特征是累及三叉神经的第 3、第 4、第 6 和眼支。视力正常。在眶尖综合征中，视神经孔也受累及，除了眶上裂综合征以外，视神经也可因此受累而导致失明

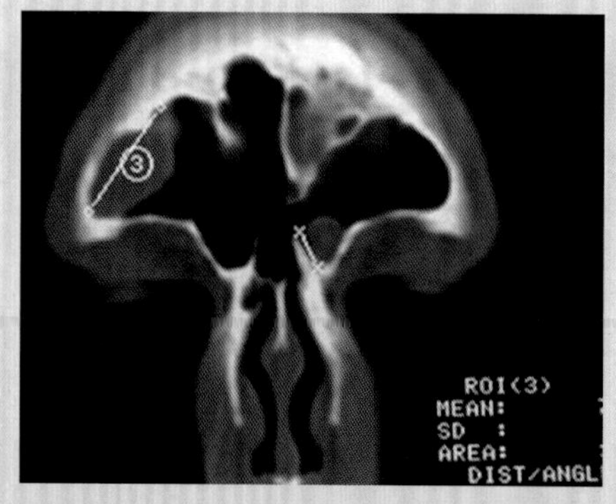

如果没有引起任何症状，就不需要手术。为了治疗疾病，额窦开放术是必要的。③为病变部位

图 2.6.12　额窦外侧壁眶上额气房

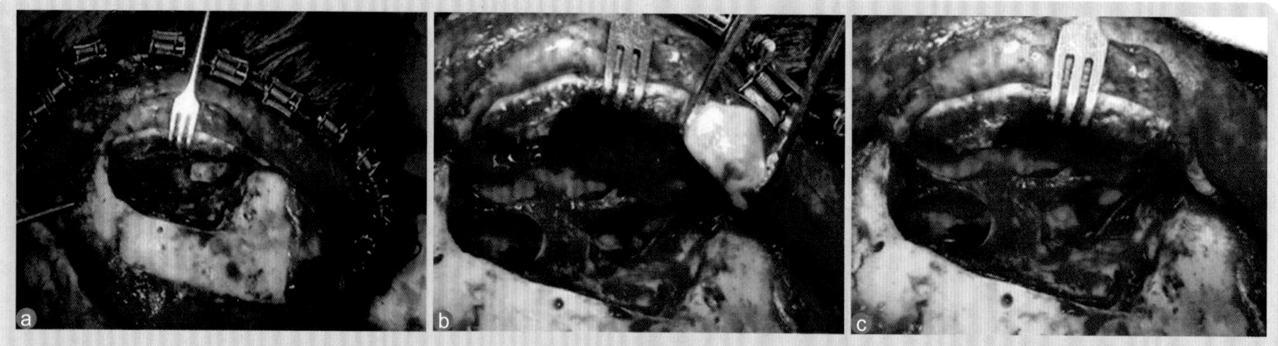

图 2.6.13　额窦开放术治疗额窦骨瘤患者。首先将额窦的前壁抬起，骨膜保持与前壁相连，未与其分离，并以骨为蒂固定。在切除骨瘤和清理病变组织后，将前壁复位至原始位置。尽管该手术较为少见，但在处理额窦的复杂疾病、外伤、肿瘤或脑脊液瘘时，该术式能够提供广泛的手术视野

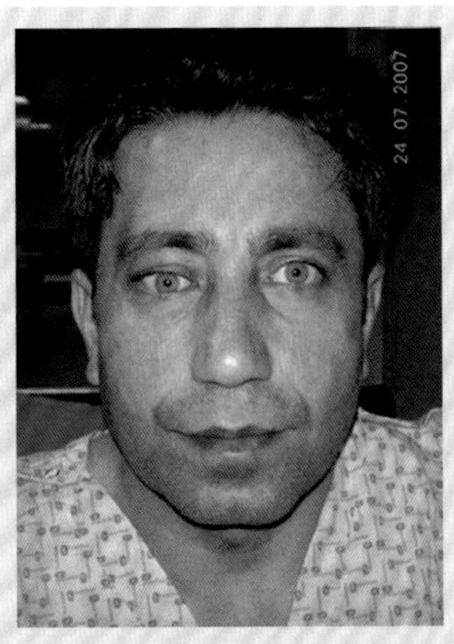

图 2.6.14 由于筛额黏液囊肿，右眼被推向外侧下方。眼球不在同一水平线上。

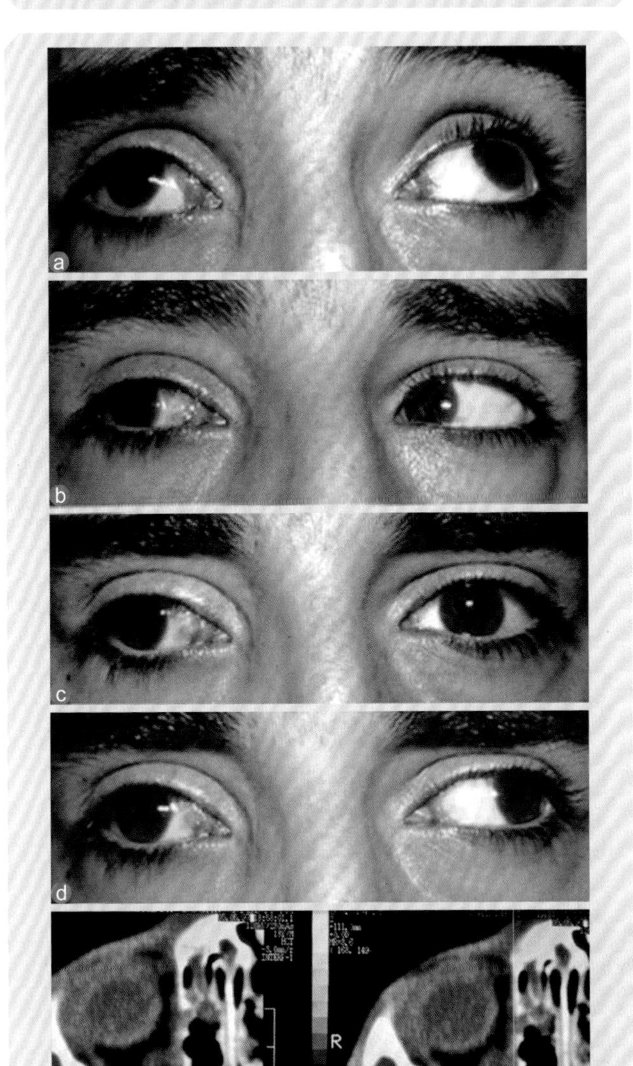

a ~ d. 眼外侧斜视，眼球活动能力受损；e. 轴向 CT 扫描显示损伤

图 2.6.15 鼻窦内镜手术中右侧内直肌损伤（由 Sener 提供）

（李云程 许伟民 译）

2.7 鼻息肉

鼻息肉是鼻塞最常见的原因之一。鼻息肉可单发或多发，其表现取决于粒细胞的类型。嗜酸性粒细胞在鼻息肉分类中起着重要作用。嗜酸性粒细胞增多性息肉的表现与中性粒细胞增多性息肉不同，弥漫性鼻息肉大多数伴有嗜酸性粒细胞增多。弥漫性嗜酸性粒细胞性鼻息肉患者可能终生伴有镇痛药不耐受和哮喘症状。单发的息肉可起源于某个鼻腔解剖结构，如筛泡或钩突。如果息肉起源于鼻窦内的黏膜，则可根据鼻窦来命名。如果息肉起源于上颌窦，则称为上颌窦后鼻孔息肉；如果息肉起源自蝶窦，则被称为蝶窦后鼻孔息肉。

鼻息肉在儿童中发病率较低。如果儿童出现鼻息肉，应排除囊性纤维化或原发性纤毛不动综合征等疾病的可能。如果是单发的鼻息肉，应通过鼻窦MRI检查排除脑膜脑膨出等疾病。

在弥漫性鼻息肉病患者中，应始终警惕合并哮喘或镇痛药不耐受的情况。随着患者年龄的增长，镇痛药不耐受的情况可能会进一步发展。因此，非甾体抗炎药不能作为弥漫性嗜酸性粒细胞性鼻息肉患者进行相应治疗时的首选。

对于成年人而言，单发鼻息肉应与恶性肿瘤相鉴别（表2.7.1、表2.7.2）。

表 2.7.1 鼻息肉的分类

鼻息肉
炎症性息肉
后鼻孔或单发息肉
嗜酸性粒细胞性息肉
其他指标
非甾体抗炎药不耐受
哮喘/慢性阻塞性肺疾病
过敏
伴发疾病
囊性纤维化病
免疫功能缺陷（后天/先天性）
原发性纤毛不动综合征
血管炎，肉芽肿病

表 2.7.2　成年人鼻息肉术术后治疗的证据和建议[a]

治疗	等级	推荐级别	关联性
口服抗生素：短期<2周	无证据	D	术中发现脓液，术后应立即使用
口服抗生素：长期>12周	Ⅰb	A	Yes
功能性鼻窦内镜手术术后局部应用类固醇激素	Ⅰb（2项研究：1个+、1个）	B	Yes
单纯鼻息肉切除术术后局部应用类固醇激素	Ⅰb	A	Yes
口服类固醇激素	无证据	D	Yes
鼻腔冲洗	无证据	D	Yes

资料来源：依据《欧洲鼻窦炎和鼻息肉意见书（EPOS2007 增补版）》（已获得 Rhinology 授权）。

[a] 其中部分研究还包括不伴鼻息肉的慢性鼻窦炎患者。

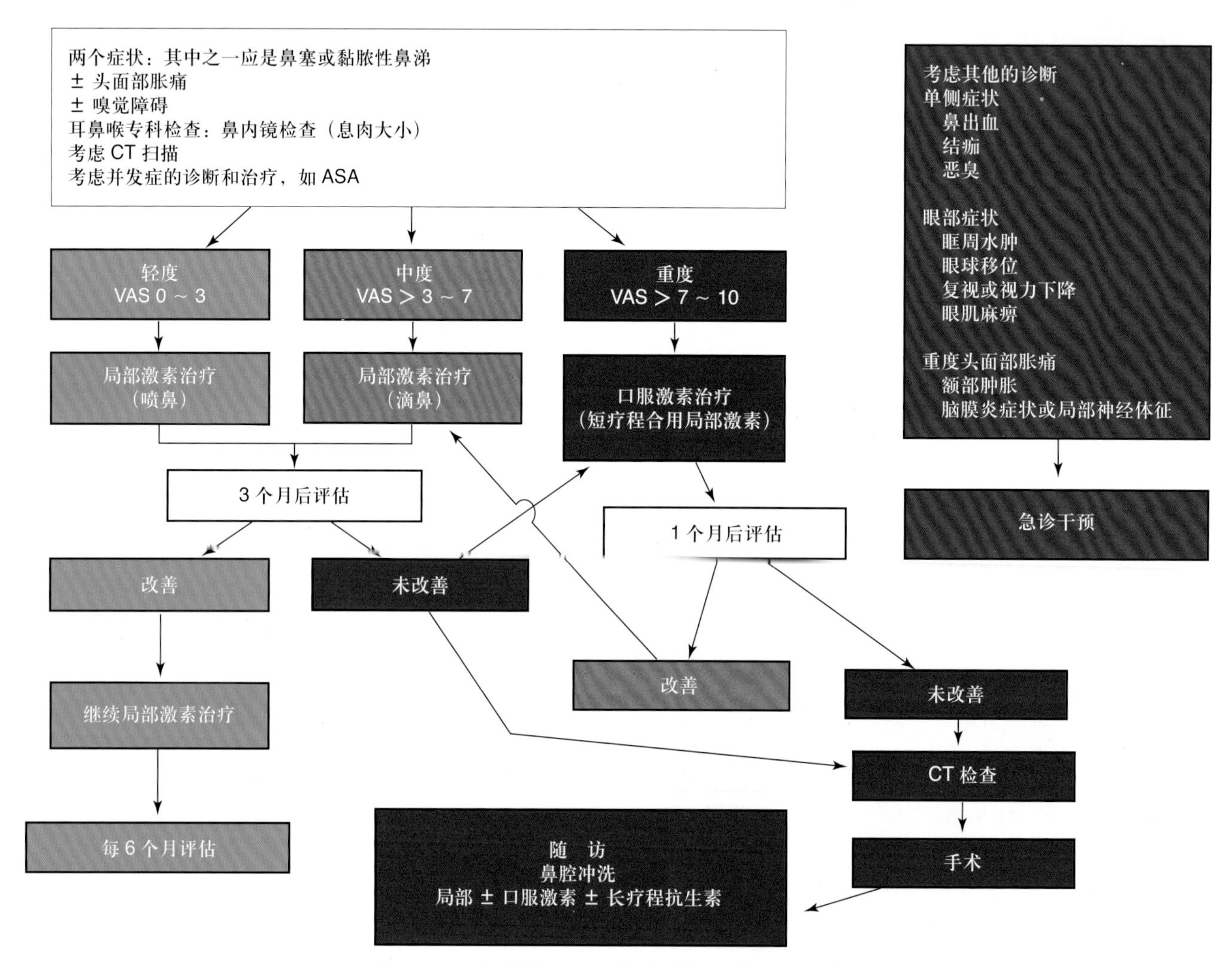

图 2.7.1　耳鼻喉科专家治疗成年人鼻息肉方案

［依据《欧洲鼻窦炎和鼻息肉意见书（EPOS2007 增补版）》，已获得 Rhinology 授权］

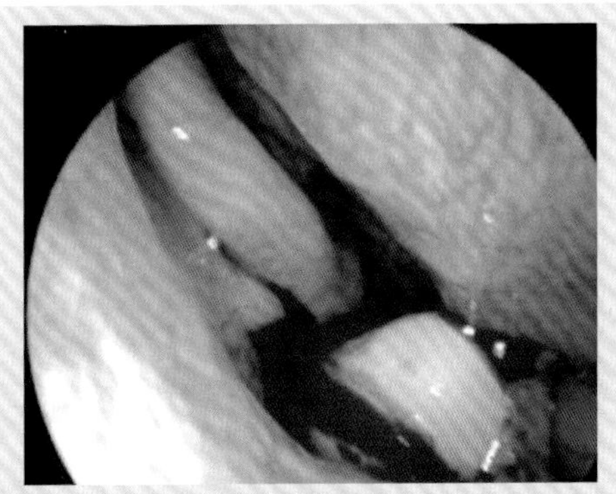

图 2.7.2　来源于右侧中鼻道的单发息肉，已超过中鼻甲前端

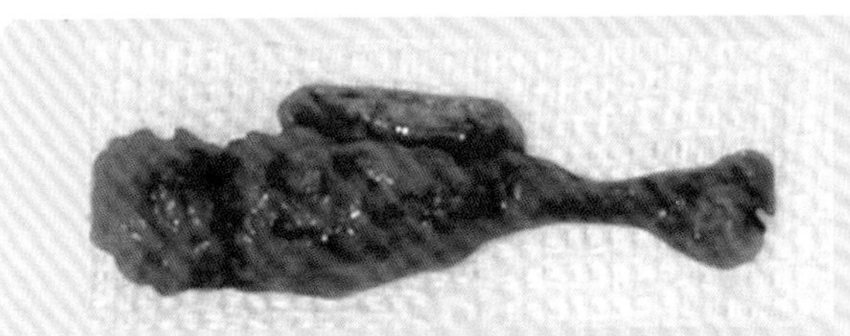

图 2.7.3　钩突息肉

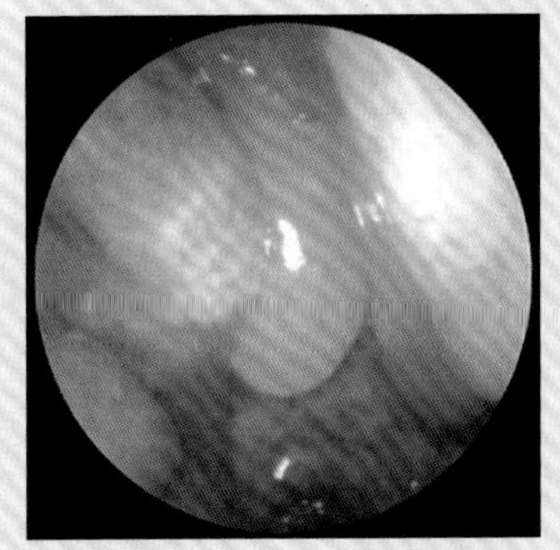

图 2.7.4　来源于右侧蝶窦黏膜的蝶窦后鼻孔息肉，已填满蝶筛隐窝并突入后鼻孔

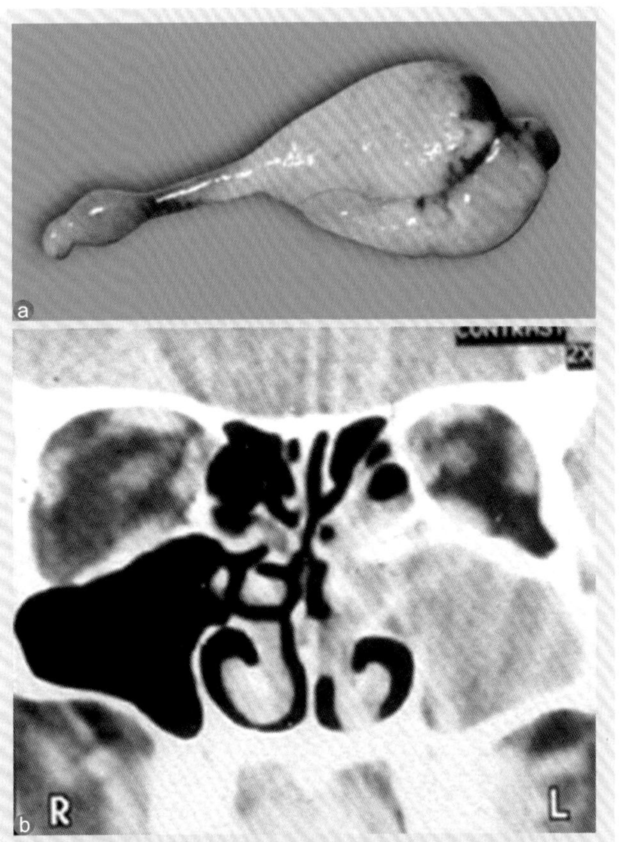

图 2.7.5　a. 上颌窦后鼻孔息肉由 3 部分组成。囊性部分起源于上颌窦内，如果这一部分未被去除将会导致息肉复发。颈部是息肉穿过窦口的部分。填充整个鼻腔并造成阻塞的是息肉的主体部分。尽管上颌窦后鼻孔息肉一般单侧发生，但会堵塞对侧后鼻孔导致双侧鼻塞。如果囊性部分未被去除，息肉将会复发。b. 上颌窦后鼻孔息肉的冠状位 CT 扫描；左侧上颌窦内充满阴影，上颌窦口扩大。扩大的上颌窦口是诊断上颌窦后鼻孔息肉的主要依据

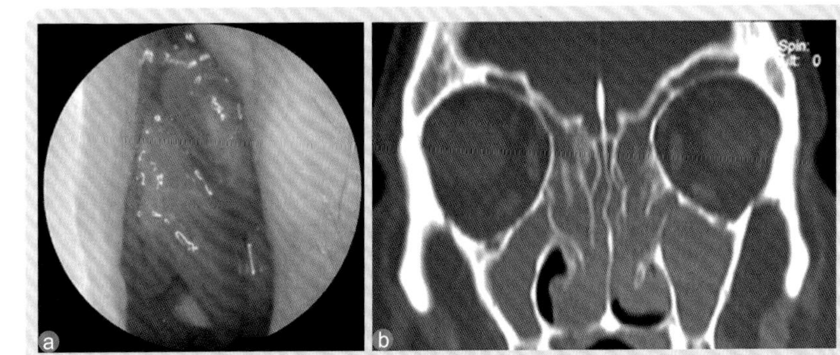

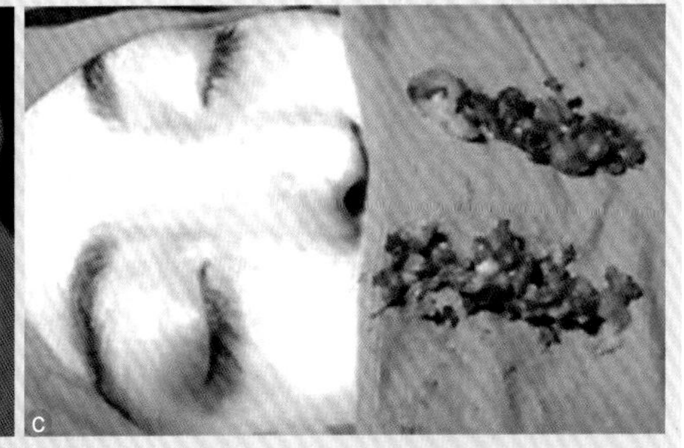

图 2.7.6　a. 弥漫性嗜酸性粒细胞性鼻息肉；鼻腔被完全堵塞。由于整个筛窦黏膜均息肉样变，息肉没有原发位点。b. 冠状位 CT 扫描显示所有的鼻窦均被阴影填满。c. 被移除的鼻息肉

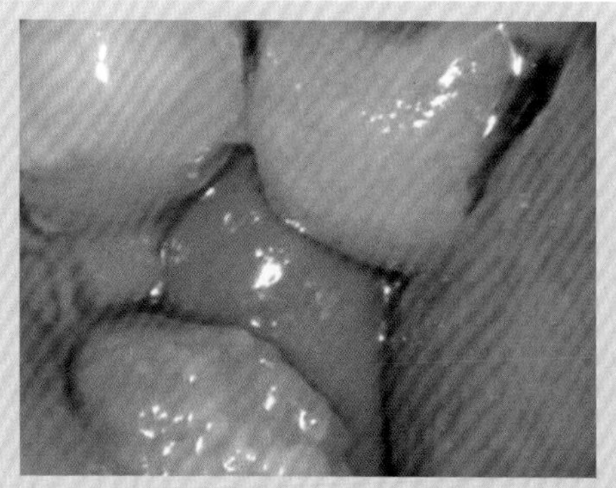

图 2.7.7　堵塞整个鼻腔的弥漫性嗜酸性粒细胞性鼻息肉

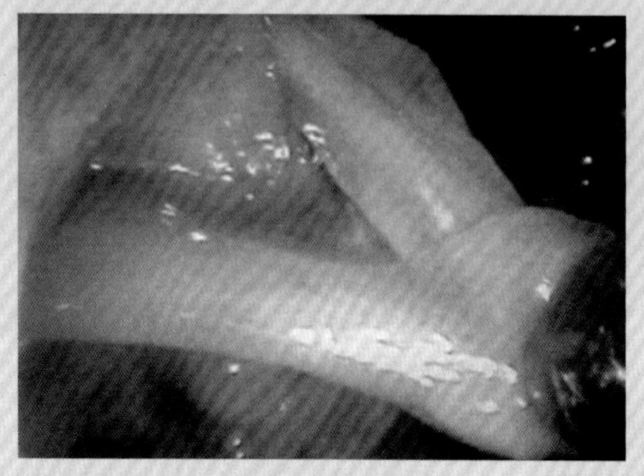

图 2.7.8　弥漫性嗜酸性粒细胞性鼻息肉合并黄绿色黏脓涕。黏液中含有大量的嗜酸性粒细胞，被称为过敏性黏液

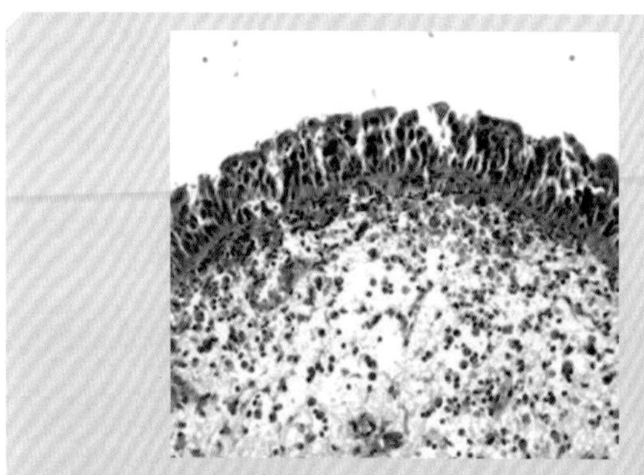

图 2.7.9　弥漫性鼻息肉。组织学检测显示息肉组织中大量的嗜酸性粒细胞浸润（HE 染色）

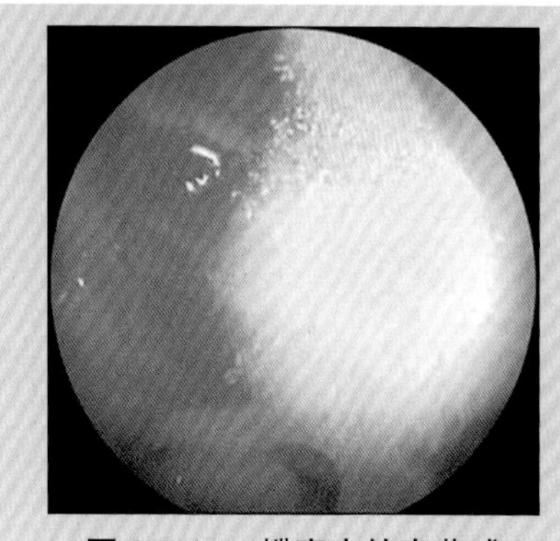

图 2.7.10　蝶窦中的真菌球

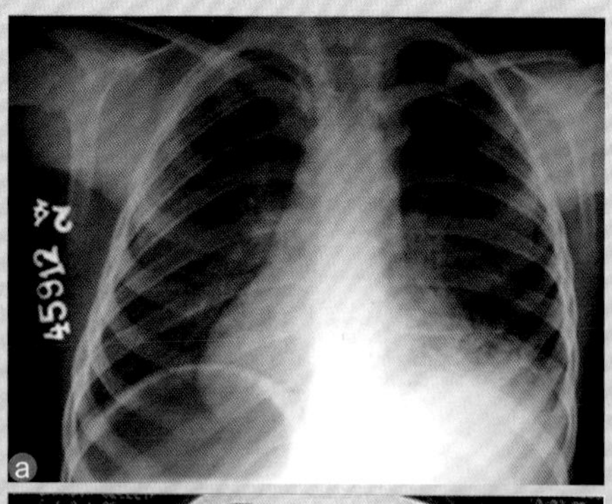

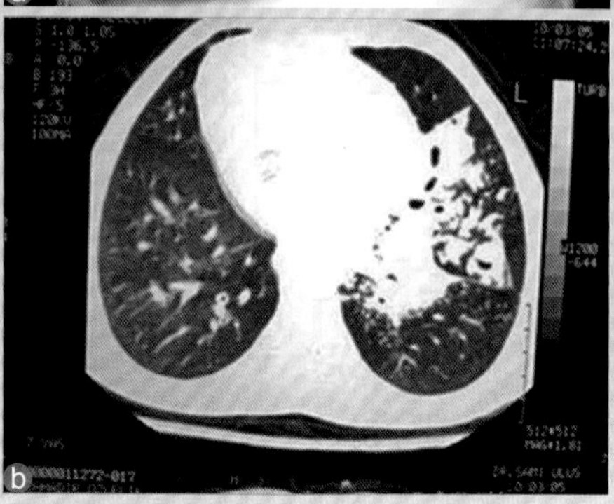

a. 胸部 X 线检查显示右位心；b. 轴位 CT 扫描显示弥漫性支气管扩张

图 2.7.11　卡塔格内综合征

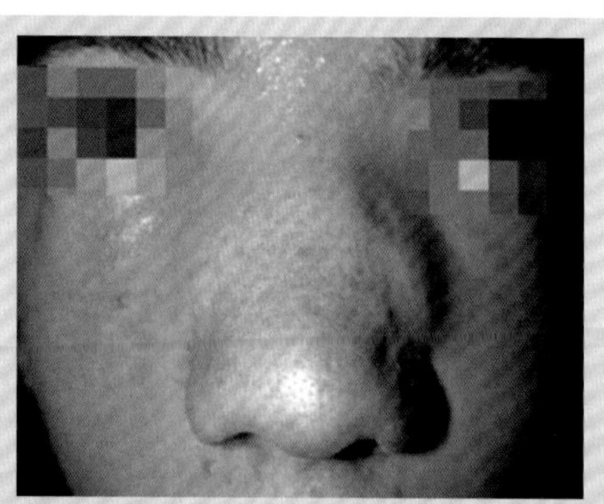

图 2.7.12　由弥漫性鼻息肉导致鼻骨扩张的青年患者。需要鼻整形手术重塑外形

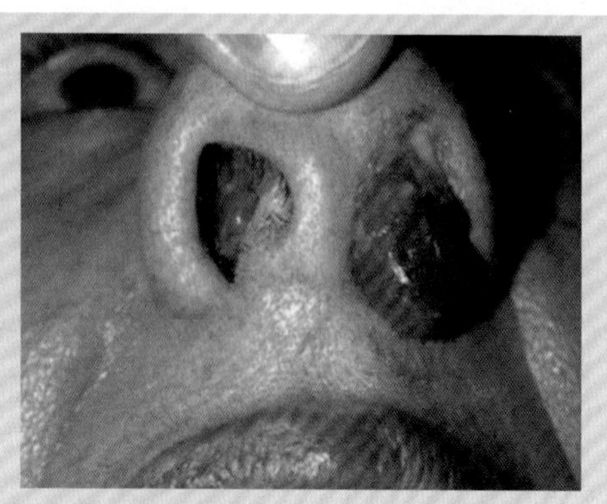

图 2.7.13　完全堵塞整个鼻腔的弥漫性鼻息肉。鼻息肉从左侧前鼻孔膨出

（沈　莹　曾　明　译）

2.8　鼻阻塞

鼻阻塞见表2.8.1。

表 2.8.1　鼻阻塞

鼻炎（急性、慢性）
机械因素
鼻咽部疾病（Thornwald囊肿、腺样体肥大）
鼻甲病理改变
中鼻甲病变（中鼻甲反向弯曲、中鼻甲气化）
下鼻甲肥大
解剖异常
鼻中隔偏曲，鼻中隔脓肿
鼻翼塌陷
鼻瓣膜功能不全
鼻后孔闭锁
鼻腔异物
鼻部肿块
鼻息肉
脑膜脑膨出
良性肿瘤
恶性肿瘤

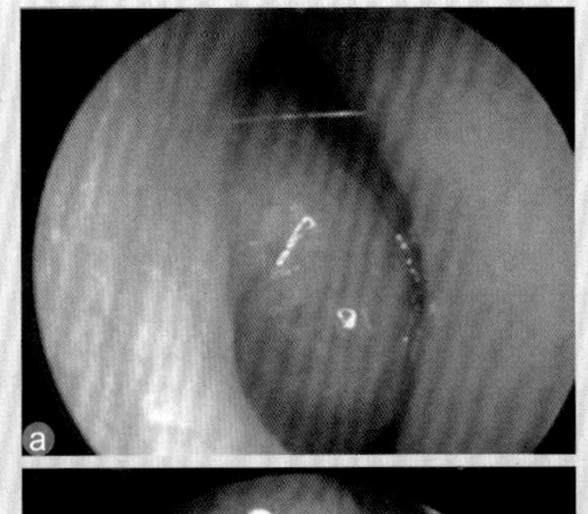

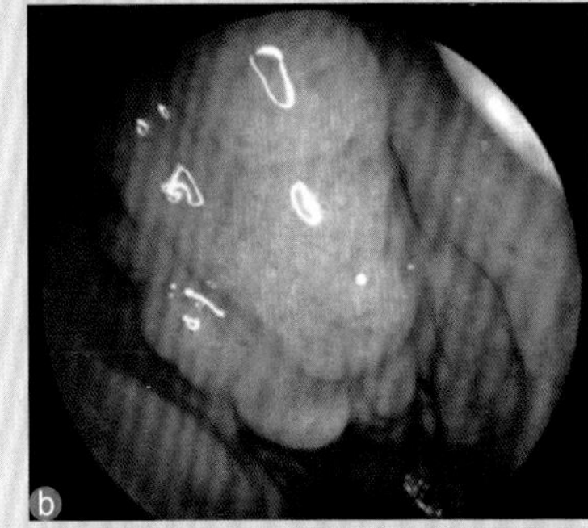

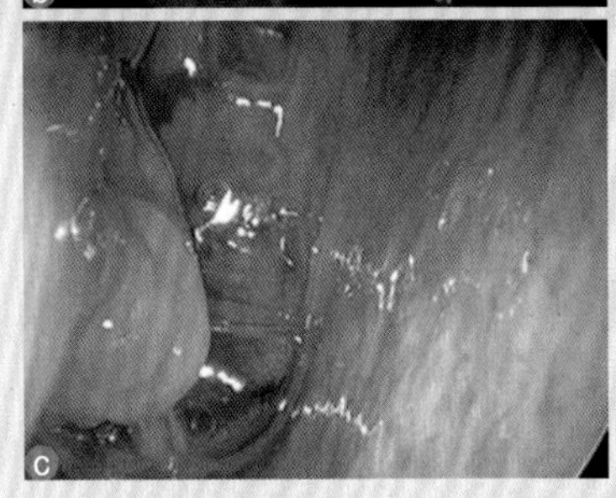

图 2.8.1　a. 右侧下鼻甲肥大；b. 左侧下鼻甲结节型肥大；c. 下鼻甲后端息肉样变导致鼻塞

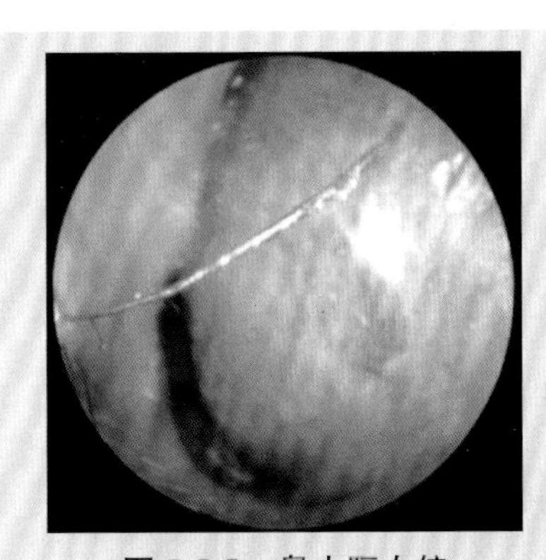

图 2.8.2　鼻中隔右偏

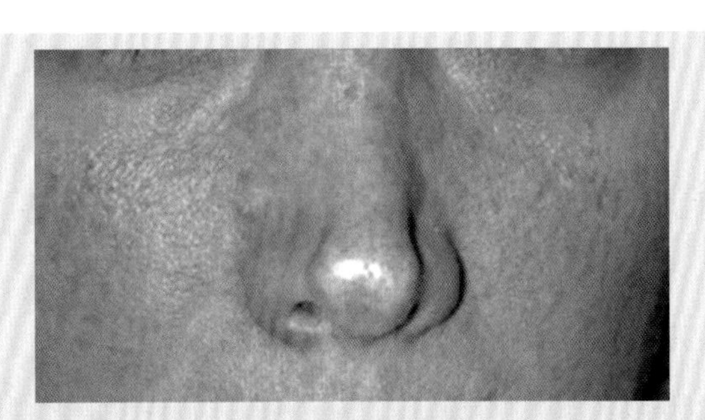

图 2.8.3　在鼻整形术中过度切除大翼软骨外侧脚导致鼻翼功能不全会引起鼻塞。鼻尖两侧塌陷由鼻翼软骨过度切除造成

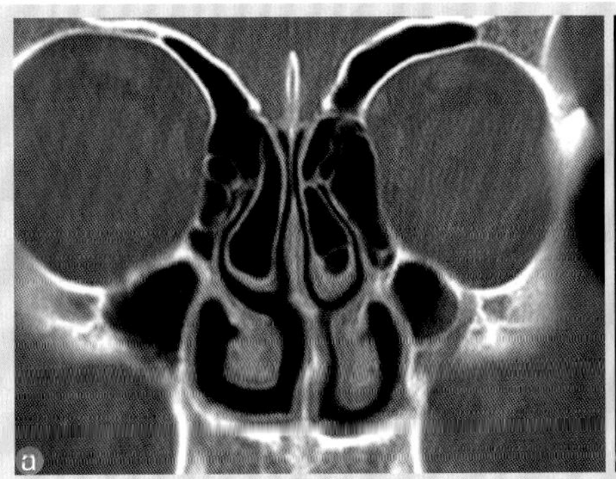

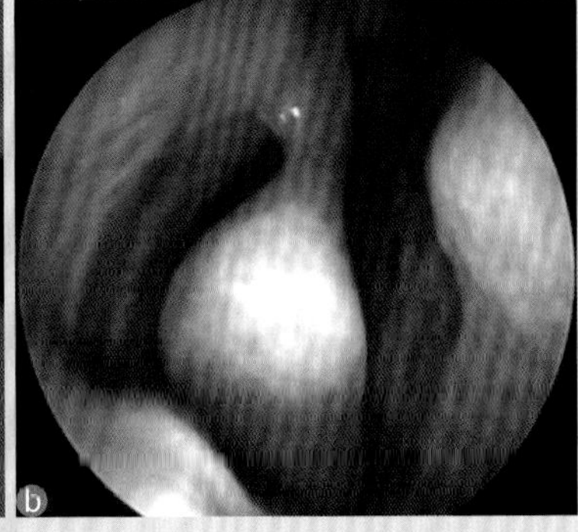

图 2.8.4　a. 双侧泡性中鼻甲，无症状者无须手术；b. 右侧鼻腔中鼻甲气化

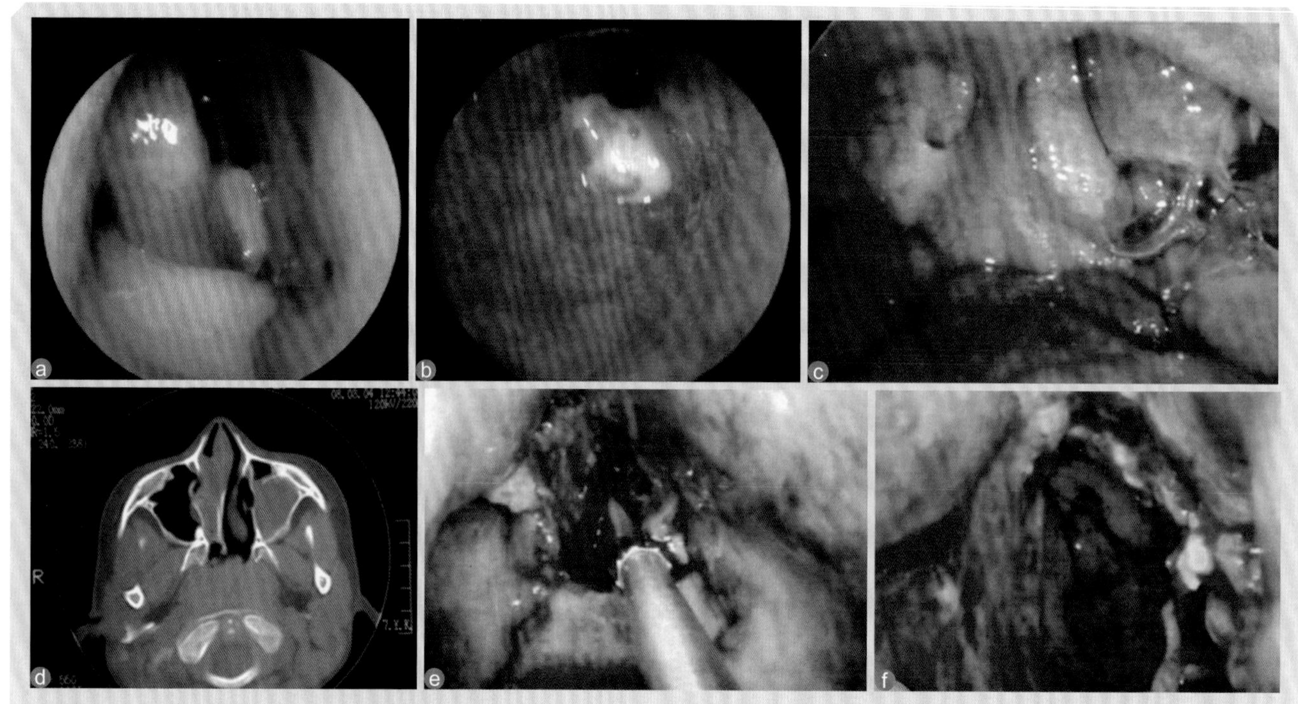

图 2.8.5　鼻后孔闭锁是由骨性或膜性组织阻塞后鼻孔导致的一种先天性畸形。单侧鼻后孔闭锁可能不会引起症状。但由于新生儿完全依赖鼻腔呼吸，因此双侧鼻后孔闭锁是新生儿急症。在哺乳过程中，双侧鼻后孔闭锁的新生儿会出现发绀。鼻后孔闭锁的诊断方法有：用软导管经前鼻孔向鼻咽部插入，导管不能顺利通过；注入造影剂做造影检查，通过 CT 扫描显示存在闭锁板；鼻内镜检查可以观察到闭锁板。一旦确诊，应立即建立经鼻的通气道。由于鼻咽狭窄、盲目穿破闭锁板效果不佳，经鼻内镜手术治疗鼻后孔闭锁效果更好。a. 鼻腔黏性分泌物；b. 鼻内镜下观察到的闭锁板；c. 鼻咽部观察到的右侧鼻后孔闭锁；d. 轴位 CT 扫描显示右侧鼻后孔闭锁，提示闭锁侧的鼻腔狭窄是由翼状板增厚导致；e. 黏膜瓣抬高，骨性闭锁板造孔；f. 完全打开闭锁板，黏膜瓣放置到位，可见鼻咽部

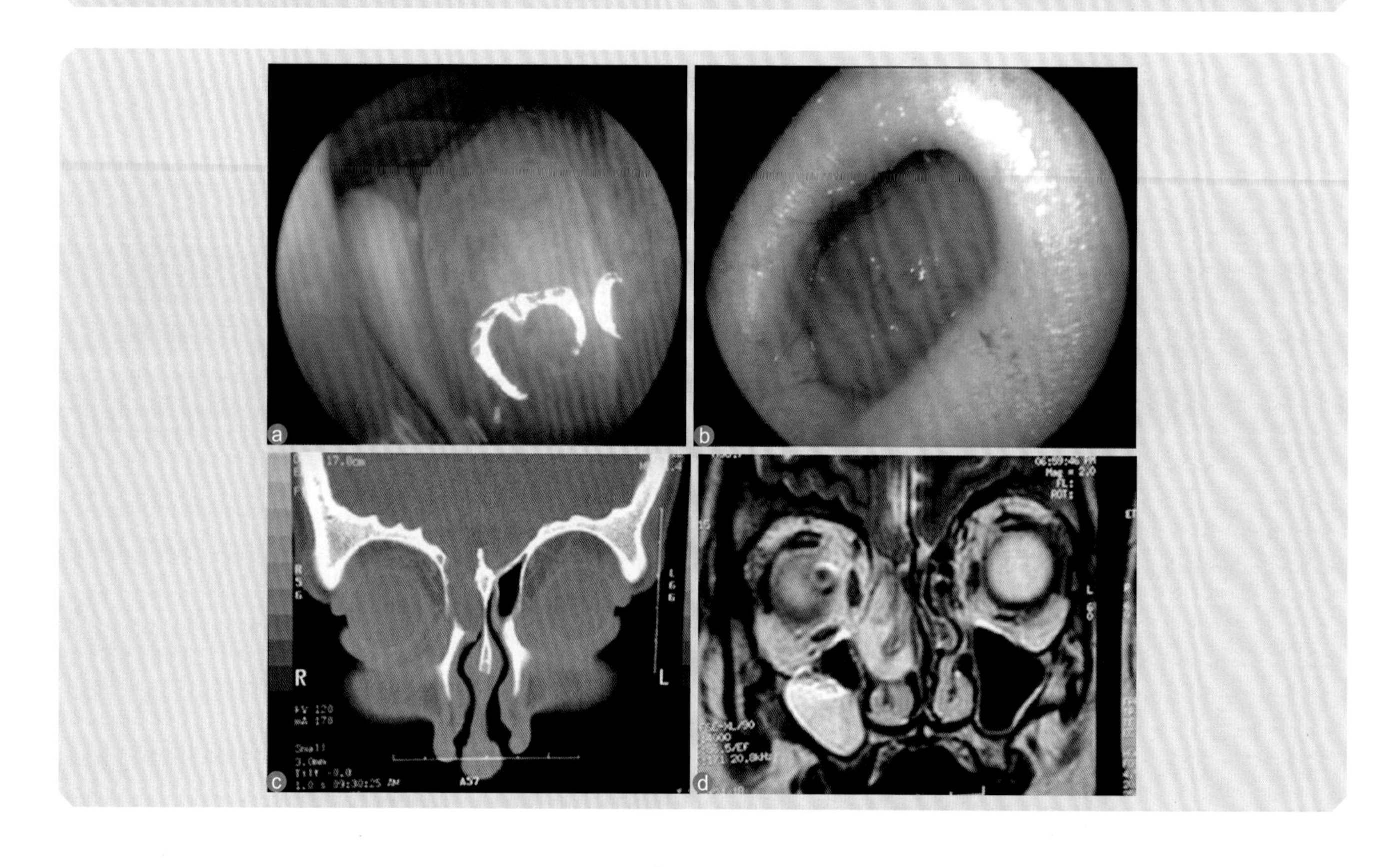

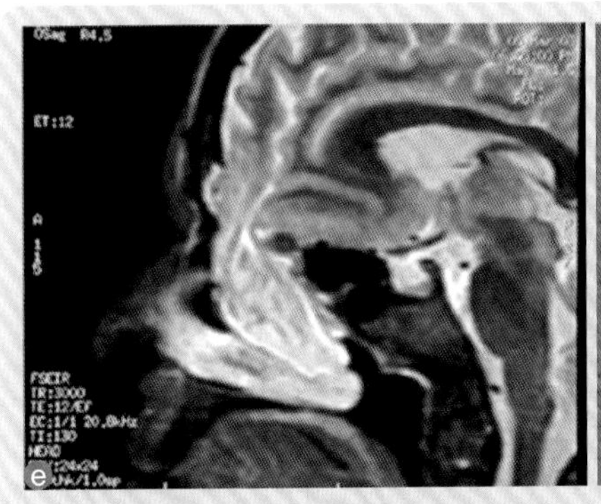

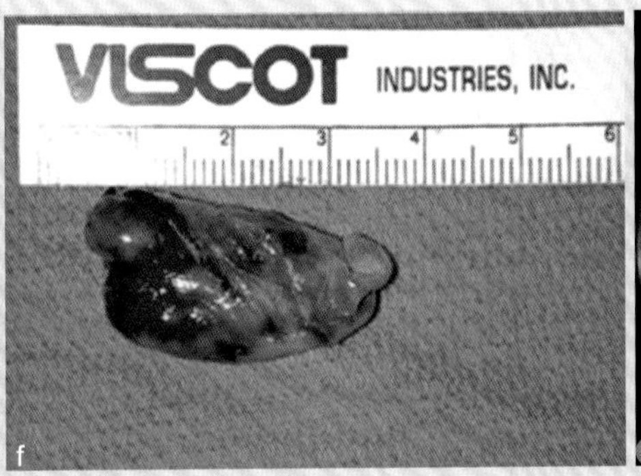

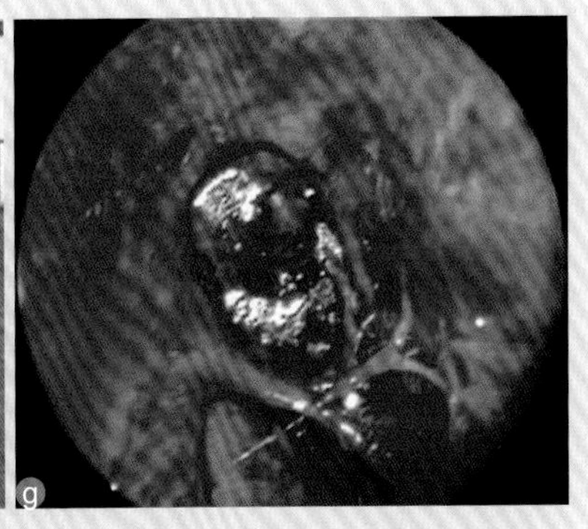

图 2.8.6 鼻部脑膜脑膨出是罕见的病变。脑组织及脑膜通过位于筛板处的颅骨缺损部位膨出。膨出脑组织呈蓝色、搏动、质软的团块。CT 和 MRI 检查是必要的。治疗包括手术切除膨出脑组织和修补缺损。a、b. 鼻腔视野中脑膜脑膨出；c. 冠状位 CT 扫描示缺损区位于筛顶；d、e. 冠状位和矢状位 MRI 示脑膜脑膨出通过颅骨缺损处进入鼻腔；f. 切除的脑膜脑膨出；g. 应用颞肌筋膜修补缺损

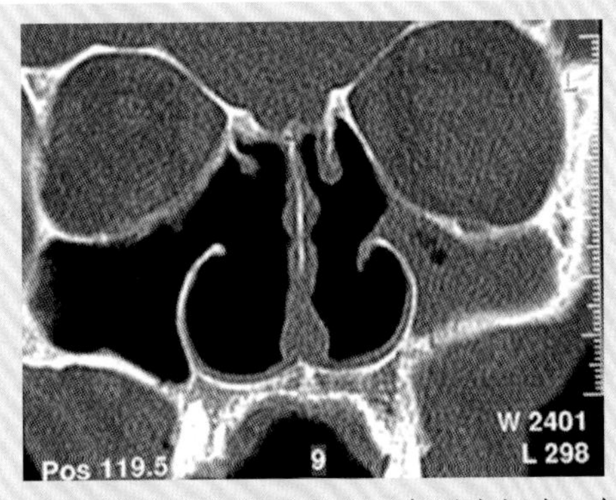

虽然已经进行双侧功能性内镜鼻窦手术和下鼻甲全切术，但患者仍感觉鼻塞

图 2.8.7 空鼻症

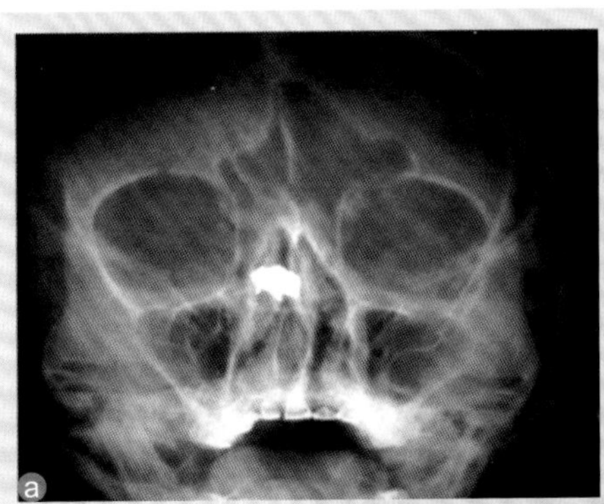

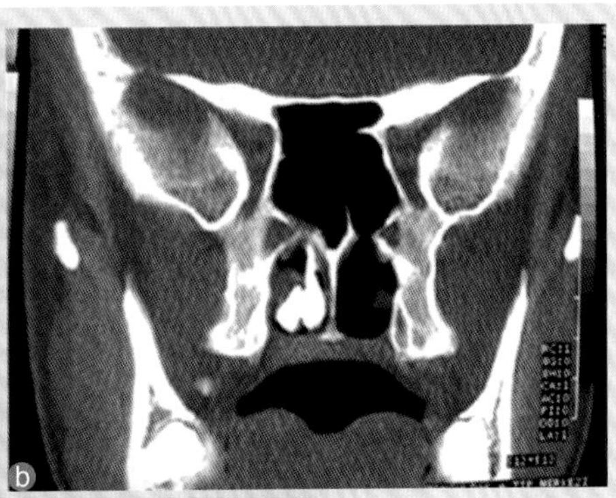

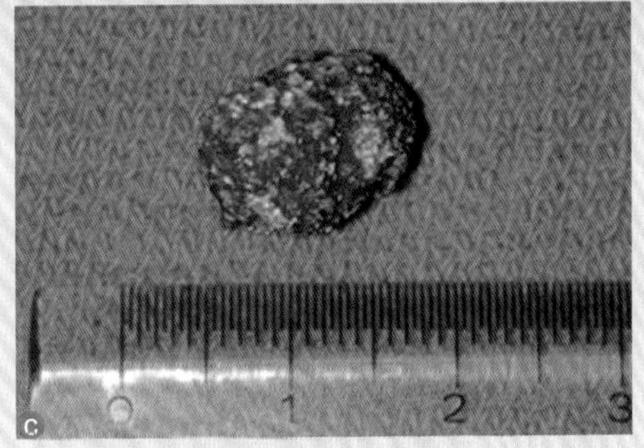

鼻石是指钙和镁沉积在异物上形成的巨大结石。检查时可见单侧肿物，触之坚硬。放射学检查有助于诊断。a.Waters 位线片：中鼻甲外侧不透明的异物；b. 冠状位鼻窦 CT 显示下鼻甲下方和外侧的不透明异物；c. 取出的鼻石

图 2.8.8 鼻石

（陈 伟 姜义道 译）

2.9 鼻中隔

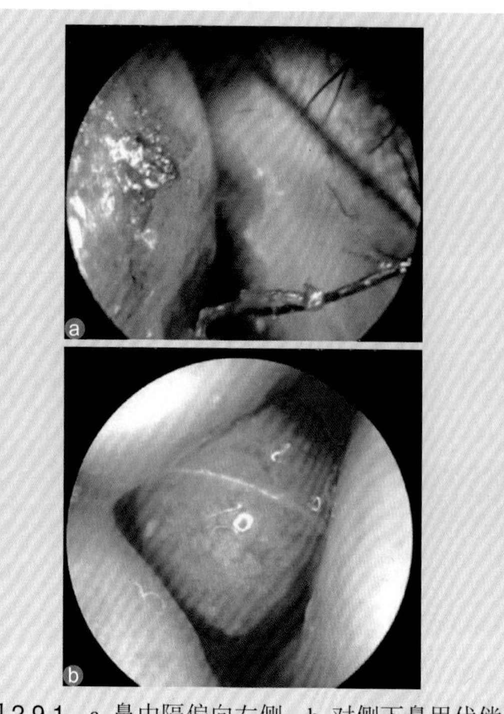

图 2.9.1 a. 鼻中隔偏向左侧；b. 对侧下鼻甲代偿性肥大

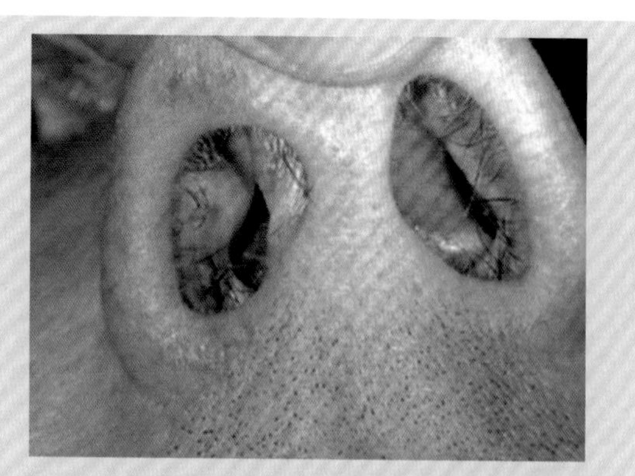

图 2.9.2 鼻中隔前段的偏曲完全堵塞了气道

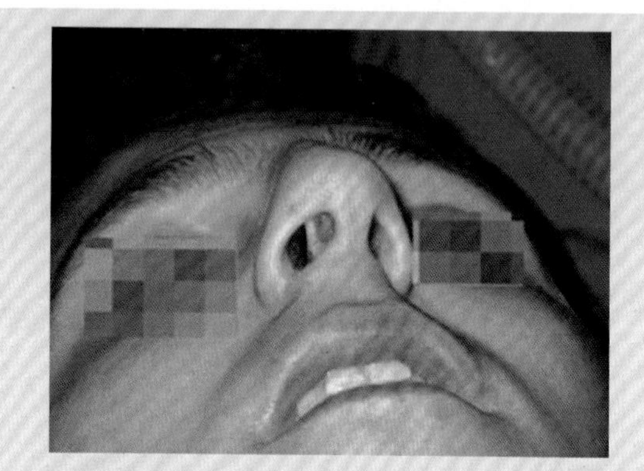

图 2.9.3 鼻中隔尾部向右侧明显偏曲

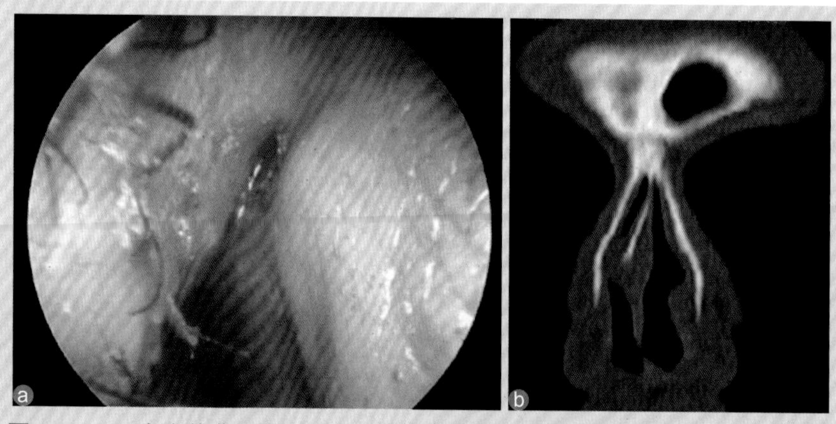

图 2.9.4 a. 向右偏曲的鼻中隔导致鼻瓣区狭窄；b. 冠状位 CT 显示缩窄的鼻瓣区

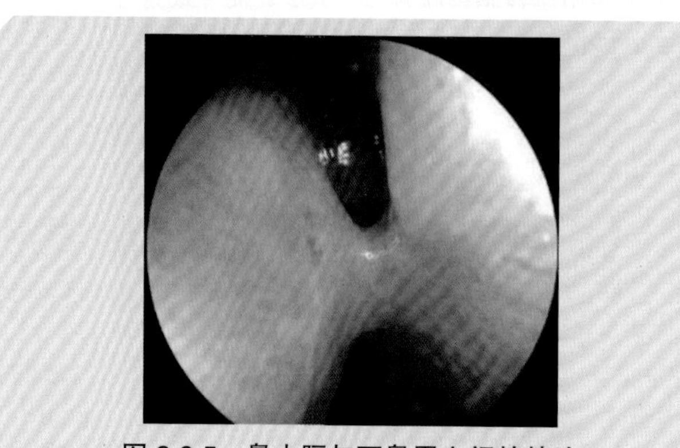

图 2.9.5 鼻中隔与下鼻甲之间的粘连

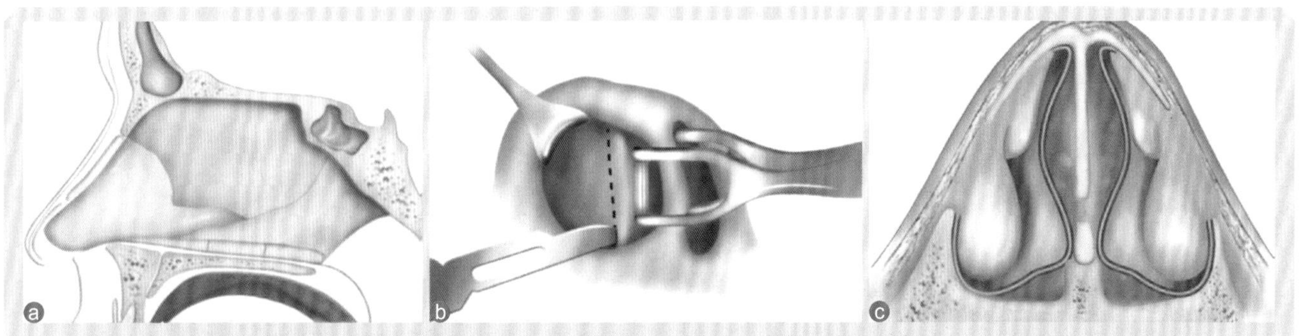

图 2.9.6 a. 鼻中隔由软骨部和骨部组成；b. 右侧半贯穿切口；c. 鼻中隔手术抬高了上鼻道和下鼻道的空间

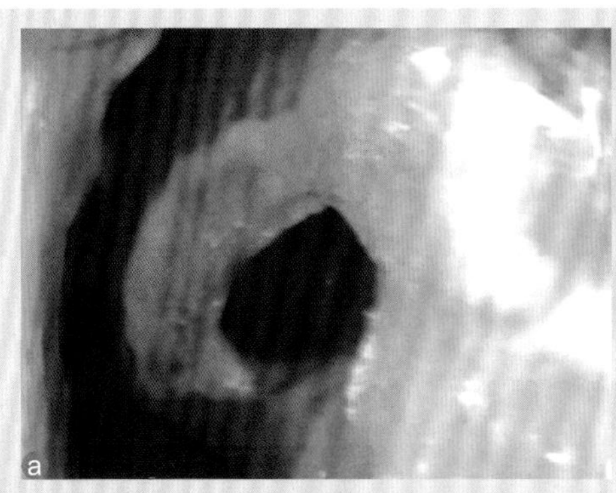

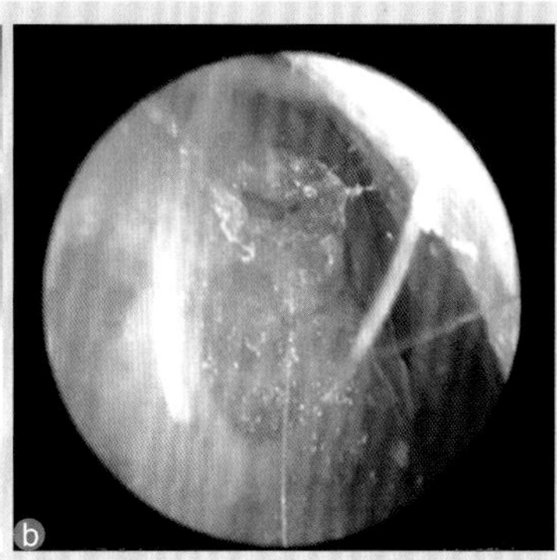

鼻中隔穿孔的原因是多方面的，最常见的原因是鼻中隔手术，其他原因包括慢性创伤，如挖鼻、吸入可卡因、鼻中隔血肿、血管炎及结核杆菌感染。绝大多数的穿孔位于鼻中隔前端的软骨部，但梅毒感染相关的鼻中隔穿孔可以涉及骨部。鼻中隔小穿孔者可在吸气时出现哨鸣音。穿孔处的痂皮易堵塞鼻腔，而在痂皮脱落时，可能导致出血。蒸汽吸入、鼻腔冲洗及药膏软化可减少痂皮的形成。a. 黏膜切除术术后鼻中隔穿孔；b. 鼻中隔夹板可暂时封闭穿孔。较小和中等大小的穿孔可通过手术封闭，较大的穿孔可用硅胶制成的鼻中隔夹板堵塞

图 2.9.7 鼻中隔穿孔

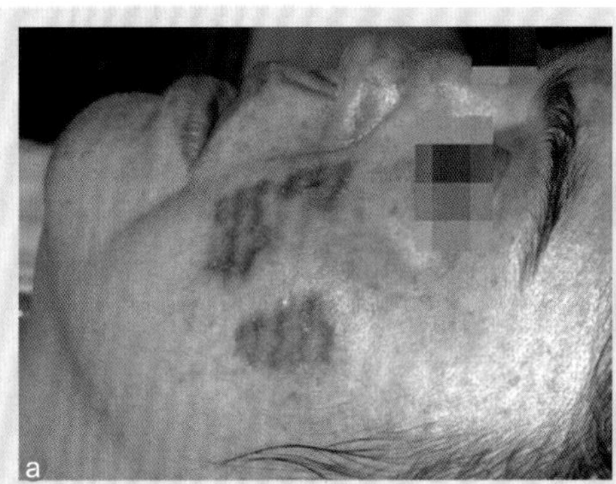

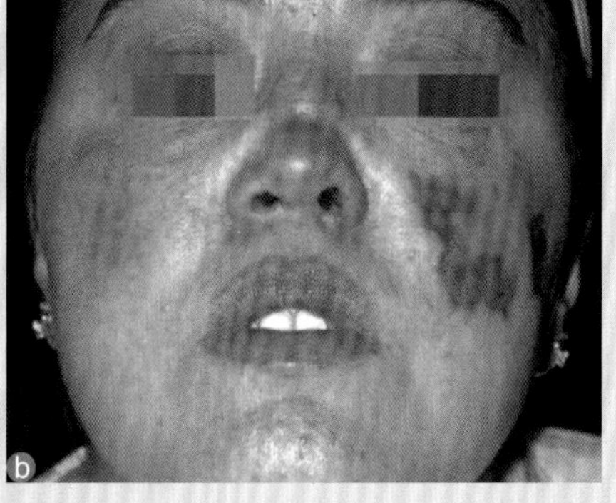

此病例是由结核感染软骨使软骨破坏而导致鼻背塌陷

图 2.9.8 鞍鼻畸形

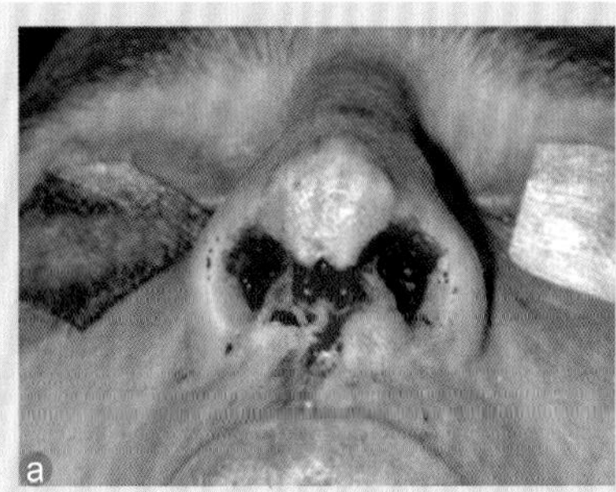

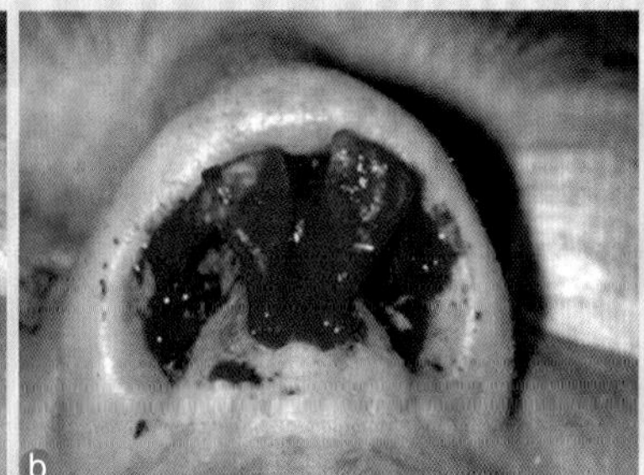

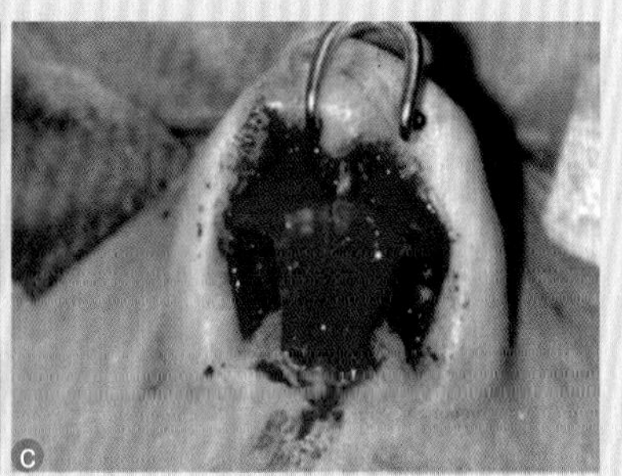

a. 跨过鼻小柱的横向切口，b. 尽量提升鼻部皮肤，c. 缝合下外侧的软骨

图 2.9.9 外鼻整形术

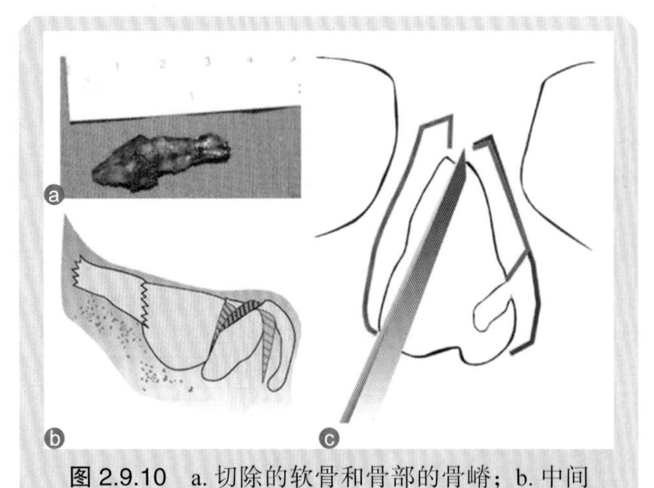

图 2.9.10　a. 切除的软骨和骨部的骨嵴；b. 中间和两侧的骨切除术可缩小鼻腔；c. 尽可能扭转鼻尖，使鼻中隔软骨、下方和上方外侧的软骨缩短

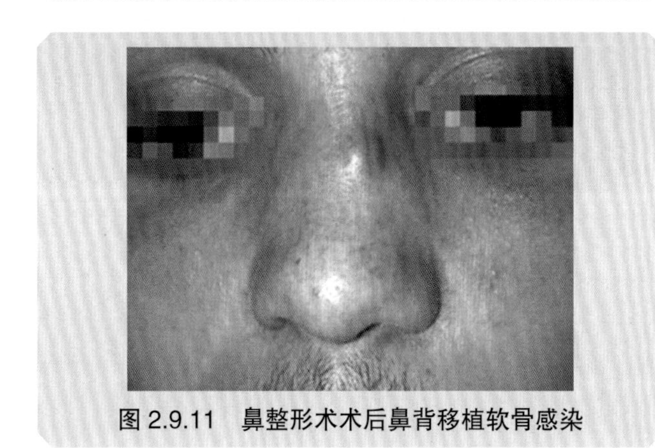

图 2.9.11　鼻整形术术后鼻背移植软骨感染

（阳　光　李　冬　译）

2.10　鼻出血

虽然大多数鼻出血病例呈自限性，但有时也会非常严重且难以控制。表2.10.1列出了可能导致鼻出血的局部和全身性因素。

鼻出血可能来自鼻中隔前、后部或者鼻腔。后鼻出血通常来源于蝶腭动脉，有时可能难以控制和处理。前鼻利特尔区出血可用硝酸银烧灼止血。

患者端坐。头部应保持挺直，不要后仰，以保持低颅内压。吸除鼻腔内的血凝块后，将浸有适当药液的脱脂棉置于鼻腔内。若为高血压患者则不宜使用肾上腺素。通过以上止血措施可提示出血来源是前部还是后部。若出血来自利特尔区，则可采用烧灼止血，且前鼻填塞物应分层折叠放置。如果出血来自鼻中隔后部，则有必要使用后鼻孔填塞止血。同时治疗全身性疾病。

表 2.10.1　鼻出血病因

局部原因
创伤
炎症
术后
异物
鼻腔和鼻窦肿瘤
遗传性出血性毛细血管扩张症
萎缩性鼻炎
全身性原因
高血压
高静脉压（二尖瓣狭窄）
血液恶病质（白血病、血友病、维生素 K 缺乏症）
抗凝药物

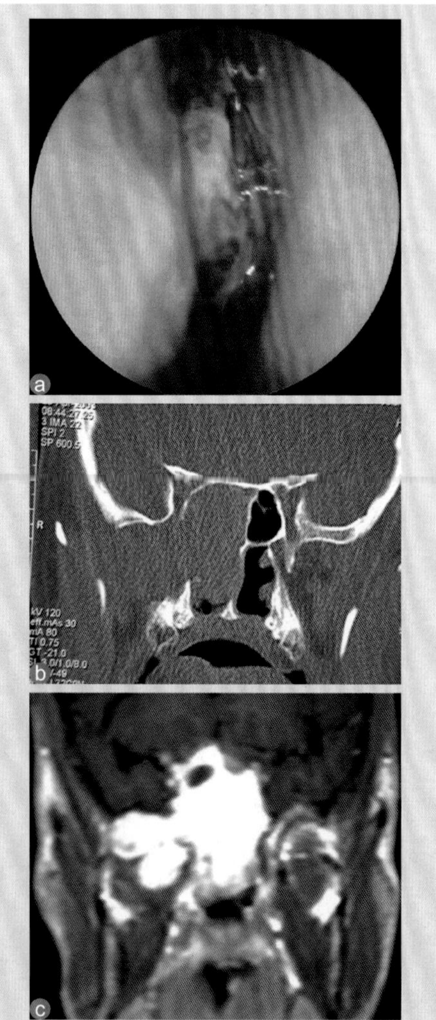

图 2.10.1　年轻男性患者出现单侧鼻腔出血和鼻塞症状应怀疑青少年鼻咽血管纤维瘤（juvenile nasopharyngeal angiofibroma，JNA）。a.JNA 鼻内镜下视野；b. 冠状位 CT 显示翼上颌裂变宽；c. 肿瘤血供丰富

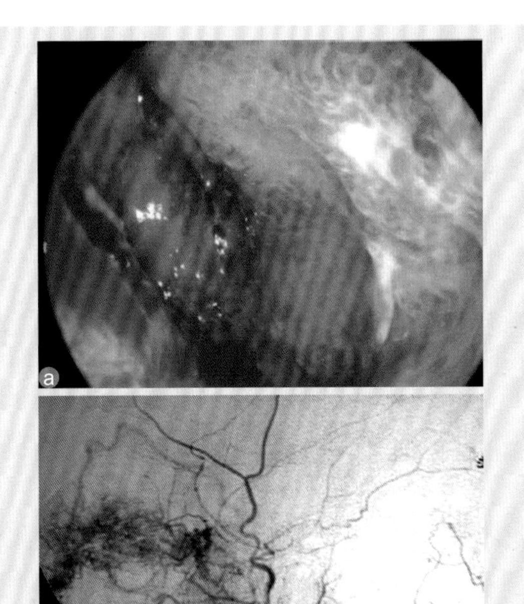

图 2.10.2 a. 遗传性出血性毛细血管扩张症（Osler-Weber-Rendu 病）以鼻黏膜中细小异常的毛细血管为特点。可能导致严重的鼻出血，血红蛋白水平可降到极低水平，需要输血。鼻黏膜内可见大量出血血管。激光凝血在早期可能有效。但是在某些严重情况下，植皮是重要的治疗手段。b. 血管造影显示血管增生

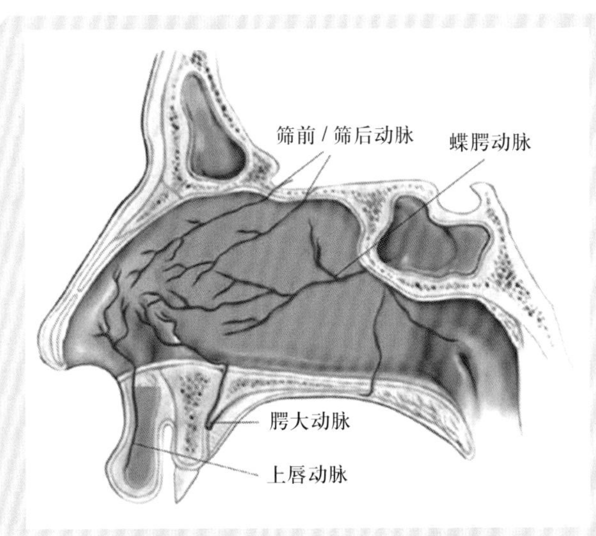

图 2.10.3 Kiesselbach 神经丛（利特尔区）。它位于鼻中隔的前部，约 90% 的出血发生在该区域。颈外动脉系统和颈内动脉系统在此区域相互吻合。来自颈内动脉系统的筛前动脉与来自颈外动脉系统的上唇动脉、腭大动脉和蝶腭动脉构成血管丛

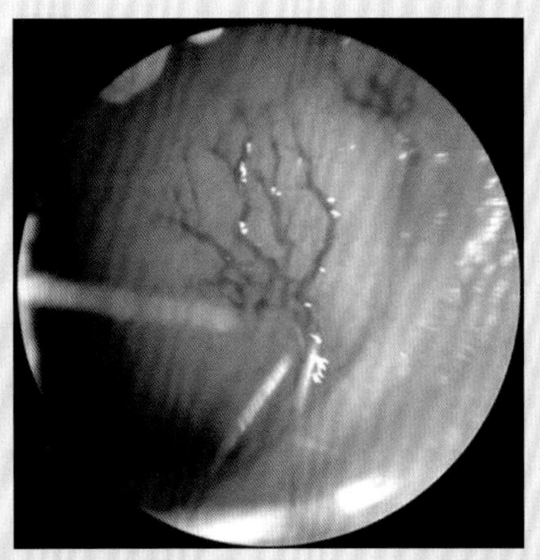

图 2.10.4 Kiesselbach 神经丛（利特尔区）血管出血

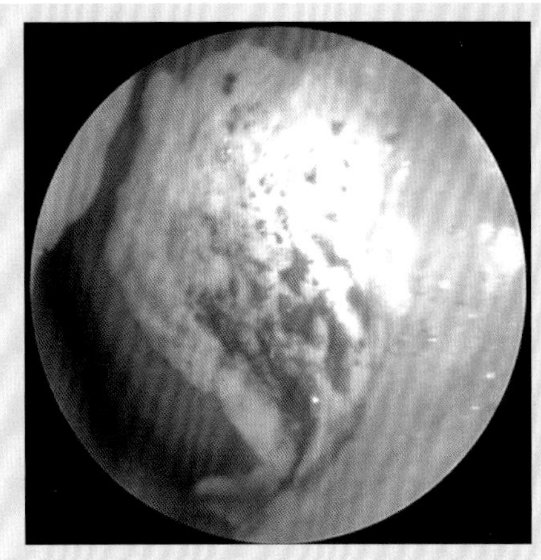

图 2.10.5 硝酸银烧灼利特尔区止血

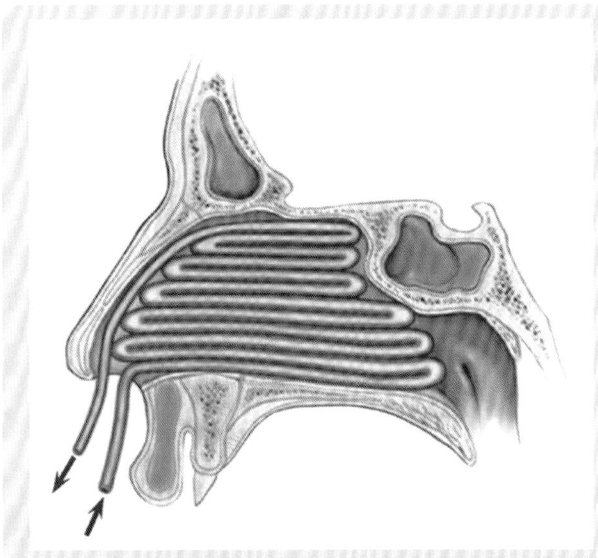

图 2.10.6 前鼻孔填塞凡士林浸渍的纱条。待鼻腔内血凝块清理干净后，分层填塞止血。箭头为纱条填塞方向

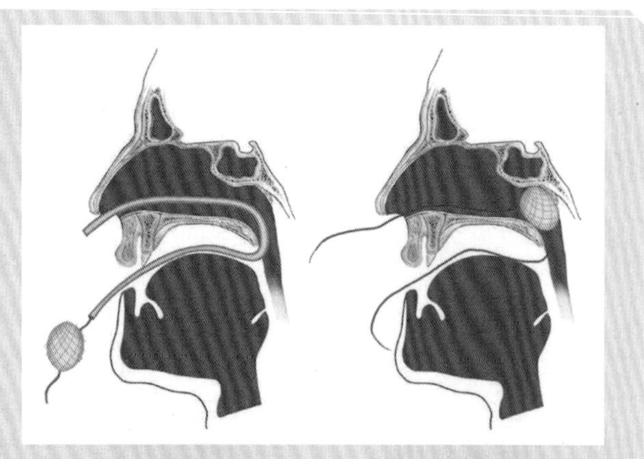

首先，需要准备一个与鼻后部空间相适宜的纱布球，并用0号线扎紧。其次，将一根软橡胶导管沿鼻腔底插入咽部并从口腔中拉出，再将一端线头固定到导管末端并把导管经鼻拉回。最后，通过施加适度的压力将纱布球送入鼻咽部，越过软腭，其线头系在鼻部和嘴角旁。后鼻孔填塞患者需住院密切观察

图 2.10.7　后鼻孔填塞术

（费永光　万　威　译）

2.11　创伤

眶底爆裂性骨折

眶底爆裂性骨折系指由直径大于眼球的物体与眼眶直接碰撞所致，其眶下缘完整。因眶内容物受压，眶内液压升高，引起眶底发生断裂，眶下神经将眶底分为两部分。由于眶底的后内侧部分骨质最薄，故眶底爆裂性骨折多发生于眶底后内侧的上颌骨处。

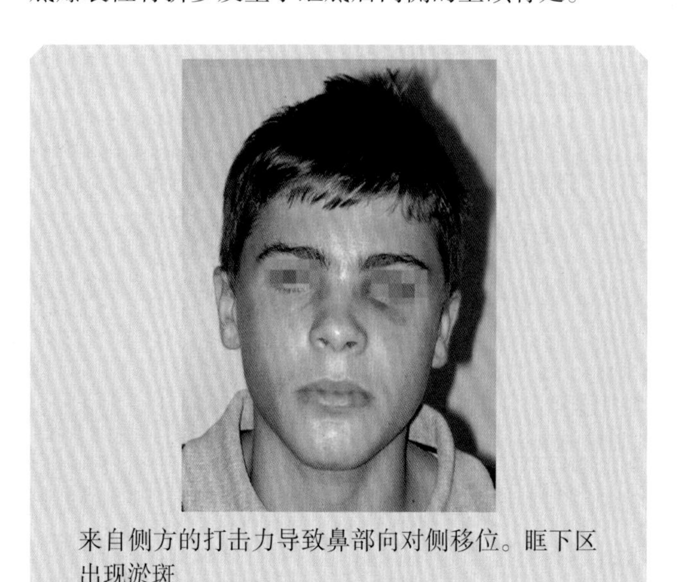

来自侧方的打击力导致鼻部向对侧移位。眶下区出现淤斑

图 2.11.1　鼻骨骨折

眶下壁“开窗式”骨折，眶内容物、眶内脂肪及下直肌疝入上颌窦内。大面积的爆裂性骨折可导致眼球向下、向后移位，致使眼球内陷。而小面积骨折可夹住疝出的软组织，导致眶内脂肪及下直肌缺血，进而引起严重的眼部疾病。

因眶下缘完整，爆裂性骨折可能因眶周组织水肿和血肿而被忽视。后期可出现眼球肿胀、眼球运动受限伴复视。确诊可采用影像学评估。在冠状骨窗上对眼眶行CT扫描，层厚3 mm，以证实眶内容物的疝出。无须静脉注射对比剂。被动牵拉试验阳性提示眼球上转受限。由于下直肌嵌顿于眼眶爆裂性骨折内，眼球垂直运动受限。临床医生应注意，眼眶内组织水肿或者出血也可机械地限制眼球运动。眼眶爆裂性骨折也可累及或单纯发生内侧壁骨折，必须在轴向骨窗上加以评估。眼眶内侧骨折缺损引起眶内软组织内容物膨胀，可能是创伤后或术后（若未被发现）眼球内陷和复视的原因。

眶底骨折的紧急手术修复是指在出现trapdoor骨折的情况下，防止下直肌因受压而缺血。由于骨质富有弹性，trapdoor骨折常见于儿童。通常建议在受伤后48小时内进行手术修复。若下直肌移位至大面积骨折部位，且未遭到骨性撞击，则不需要紧急修复。

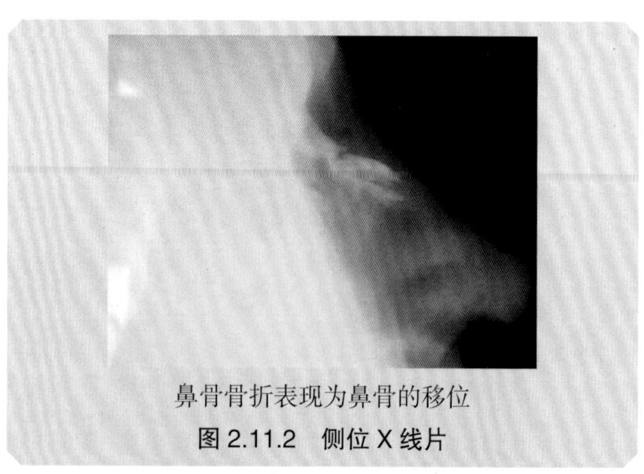

鼻骨骨折表现为鼻骨的移位

图 2.11.2　侧位 X 线片

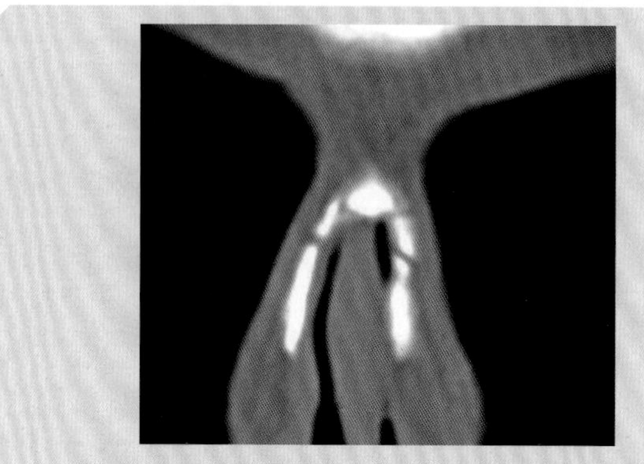

图 2.11.3　冠状位 CT 扫描显示鼻骨多处骨折

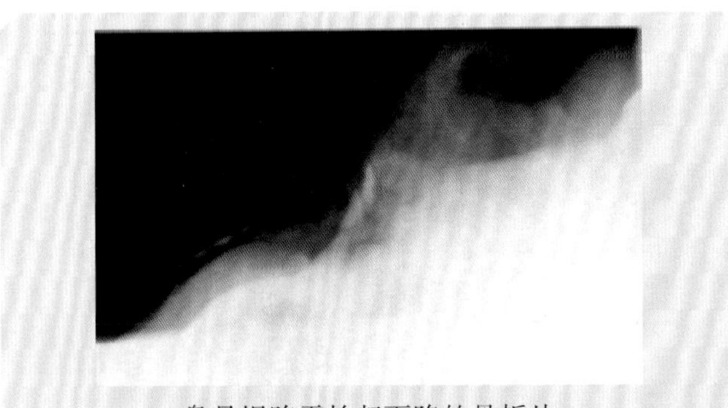

鼻骨塌陷需抬起下陷的骨折片

图 2.11.4　鼻骨骨折的侧位 X 线片

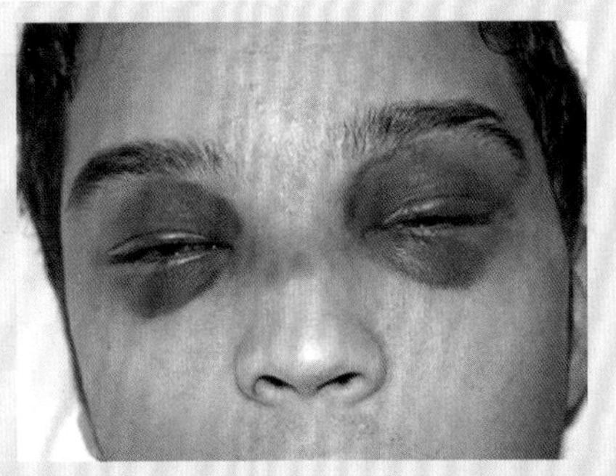

图 2.11.5　熊猫眼或眼眶周围淤斑是颅底骨折的一个标志，它是由血液从颅骨骨折处渗入眼周软组织所致

（由 Kıratlı 医生提供）

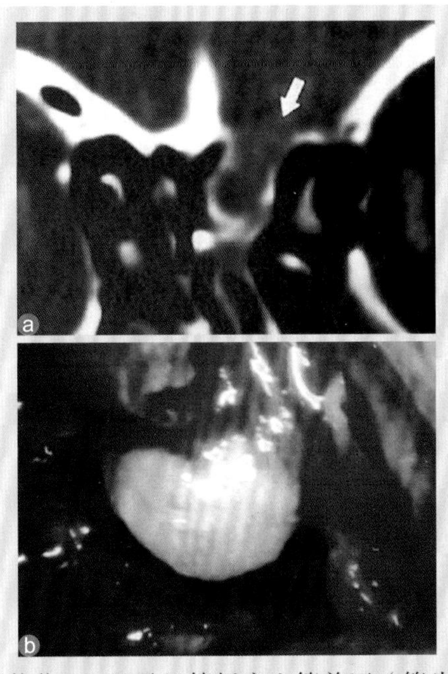

a. 冠状位 CT 显示经筛板疝入筛前区（箭头）；b. 疝出组织

图 2.11.6　外伤后脑脊液鼻漏

如果出现眼球内陷超过2 mm、有症状的复视、被动牵拉试验阳性、骨折累及眶底50%以上（由于存在发生眼球进行性下移的可能性）时，也需要对爆裂性骨折进行手术修复。同时，影像学显示显著的软组织破坏和疝出也需要外科手术干预以防止进行性纤维化。

可采取经结膜或下睑缘切口的眶周入路，在钝性分离眶内容物后，通过异体植入物修复眶底。近年来，大多数内侧眶底的爆裂性骨折采用内镜下治疗。先扩大上颌窦口，经尖牙窝插管钝性分离眶内容物后，将眶下神经内侧的骨折断端提升并复位至眶底骨面，最后将探头置于上颌窦内并充气。若出现眶内侧壁合并眶底爆裂性骨折，也应给予处理。

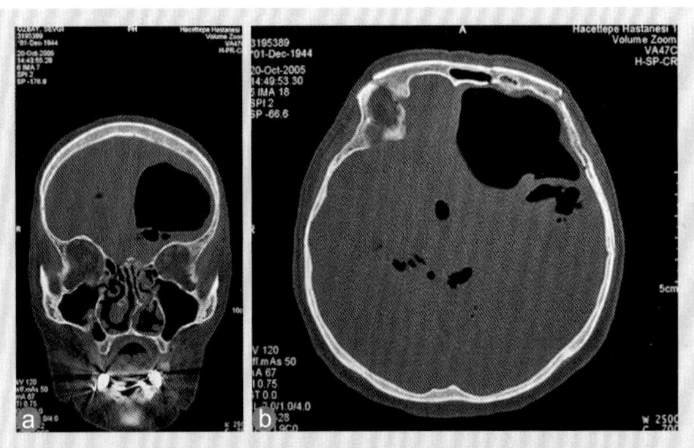

图 2.11.7　前、后额叶及前颅底创伤性骨折后颅腔内气体情况

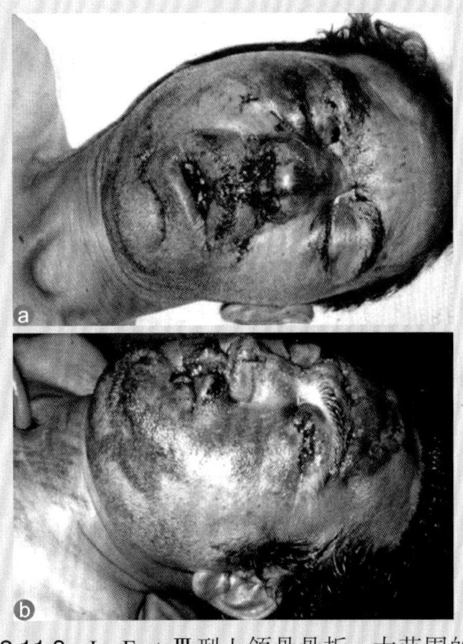

图 2.11.8　Le Fort Ⅲ型上颌骨骨折。大范围的面部骨折可能需要紧急干预以防止呼吸阻塞。上颌骨骨折的分类最早由 Le Fort 医生提出，该分类系统被称为“Le Fort 分类”。在 Le Fort 分类系统中，骨折分为 3 种类型。Le Fort Ⅰ型：骨折线经过梨状孔和上颌窦下壁，它是一种低位上颌骨骨折，在鼻底水平分裂上颌骨。Le Fort Ⅱ型（锥形骨折）：骨折线穿过鼻骨、上颌骨额突、颧骨－上颌骨交界处，它从面部的中央（中间）1/3 位置处离断颅底。Le Fort Ⅲ（颅面分离）：面部骨骼与颅底完全分离。骨折线沿鼻额缝、上颌额缝和颧额缝延伸。这些类型的骨折由于微型接骨板的使用而减少

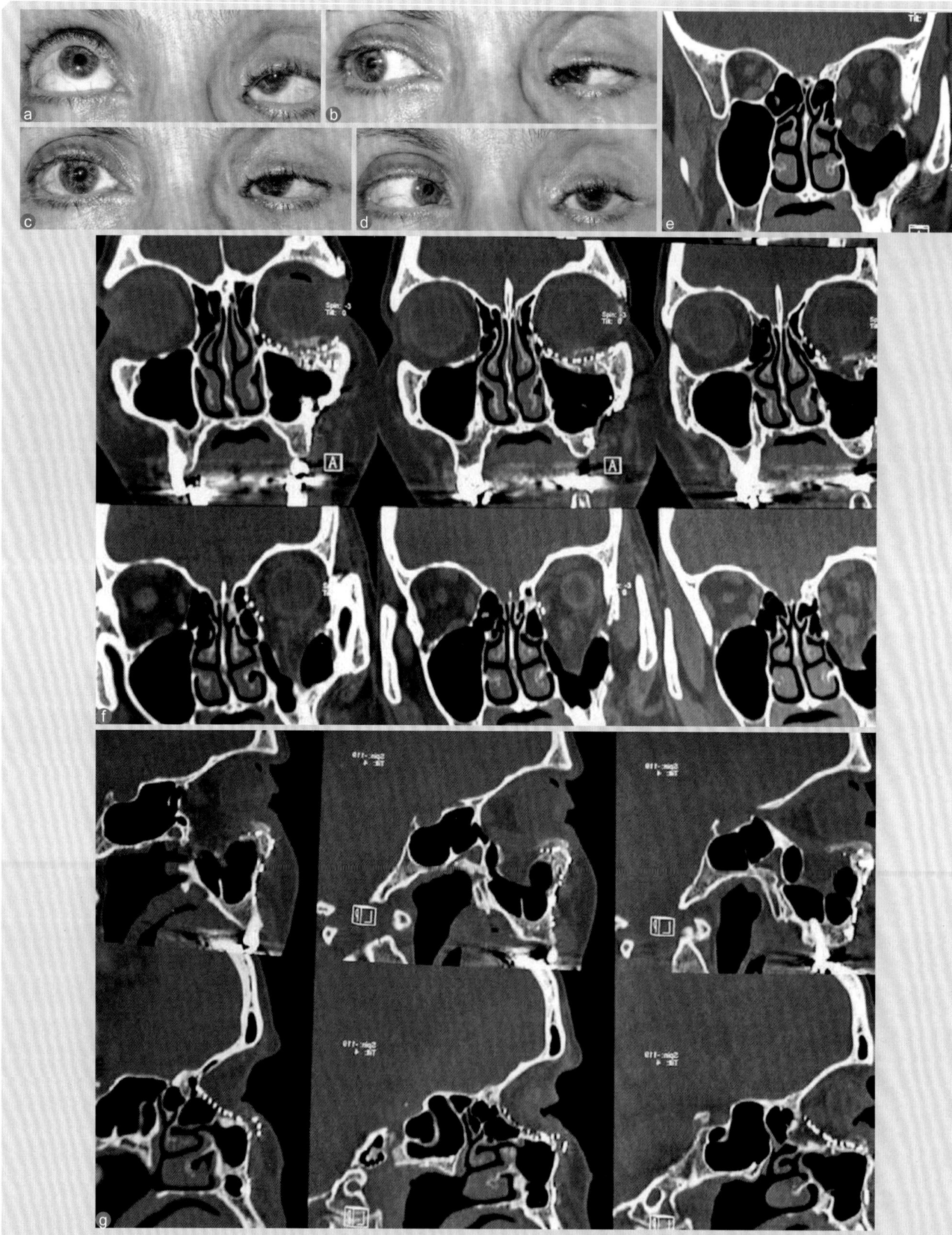

图 2.11.9 左侧眼眶爆裂性骨折。眼眶软组织内容物疝入上颌窦。眼眶爆裂性骨折通常由眼球挫伤所致。眶内压力增加导致眶腔最薄弱的部位发生骨折，使眶内容物嵌入上颌窦内。下直肌嵌顿引起眼球运动障碍。眼眶突出在长期随访中是眼球内陷发生的原因之一。该患者在一次严重的颌面部外伤后，因治疗不当造成爆裂性骨折，导致眼球内陷和左眼运动障碍，复视症状于术后恢复

（由 Şener 医生提供）

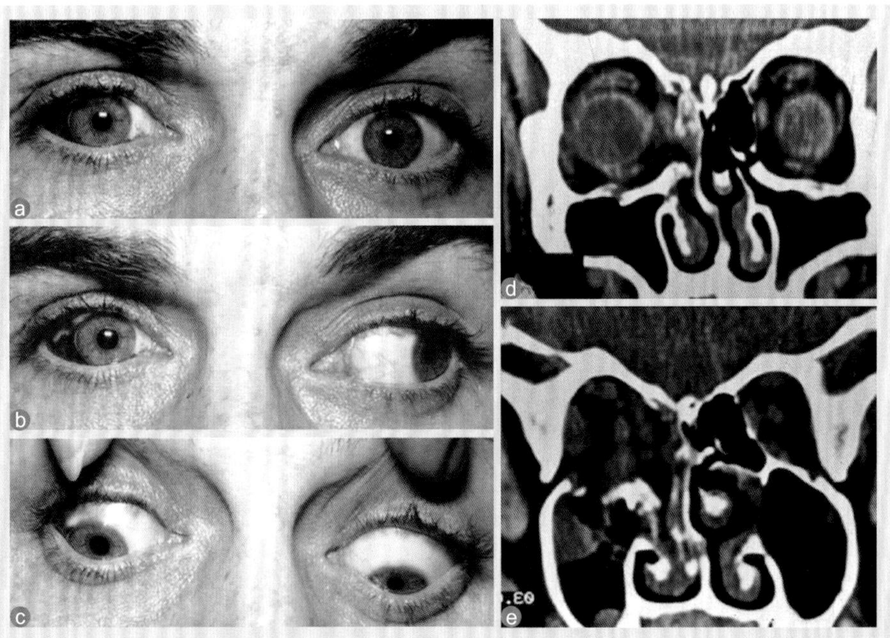

图 2.11.10　患者在一次严重交通事故后，眶内下壁骨折导致眼球内陷，右眼运动障碍，眼球向内下方注视能力受限，眼球向筛骨突出

（由 Şener 医生提供）

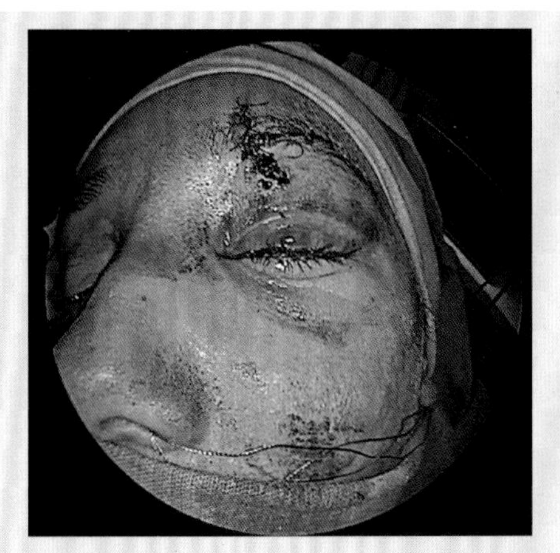

图 2.11.11　眶底爆裂性骨折。眼眶周围的淤斑

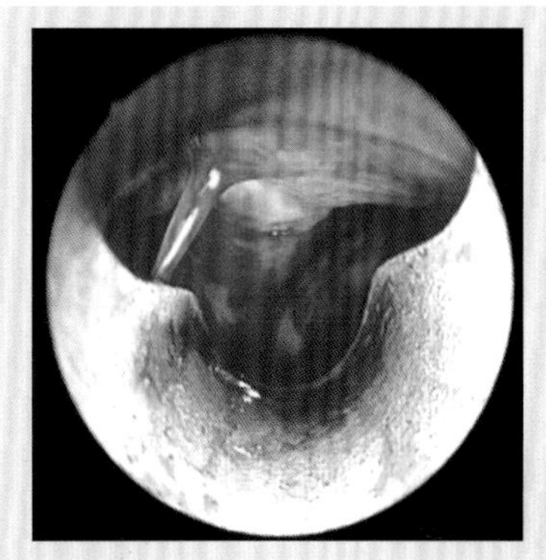

图 2.11.12　眶神经将眶底分为两部分。由于眶底的后内侧部分较薄，大部分眼眶爆裂性骨折在此薄弱处发生

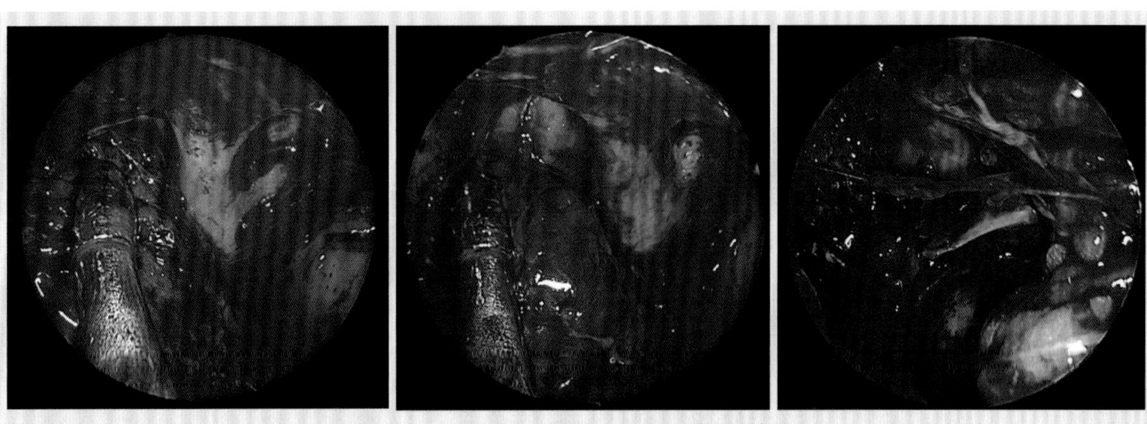

图 2.11.13　眶下神经内侧的眼眶爆裂性骨折

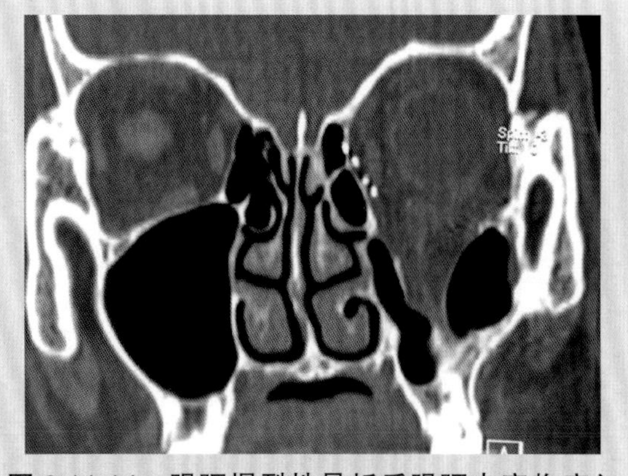

图 2.11.14　眼眶爆裂性骨折后眼眶内容物疝入上颌窦

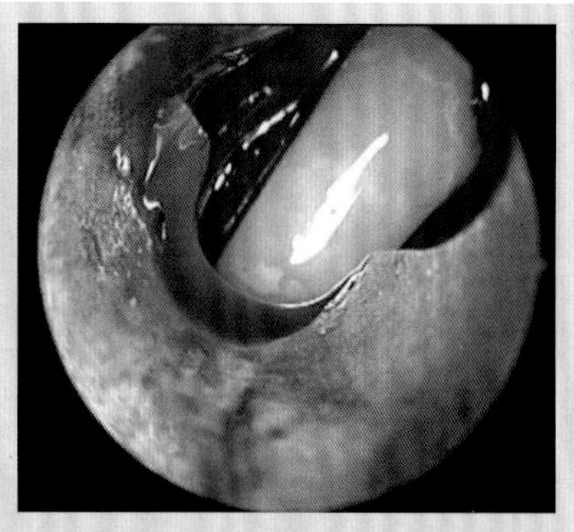

图 2.11.16　经尖牙窝插管钝性分离眶内容物后，将眶下神经内侧的骨折断端提升并复位至眶底骨面，最后将探头置于上颌窦内并予以充气

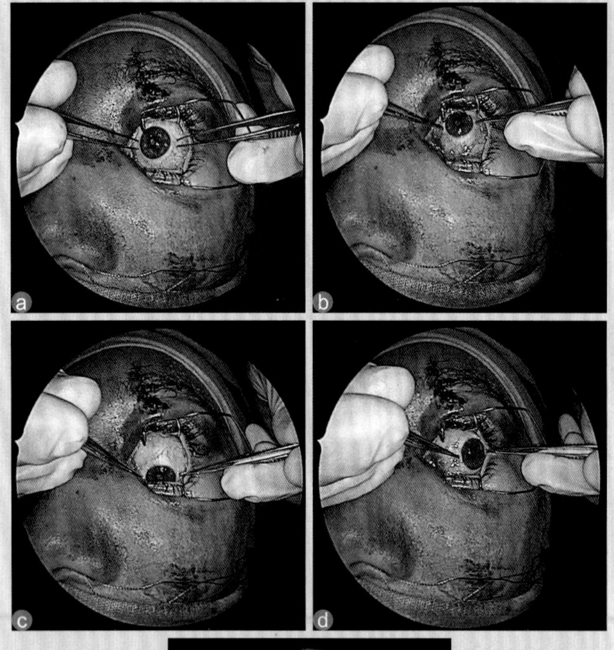

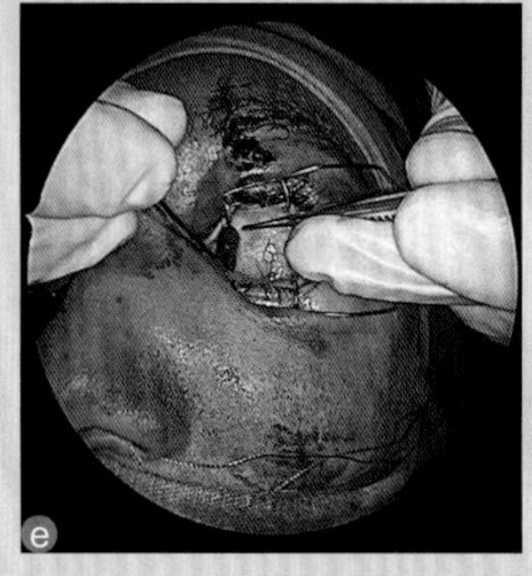

a. 直视时瞳孔处于正常水平；b. 眼球向上运动受限，由于下直肌嵌顿于眼眶爆裂性骨折内，眼球垂直运动障碍；c ~ e. 在下方、外侧、内侧方向无眼球运动受限

图 2.11.15　被动牵拉试验

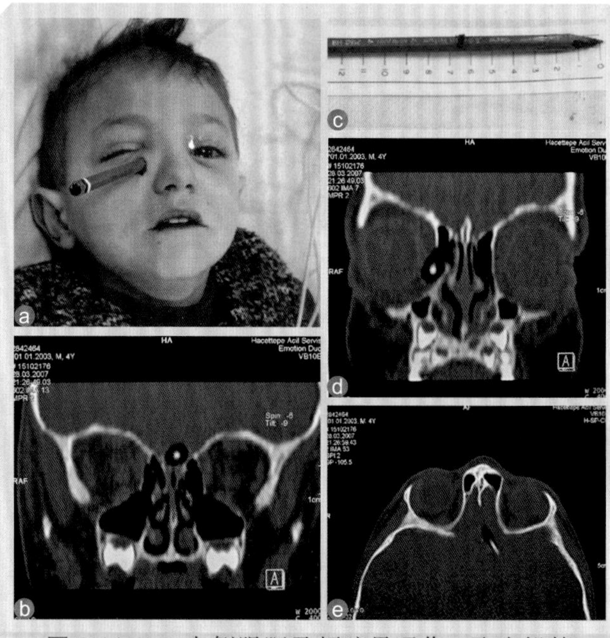

图 2.11.17　右侧眼眶及颅腔贯通伤。取出铅笔后，清除所有异物，修补脑脊液漏。a、b. 铅笔从眼眶内下侧穿透皮肤；c ~ e. 冠状位及轴位 CT 扫描显示眼部和颅腔创伤

（由 TESAV 许可使用）

（孙　宇　成红政　译）

2.12　鼻泪管阻塞

鼻泪管阻塞可能会给患者带来一系列恼人的症状。表2.12.1中描述了4种针对鼻泪管阻塞的手术径路。目前我们主要采用外部和经鼻内镜这两种术式，两种手术径路成功率相似。由于表2.12.2所列出的优势，经鼻内镜手术径路目前被临床应用更多。

通过了解该手术径路失败的原因（表2.12.3）可以提升手术的成功率。

表 2.12.1　鼻泪管系统的手术径路

径路	术式
管内径路	泪道内镜检查 泪道球囊成形术 泪道内激光泪囊鼻腔造口术
鼻内径路	经鼻中隔 经鼻内（经典的、显微镜的、内镜的） 经鼻内激光泪囊鼻腔造口术
鼻旁径路	经鼻窦
外部径路	泪筛造口术 Falk术式 Toti术式 Toti改良术

表 2.12.2　经鼻内镜泪囊鼻腔造口术的优势

优势
外部无瘢痕
泪囊更好定位
保护泪泵功能
处理鼻内相关病变
并发症较少

表 2.12.3　内镜下泪囊鼻腔造口术失败的原因

序号	原因
1	术前评估不充分
2	泪小管阻塞
3	无张力泪囊
4	小泪囊
5	相关的鼻和鼻窦疾病
6	过度气化的鼻丘气房
7	泪囊定位不准
8	鼻造口术部位错误
9	开窗的是鼻泪管而非泪囊
10	骨切除和小骨开窗不足
11	泪囊内壁切除不足和开窗小
12	中鼻甲偏侧化
13	侧壁与中鼻甲粘连
14	泪囊区残留骨刺
15	导管周围或鼻造口部位的颗粒组织形成
16	泪池综合征
17	泪泵功能受损

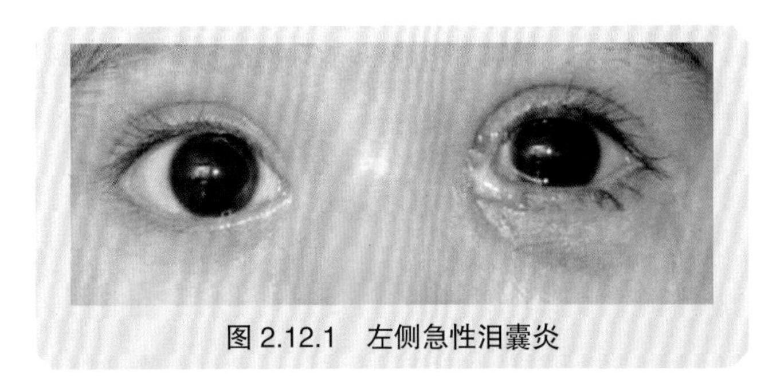

图 2.12.1　左侧急性泪囊炎

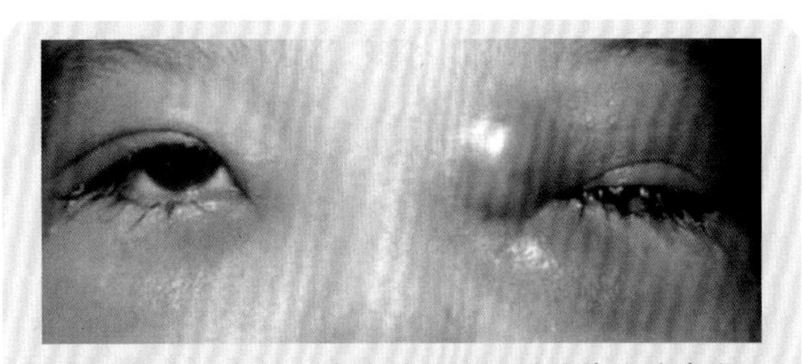

图 2.12.2　急性泪囊炎伴眼周严重感染，注意左内眦区域的波动性肿块，左眼周围充血和水肿

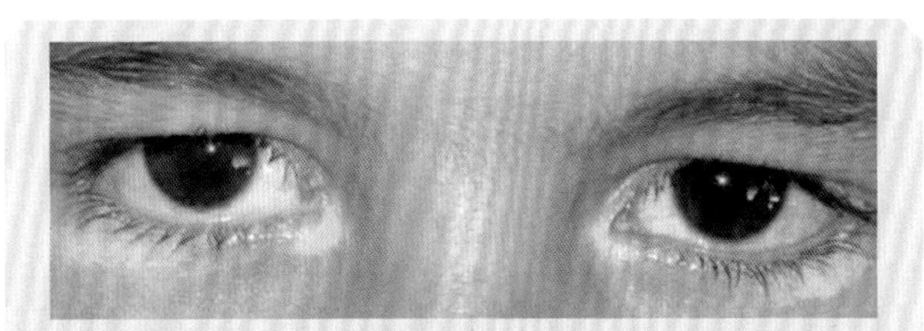

图 2.12.3　右侧先天性泪管狭窄伴荧光素引流时间延长

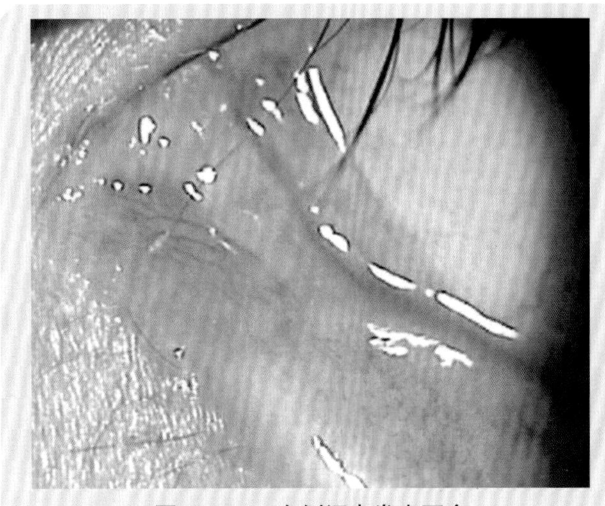

图 2.12.4　左侧泪点发育不全

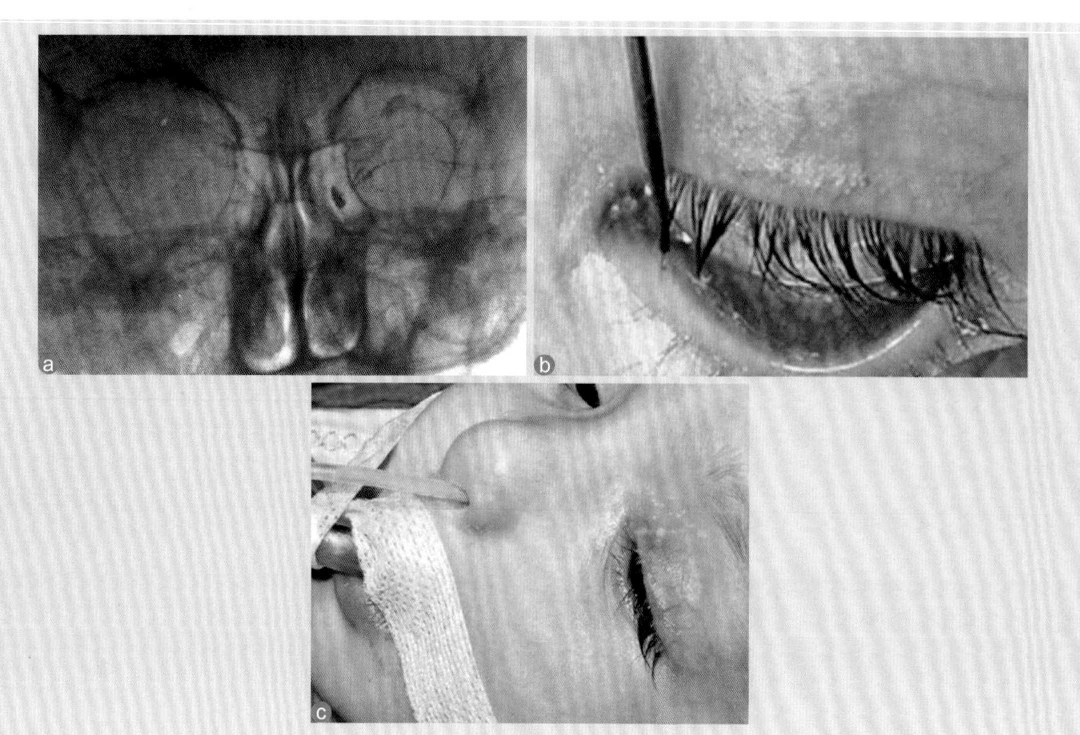

a. 宏观泪囊造影术，左侧不透明材料未排入鼻腔，右侧不透明材料已排出；b. 左侧鼻泪管探查；c. 经鼻泪管注射后从下鼻道引流出荧光素

图 2.12.5　左侧先天性泪管狭窄

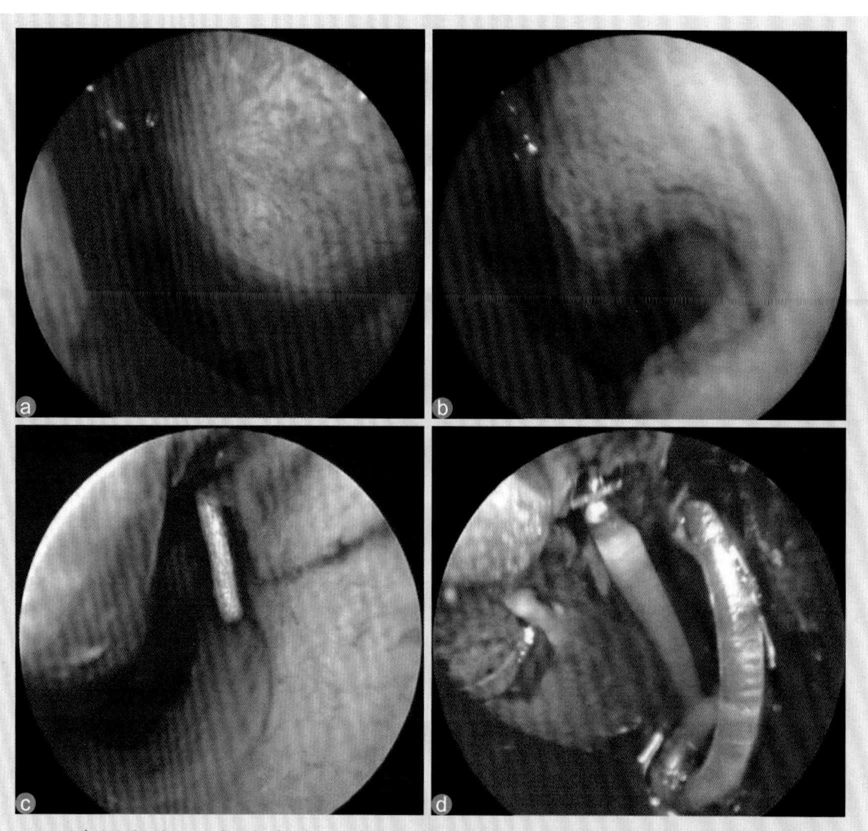

a. 下鼻甲；b. 下鼻甲内移；c. 探头尖端已到达下鼻道；d. 内镜下硅管通过鼻泪管后被固定于下鼻道

图 2.12.6　左侧先天性泪管狭窄患者内镜下插管

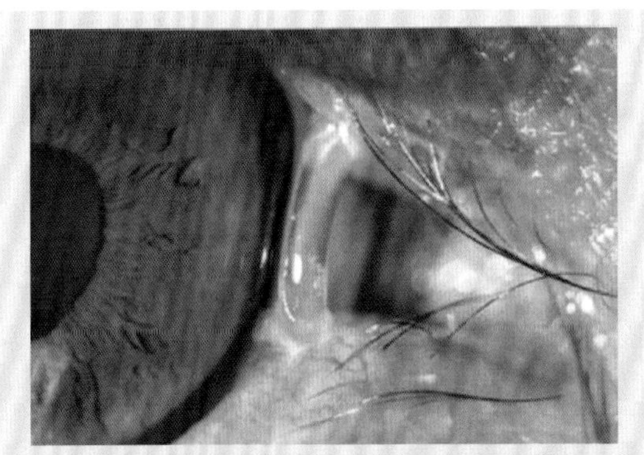

图 2.12.7　硅胶管的环不应太紧，以免损伤泪小管

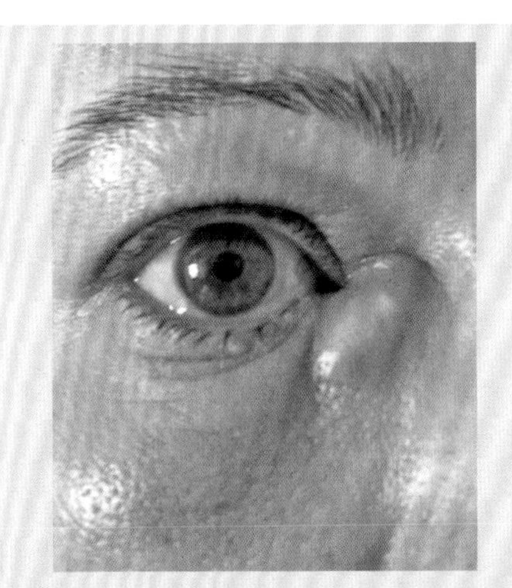

图 2.12.8　急性泪囊炎：内眦区肿胀

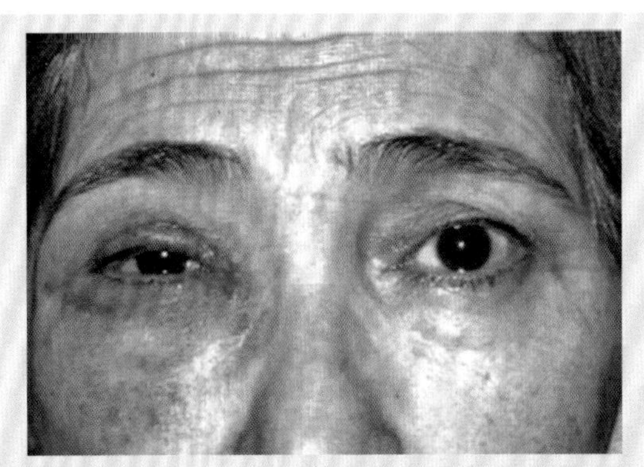

图 2.12.9　急性泪囊炎：眼眶内侧和眶周区域弥漫性发红、水肿

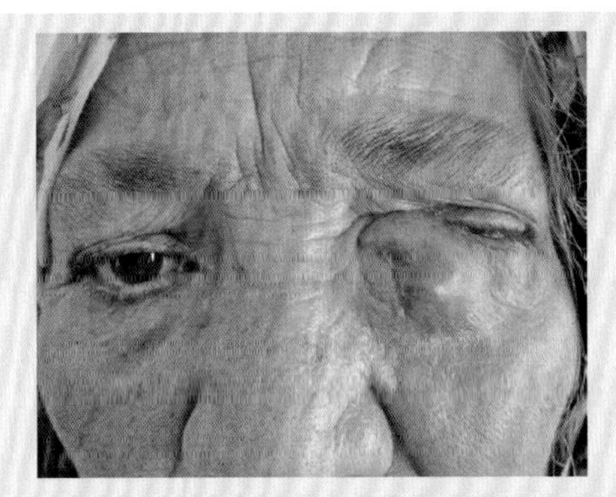

图 2.12.10　泪囊肿瘤延伸至内眦区域之外

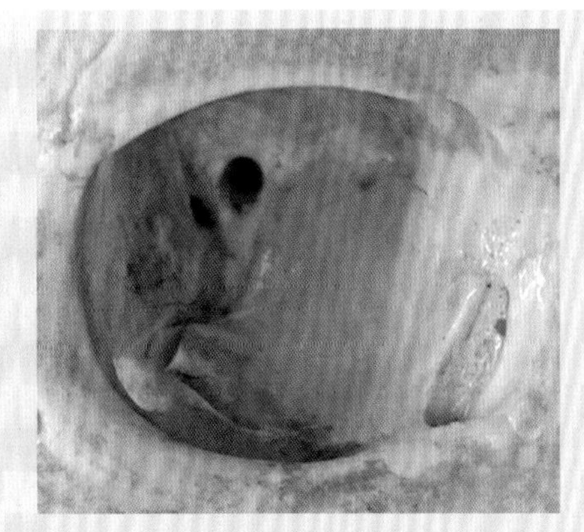

图 2.12.11　泪骨

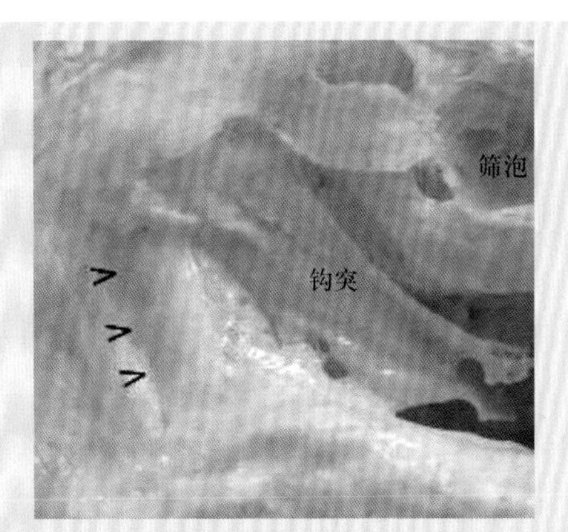

图 2.12.12　鼻泪管和泪囊（箭头）与钩突（向上）的关系（注意钩突位于泪囊上部的上方）

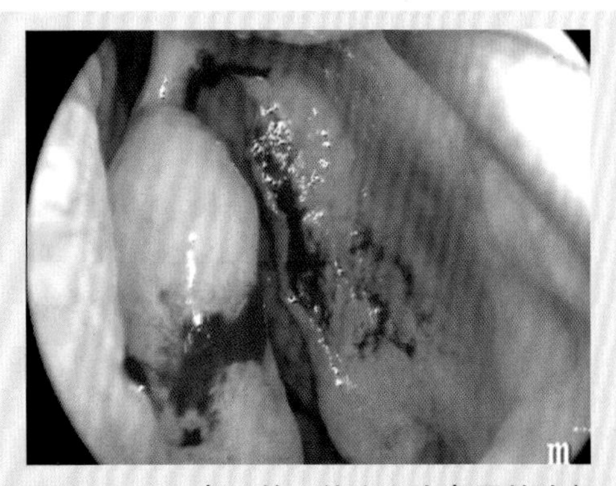

图 2.12.13　鼻泪管、钩突和中鼻甲的隆起

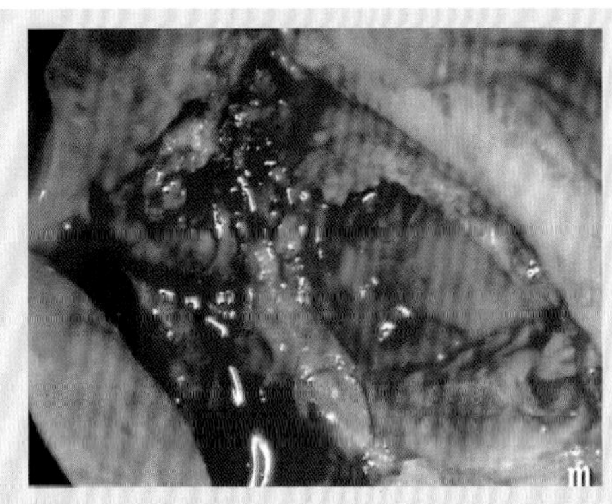

图 2.12.14　鼻泪囊的内侧膜壁被完全切除，囊底和囊内清晰可见

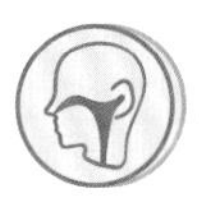

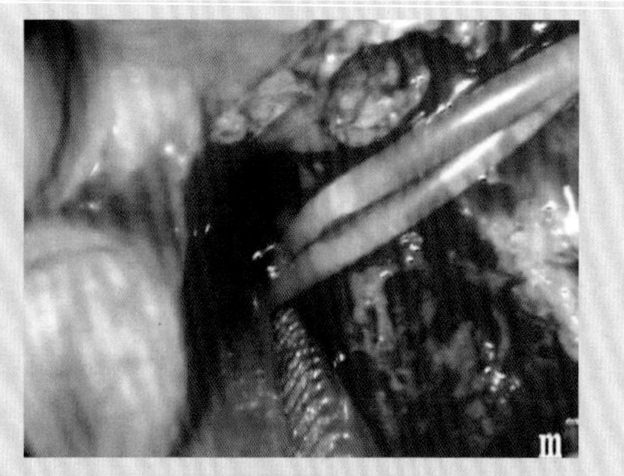

图 2.12.15　插管后硅胶管在位良好

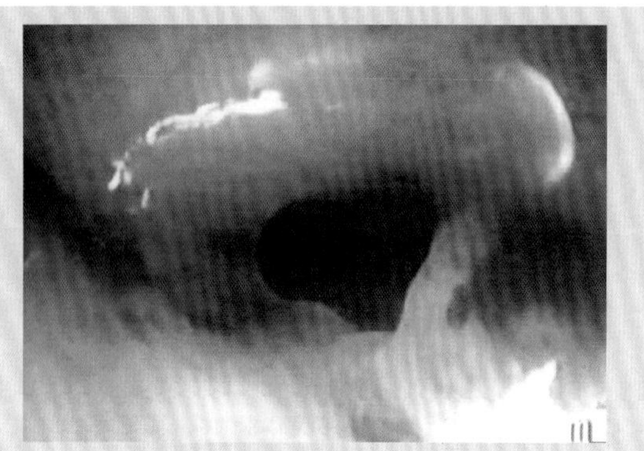

图 2.12.16　泪囊鼻腔造口术术后 2 个月上皮化鼻造口术开口

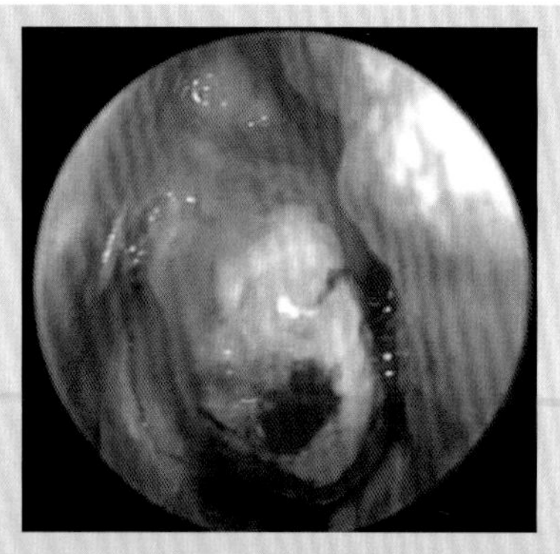

图 2.12.17　右侧鼻腔中鼻甲与鼻腔外侧壁粘连，阻碍引流（注意中鼻甲是泡状的）

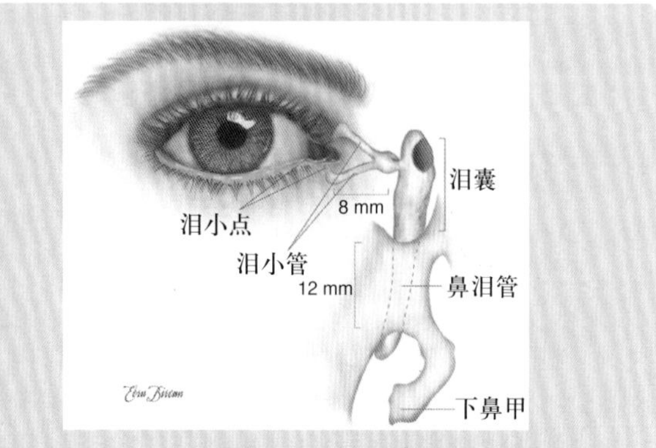

图 2.12.18　泪池综合征，如果鼻造口术开口太高，尽管鼻造口术有开口，但眼泪无法排出，症状持续

（郑志刚　吴东卿　译）

2.13　视神经病变

无明显禁忌证时，通常使用腰椎穿刺诊断特发性颅内高压。

连续的腰椎穿刺是有争议的，但有时对于临床诊断是有用的。治疗后出现视力恶化时，应行视神经减压术。

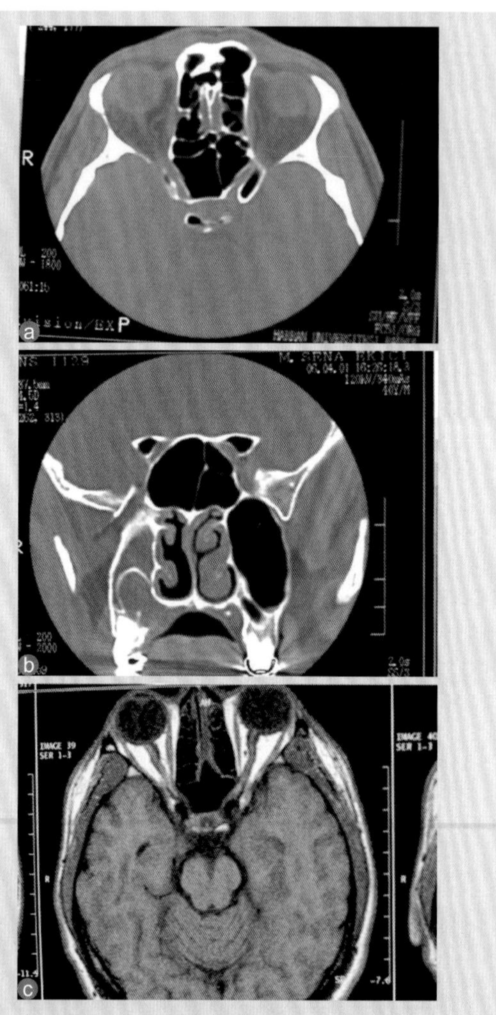

a. 水平位 CT；b. 冠状位 CT；c. 水平位 MRI

图 2.13.1　蝶窦层面的视神经

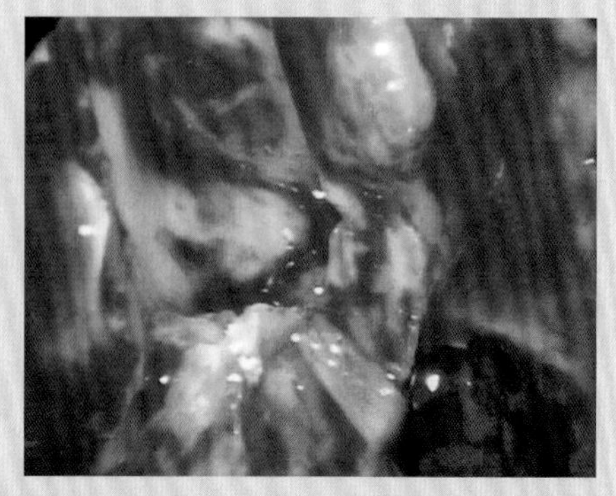

图 2.13.2　Onodi 气房内的视神经。蝶窦通常位于 Onodi 气房的后下方

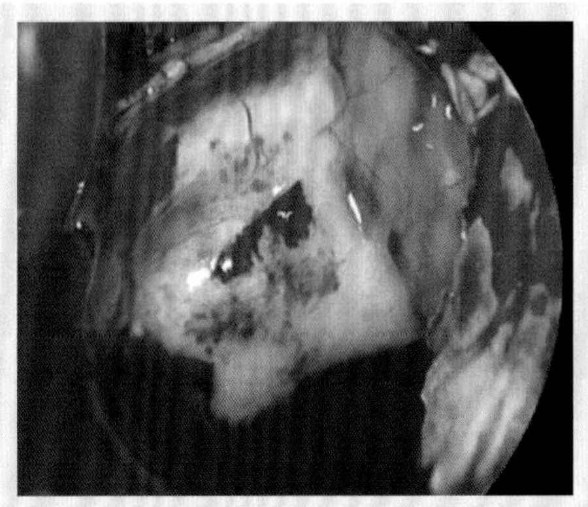
图 2.13.3 突向蝶窦后外侧壁视神经、颈内动脉、视神经 - 颈内动脉隐窝

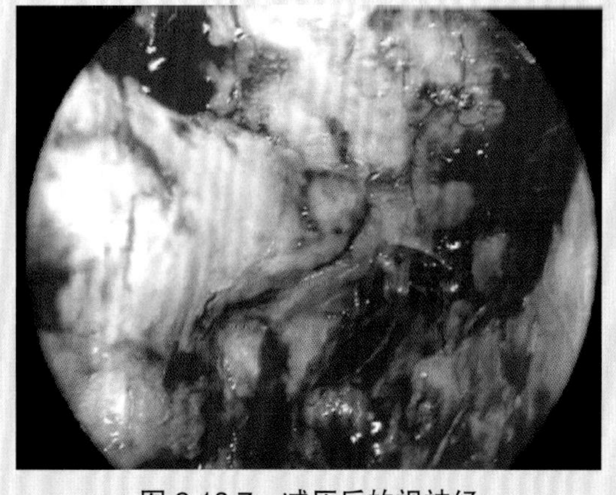
图 2.13.7 减压后的视神经

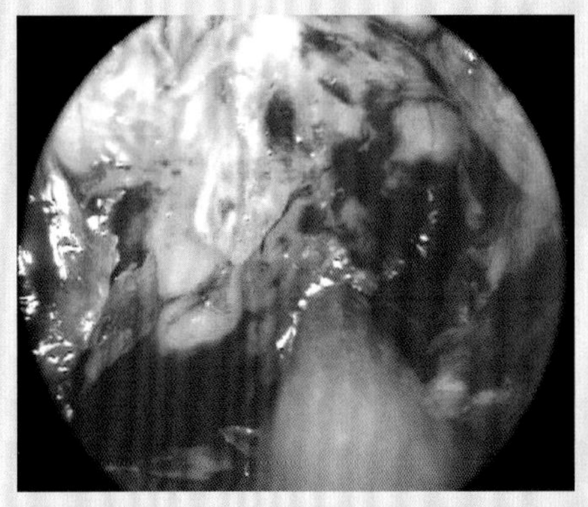
图 2.13.4 视神经管上的骨折线

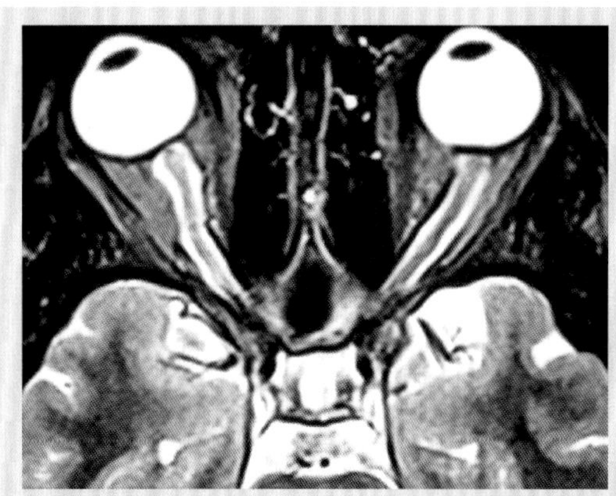
图 2.13.8 水平位 T_2 增强 MRI，视神经周围脑脊液显影面积增大，眼球后部扁平，视神经弯曲度增加

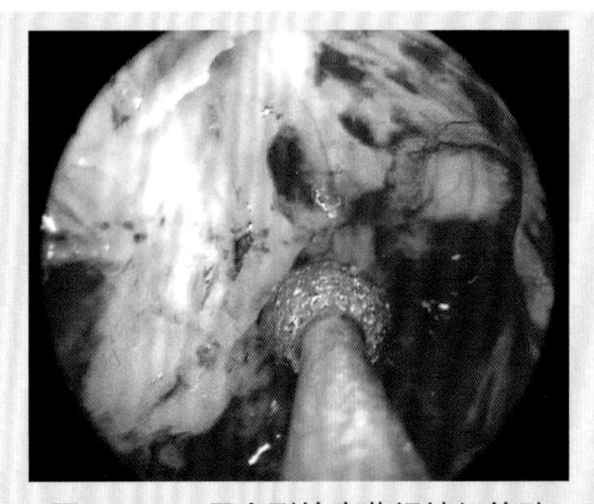
图 2.13.5 用金刚钻磨薄视神经管壁

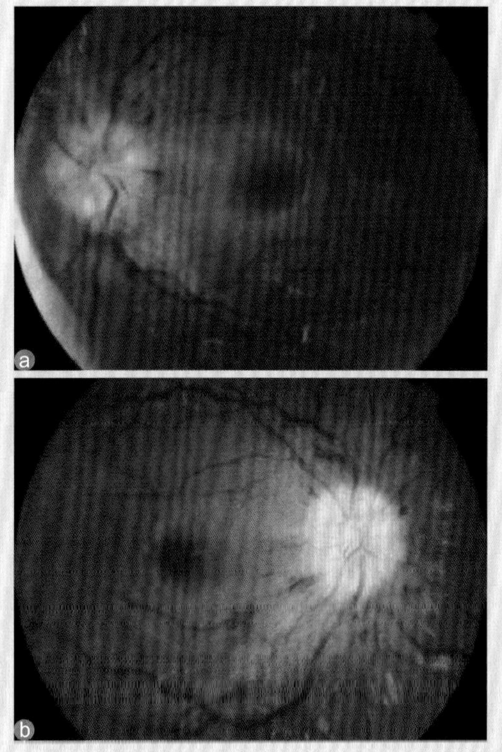

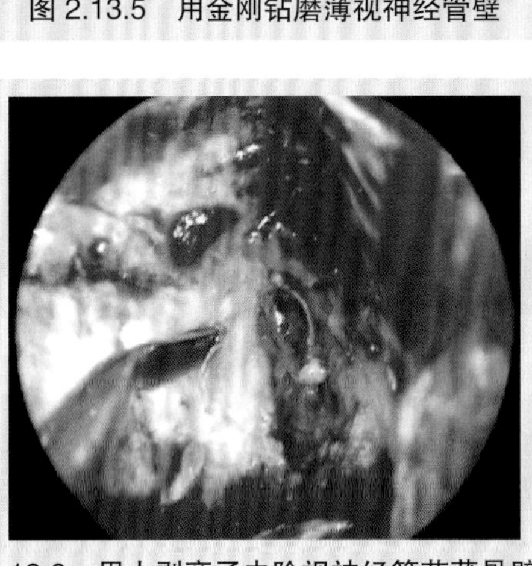
图 2.13.6 用小剥离子去除视神经管菲薄骨壁

图 2.13.9 特发性颅内高压患者的双侧视乳头水肿

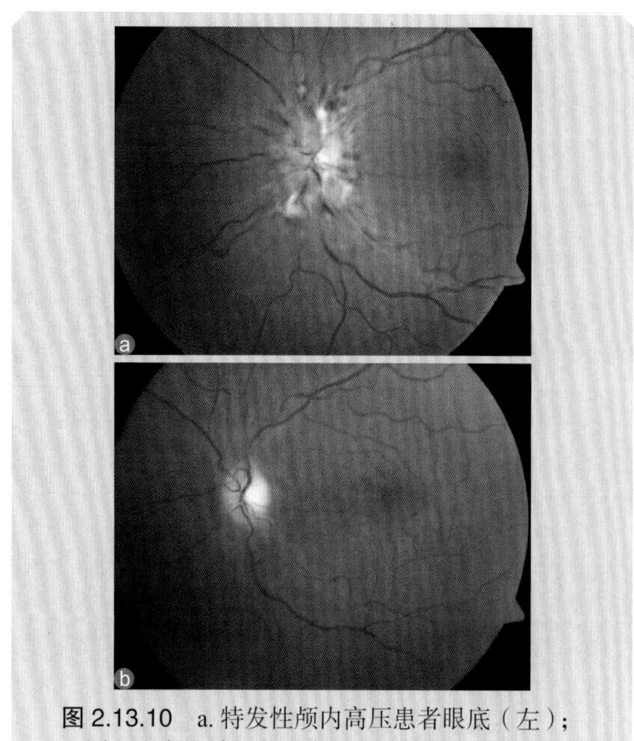

图 2.13.10 a. 特发性颅内高压患者眼底（左）；b. 同一患者视神经减压术后 18 天眼底（左）

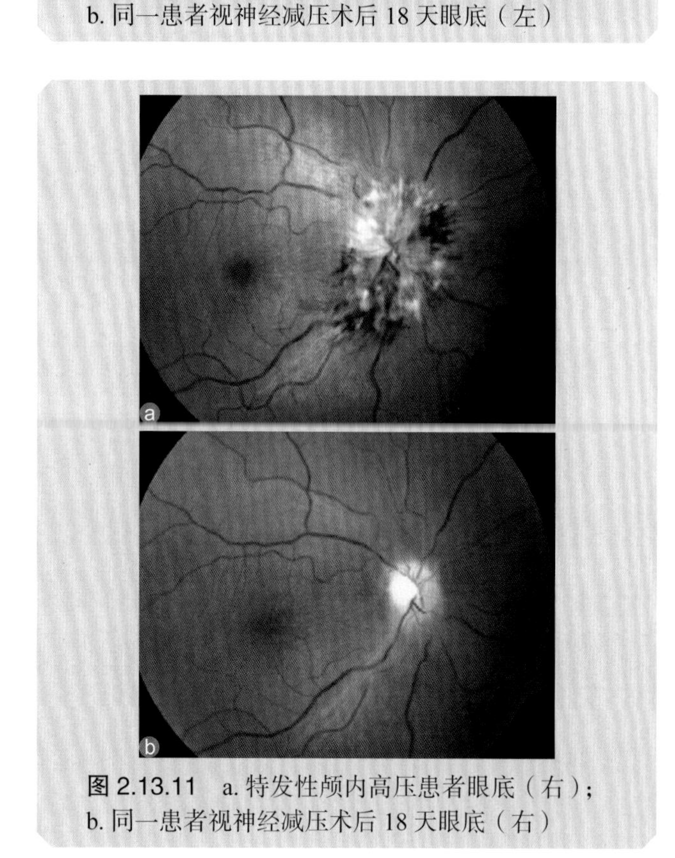

图 2.13.11 a. 特发性颅内高压患者眼底（右）；b. 同一患者视神经减压术后 18 天眼底（右）

（徐 勇 彭先兵 译）

2.14 肿瘤

鼻窦区域的肿瘤很罕见，每年发病率不到十万分之一。因为邻近眼眶和颅腔，其引起症状多与此相关。

良性肿瘤包括内翻性乳头状瘤（inverted papilloma，IP）、骨瘤、青少年纤维血管瘤（juvenile angiofibroma，JA）、血管外皮细胞瘤、血管瘤、神经鞘瘤、多形性腺瘤和脑膜瘤。鼻腔和鼻窦的所有区域都可能受到影响，但外侧壁、筛窦和上颌窦是最常见的原发部位。额窦和蝶窦很少受到影响。

施奈德乳头状瘤可能与人乳头瘤病毒感染有关，它们可以在鼻中隔的前部（真菌状型）或鼻腔侧壁（内翻型和圆柱型）发现。鼻腔鼻窦内翻性乳头状瘤是一种常见的病理类型，并与恶性转化的风险有关（5%～14%）。如果不与附着部位（原发部位）一起切除，则有很高的复发风险。

青少年纤维血管瘤是一种生长缓慢的血管肿瘤，主要发生在青少年和年轻成年男性的蝶腭区。肿瘤可以扩展到鼻窦、眼眶和颅内空间。蝶骨基底是最常见的残留病变部位，通常是由于通过翼管的侵犯。

鳞状细胞癌是鼻腔和鼻窦最常见的肿瘤。约60%的鳞状细胞癌起源于上颌窦，20%～30%起源于鼻腔，10%～15%起源于筛窦，1%起源于蝶窦和额窦。腺癌是鼻腔鼻窦肿瘤中第二常见的病理类型。

约2/3的黏膜黑色素瘤发生在鼻腔和鼻窦（另外1/3发生在口腔，其余发生在头部和颈部的各种其他黏膜部位，如咽喉）。这些是侵袭性的癌症，即使病灶较小。

鼻腔和鼻窦肿瘤的分类见表2.14.1。

眼眶海绵状血管瘤是一种良性、非浸润性、进展缓慢的成年人眼眶最常见的血管病变（静脉畸形）。

海绵状血管瘤在CT扫描上表现为边界清楚的圆形或椭圆形软组织密度肿块。在T_2加权像上，与肌肉相比呈高信号。

如果病变没有引起任何眼球突出或视觉并发症，则建议采用保守治疗并定期进行MRI检查。如果出现症状，或在随访影像中显示病变生长，建议进行完整的手术切除。由于海绵状血管瘤位置深，不易切除，在过去10年里，内镜技术被成功地应用于该领域。

表 2.14.1　鼻和鼻窦良恶性肿瘤的分类

	良性	恶性	恶性亚型
上皮源性	施奈德（鳞状）乳头状瘤（外生型、内翻性和嗜酸性粒细胞型） 小涎腺肿瘤	鳞状细胞癌 小涎腺癌 鼻腔鼻窦神经内分泌癌（sinonasal neuroendocrine carcinoma，SNEC） 鼻腔鼻窦未分化癌（sinonasal undifferentiated carcinoma，SNUC）	角化型、非角化型、变异型腺癌（肠型/非肠型） 腺样囊性癌、黏液表皮样癌 小细胞/大细胞
间质源性	血管源性 血管瘤 纤维血管瘤 纤维源性 孤立纤维瘤 纤维组织细胞瘤 纤维瘤病 脂肪瘤 肌肉源性 横纹肌肉瘤 骨和软骨源性 纤维异常增生 骨化纤维瘤 骨瘤 成骨细胞瘤 巨细胞瘤 造釉细胞瘤	血管源性 纤维源性 肌肉源性 骨和软骨源性 淋巴源性	血管外皮细胞瘤 血管肉瘤 纤维肉瘤 恶性纤维组织细胞瘤 脂肪肉瘤 横纹肌肉瘤 软骨肉瘤 成骨肉瘤 淋巴瘤
神经外胚层源性	垂体腺瘤 副神经节瘤 脑膜瘤		嗅神经母细胞瘤 黏膜恶性黑色素瘤 尤因肉瘤/外周神经外胚层肿瘤（peripheral neuroectodermal tumor，PNET）
继发性肿瘤			肺癌、肾癌、乳腺癌或卵巢癌

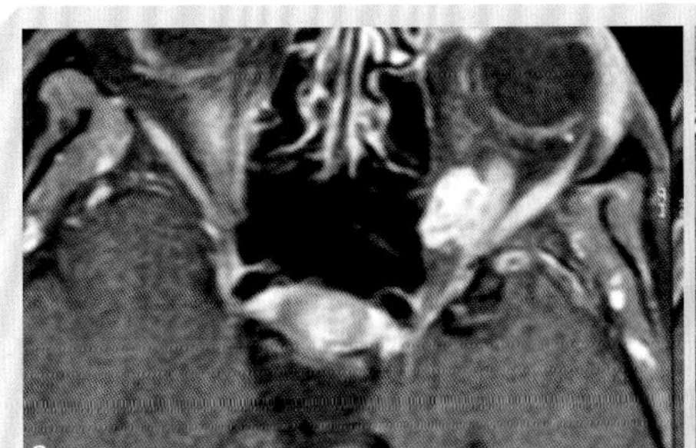

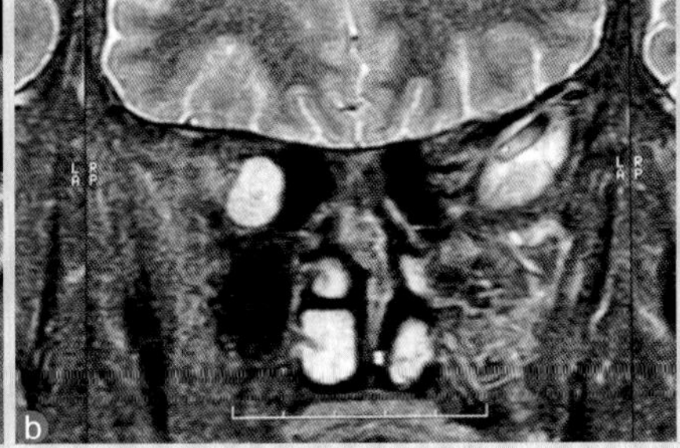

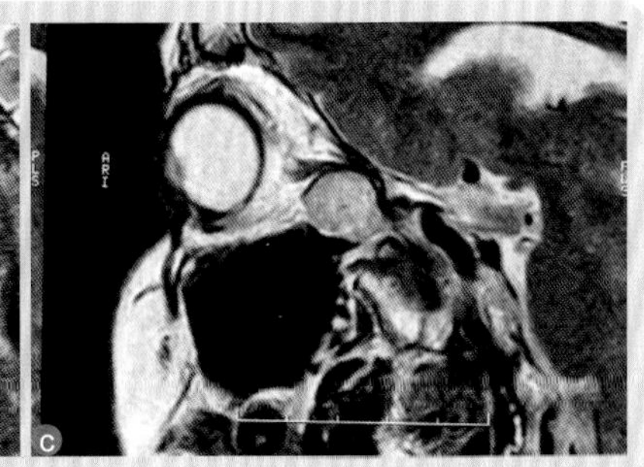

a. 轴位；b. 冠状位；c. 矢状位

图 2.14.1　右眼海绵状血管瘤 T_2 加权 MRI

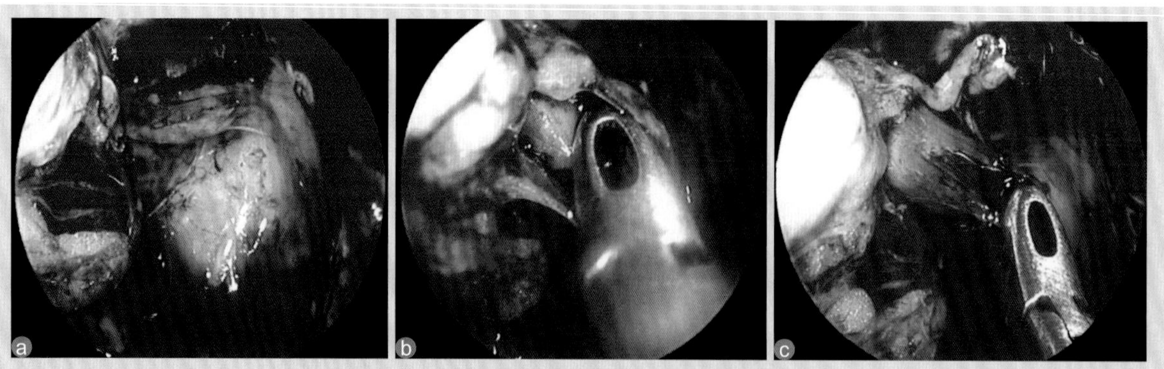
图 2.14.2　右眼海绵状血管瘤的手术治疗。a. 内直肌；b. 内直肌内侧的海绵状血管瘤；c. 病变的解剖和切除

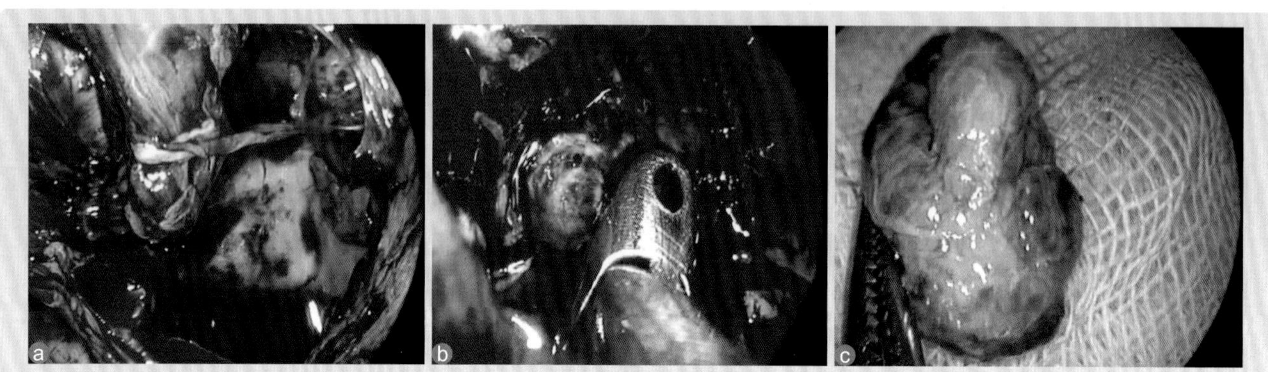
图 2.14.3　右眼海绵状血管瘤的手术治疗。a. 血管瘤位于内直肌的下方和中间；b. 病变的解剖和切除；c. 完全切除血管瘤肿块

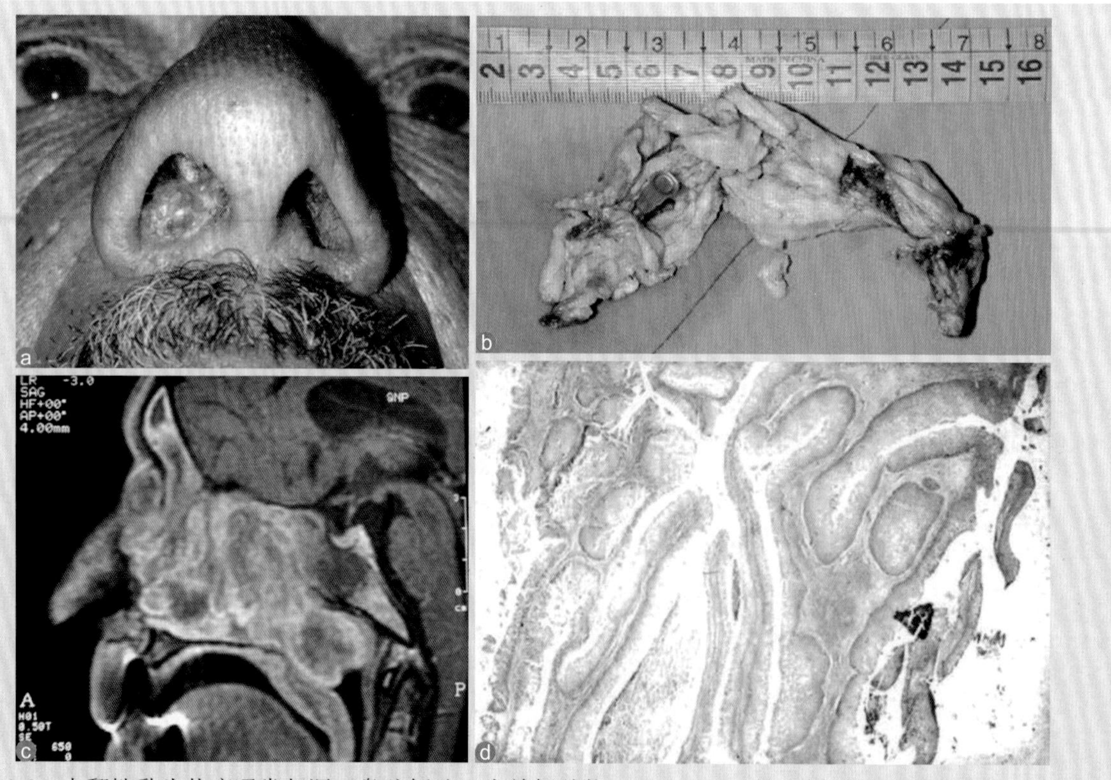
图 2.14.4　内翻性乳头状瘤通常起源于鼻腔侧壁。为单侧肿物，5% ~ 14% 的病例可能有恶性转化。肿瘤应完全切除，并送去做组织学检查，以检查是否有恶性转化。内镜切除是首选的治疗方法。a. 右侧肿块；b. 在矢状位 MRI 显示，肿块完全充满鼻腔；c. 肿块的移除；d. 内翻性乳头状瘤的组织学切片可见上皮向组织内陷

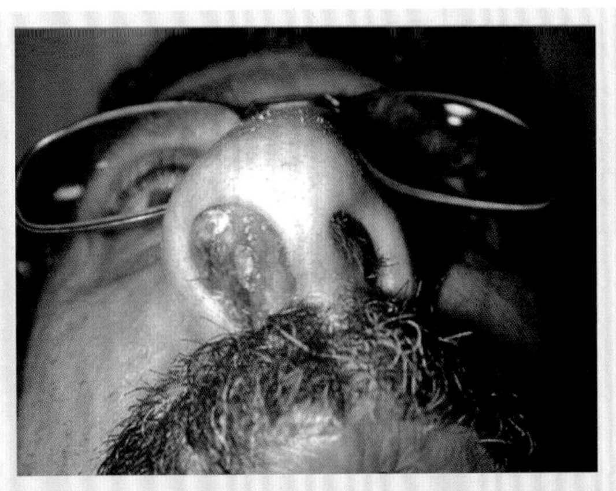

图 2.14.5 内翻性乳头状瘤填充前鼻孔且清晰可见

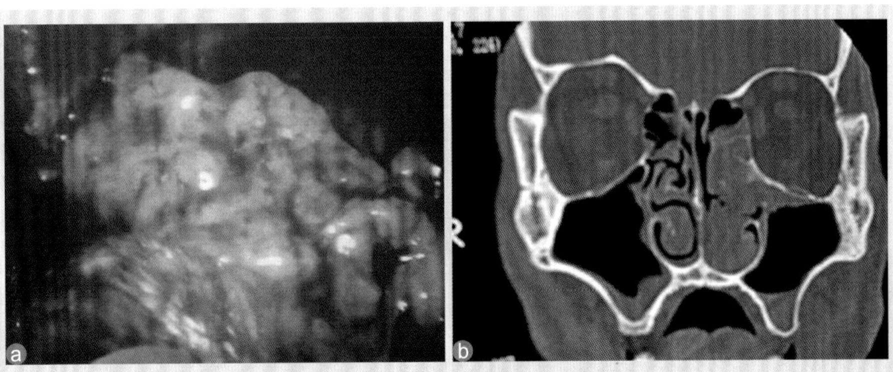

a. 内镜观；b. 冠状 CT 显示延伸到上颌窦的上壁

图 2.14.6 左侧内翻性乳头状瘤

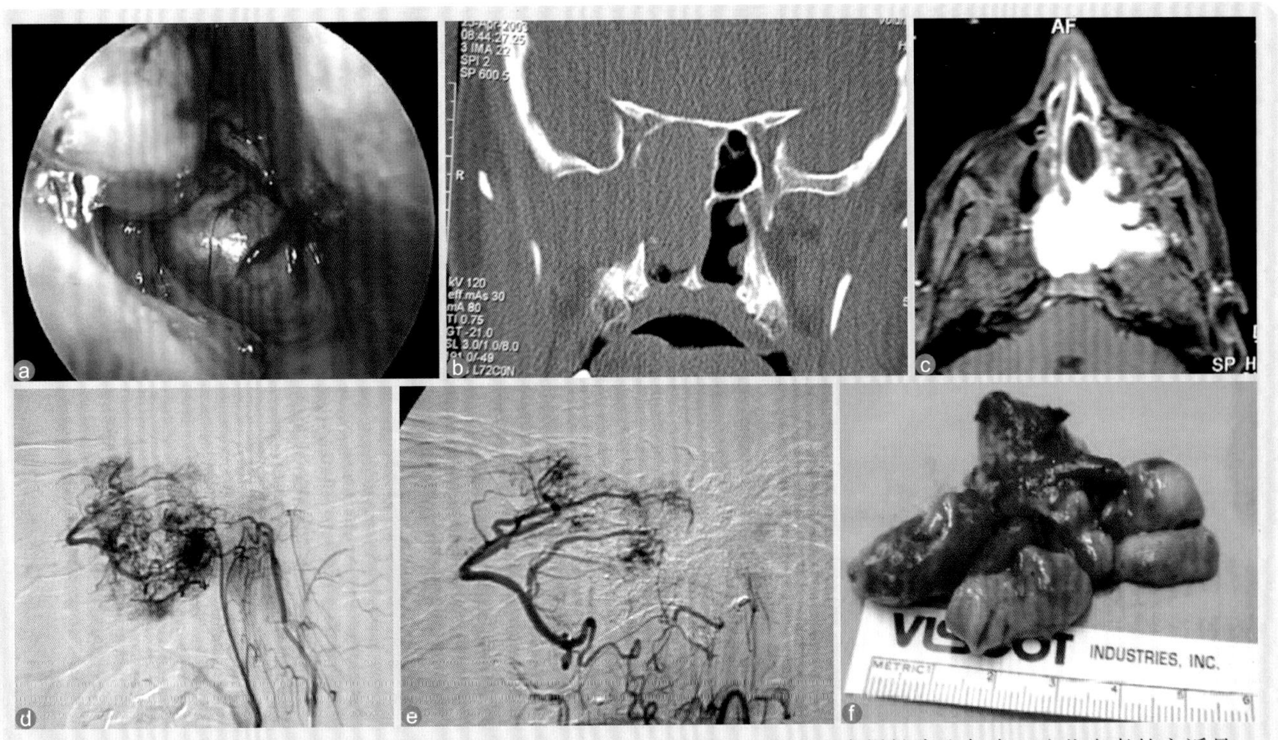

图 2.14.7 幼年鼻咽血管纤维瘤，通常出现在蝶腭孔上方和后部，只发生在男性青少年中。这些患者的主诉是鼻塞和出血。a. 鼻内镜视图；b. 冠状位 CT 扫描，翼上颌骨的扩大是诊断性的；c.MRI 轴位解剖图显示颞下窝延伸；d. 数字减影血管造影显示肿瘤血管丰富；e. 栓塞术可以帮助外科医生在较少的出血区域进行手术，栓塞后未见血管；f. 内镜手术是首选的治疗方法，肿瘤完全切除后的标本

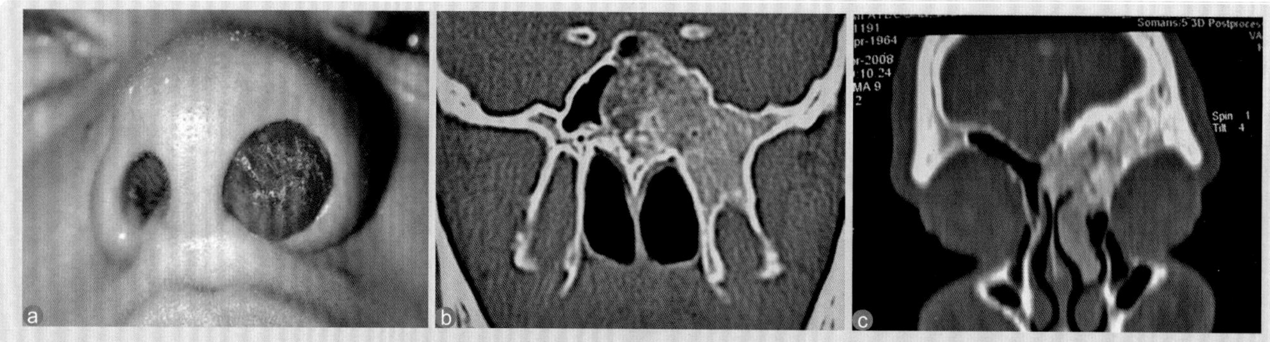

图 2.14.8　骨纤维异常增殖症。骨纤维结构不良是面部骨骼的纤维骨性病变，常发生于 20 岁以下青少年。CT 扫描显示，由骨和纤维组织混合组成的磨玻璃样是该肿瘤的特征。如果没有引起任何畸形或功能障碍，则不需要手术。a. 纤维结构不良使左鼻孔完全阻塞、变形；b. 冠状位 CT 显示蝶骨纤维发育不良。c. 冠状位 CT 显示额骨纤维发育不良

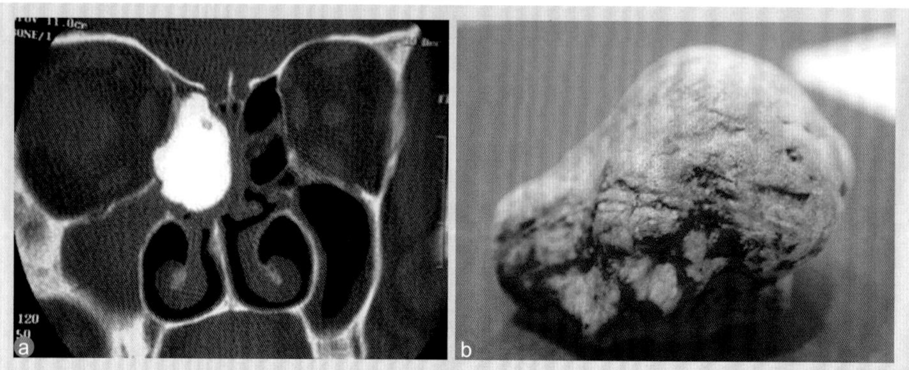

图 2.14.9　骨瘤是常见的鼻窦良性肿瘤，最常发生于额、筛区。a. 冠状位 CT 显示右侧筛骨骨瘤；b. 取出后的标本

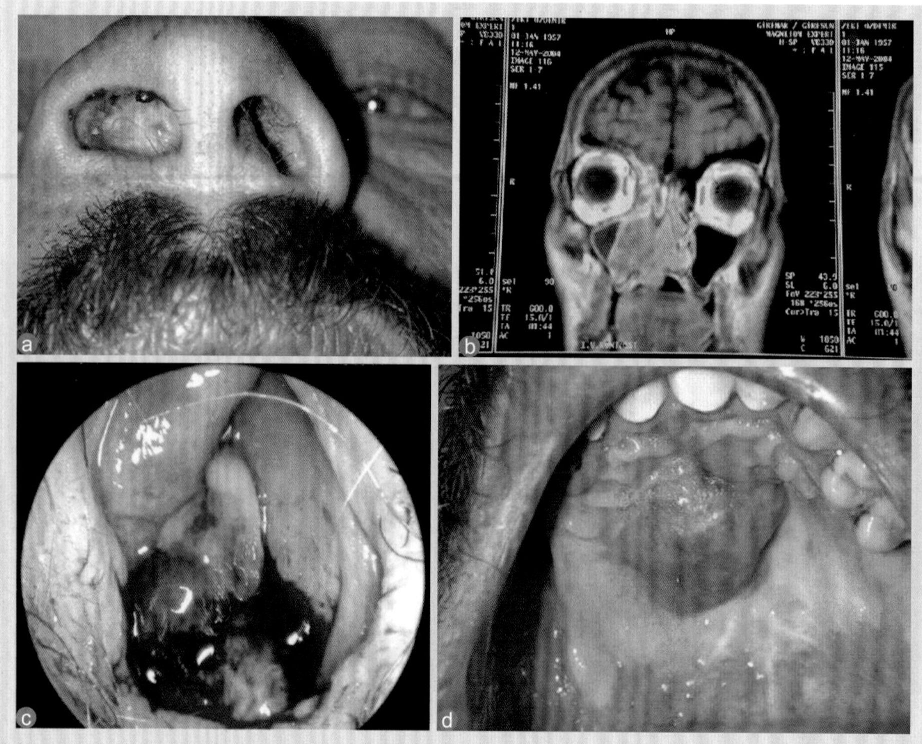

a. 右侧鼻腔肿物；b. 清除化脓组织后的色素沉着肿物；c. 冠状位 MRI 图像显示肿物充满筛窦和上颌窦，并延伸至上颚；d. 硬腭肿物，鼻腔内肿物侵犯了腭骨

图 2.14.10　鼻腔恶性黑色素瘤

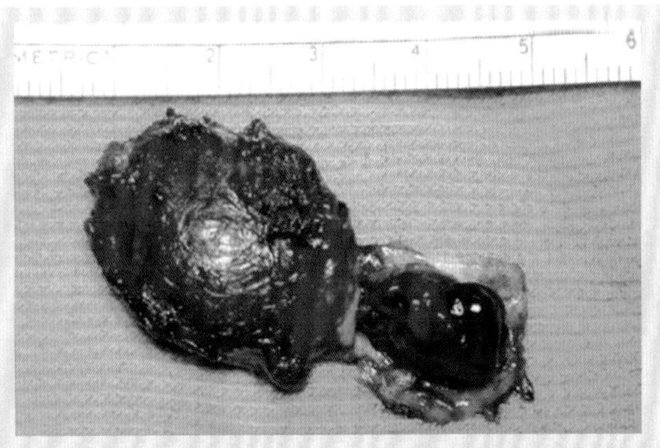

鼻窦恶性黑色素瘤的发生率占全部黑色素瘤的 1% ~ 2%。色素息肉可能是恶性黑色素瘤

图 2.14.11 鼻腔黏膜恶性黑色素瘤标本

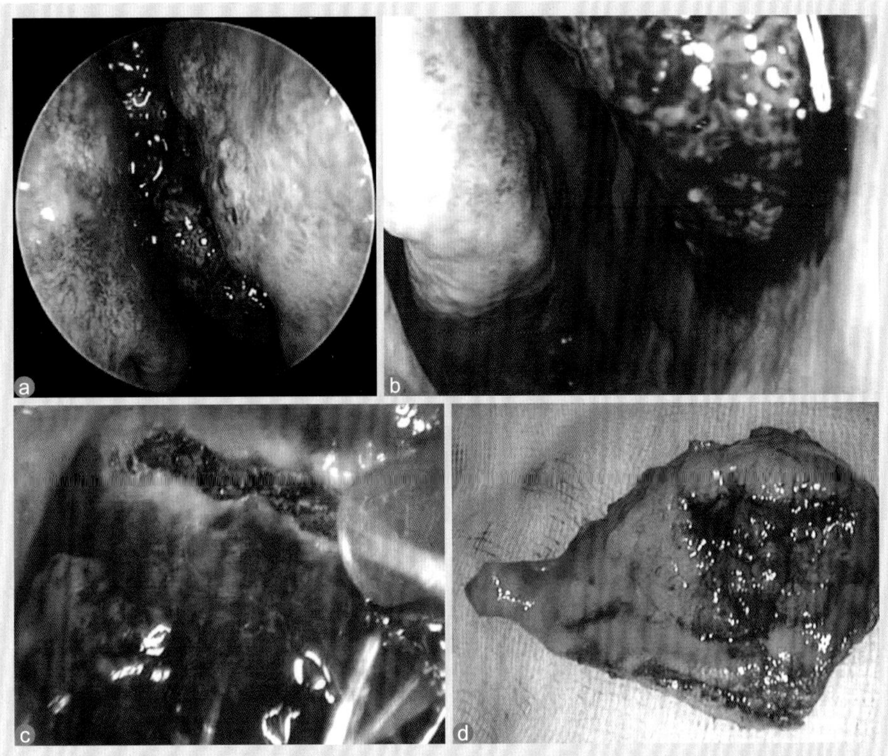

a. 鼻内镜视图；b. 肿瘤向下延伸；c. 肿瘤向上延伸，切口；d. 安全切除肿瘤

图 2.14.12 鼻中隔表皮样癌

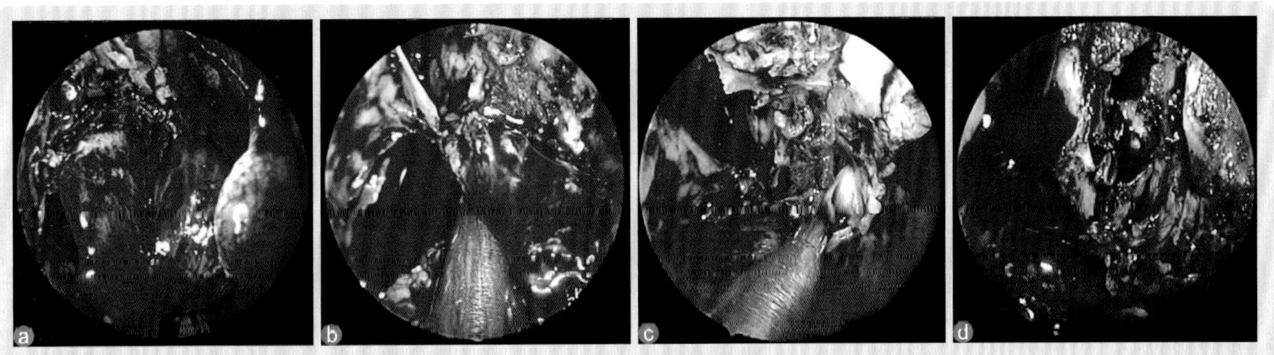

图 2.14.13 a. 左侧鼻腔嗅神经母细胞瘤；b. 在剥离和硬脑膜切除术前烧灼筛前动脉；c. 剥离肿块周围组织，切除硬脑膜；d. 前颅底，切除肿瘤后的缺损，注意骨头和硬脑膜被切除

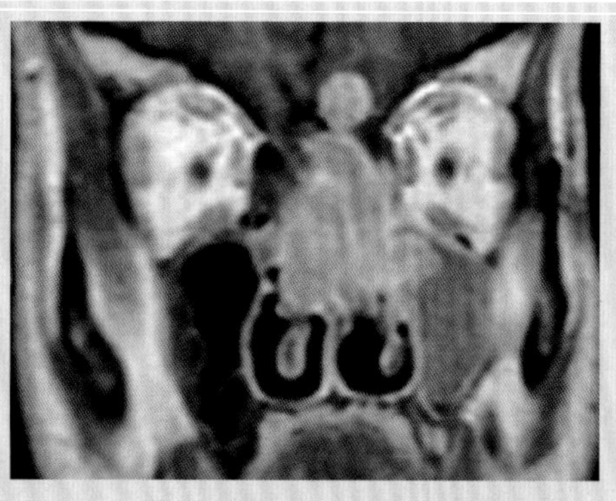

图 2.14.14　鼻内单侧肿块如有自发性出血，应怀疑为恶性肿瘤。嗅神经母细胞瘤是一种发生于嗅上皮的罕见肿瘤。这些肿瘤经常侵犯颅骨，为显示其在颅内的延伸情况，需进行 MRI 检查

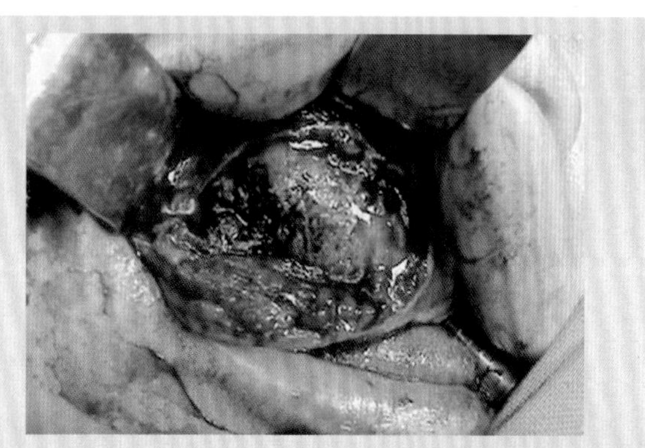

图 2.14.15　神经母细胞瘤是起源于神经系统的肿瘤，主要影响婴幼儿与 10 岁以下儿童

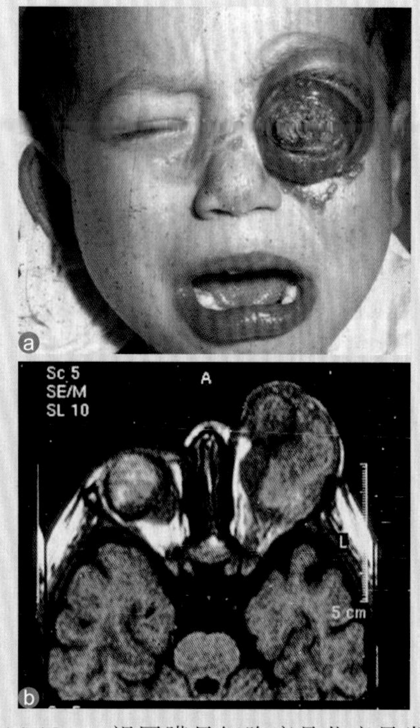

图 2.14.16　a. 视网膜母细胞瘤是儿童最常见的眼内恶性肿瘤，主要累及 3 岁以下婴幼儿；b.MRI 轴位解剖图

（由 Kıratlı 博士提供）

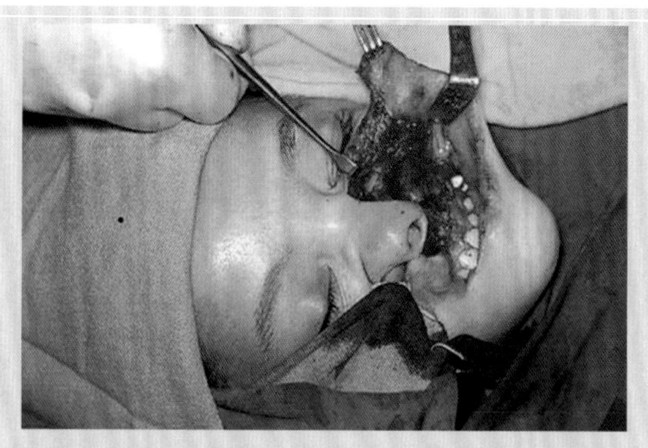

图 2.14.17　鼻侧切开术用于鼻腔及鼻旁窦肿瘤的切除。在鼻侧切开术中，切口起自患侧内眦部或眉毛内端，切口沿眶内缘、鼻颊沟达鼻翼脚部，绕过鼻翼脚向内止于鼻小柱根部，由于美容效果不佳，该技术被其他方法取代

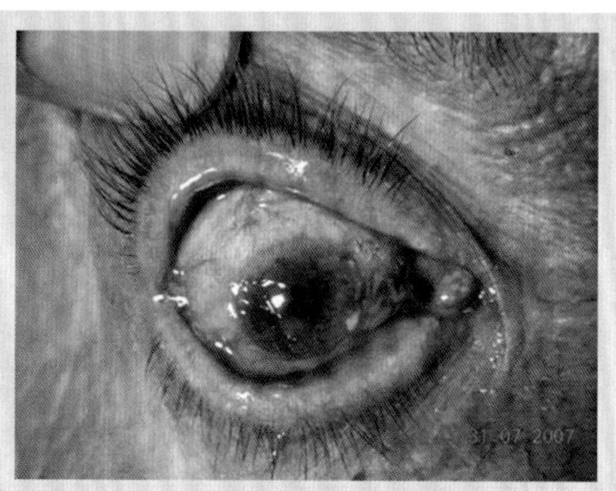

图 2.14.18　右眼内眦部位的表皮样癌

（由 Kıratlı 博士提供）

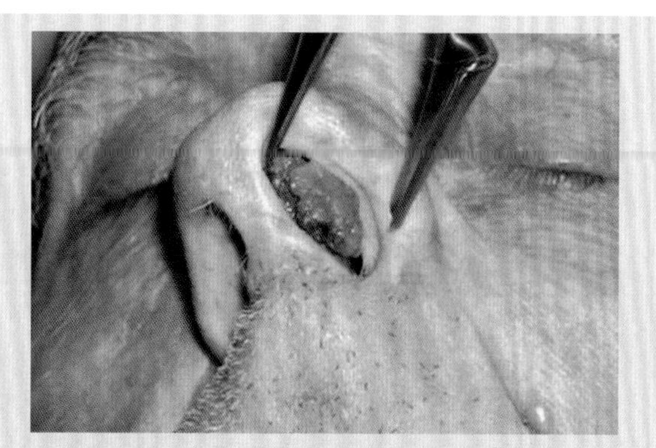

图 2.14.19　左侧鼻前庭表皮样癌

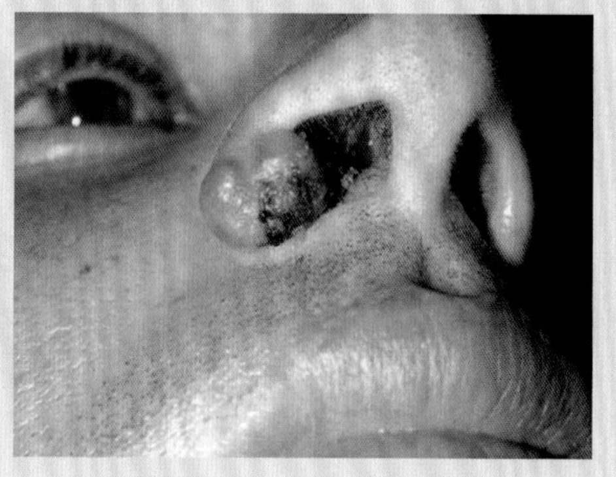

图 2.14.20　右鼻翼表皮样癌

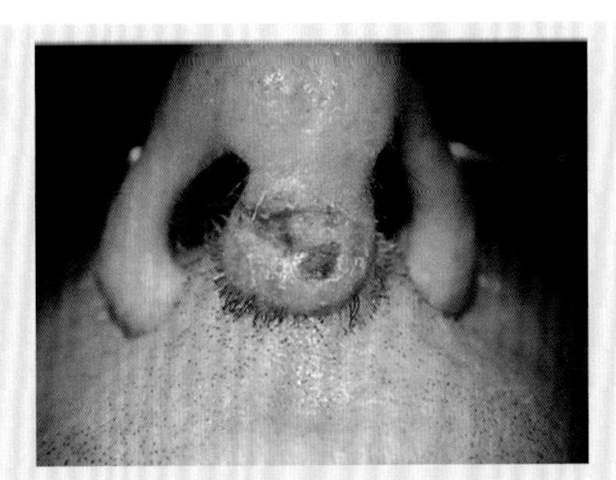

图 2.14.21 表皮样癌侵犯鼻小柱并延伸至双侧鼻腔

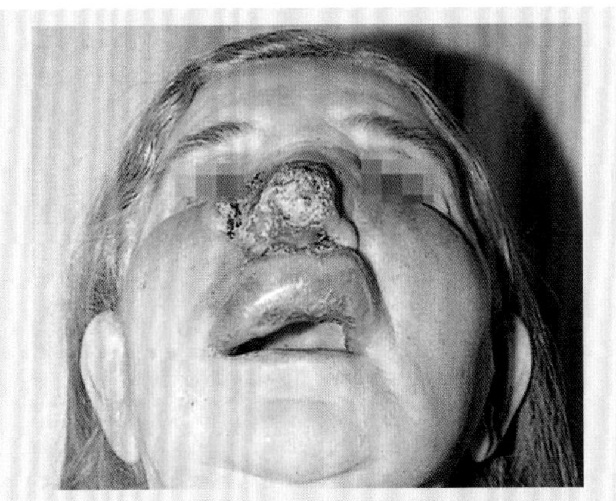

图 2.14.22 侵犯鼻尖和鼻腔的表皮样癌

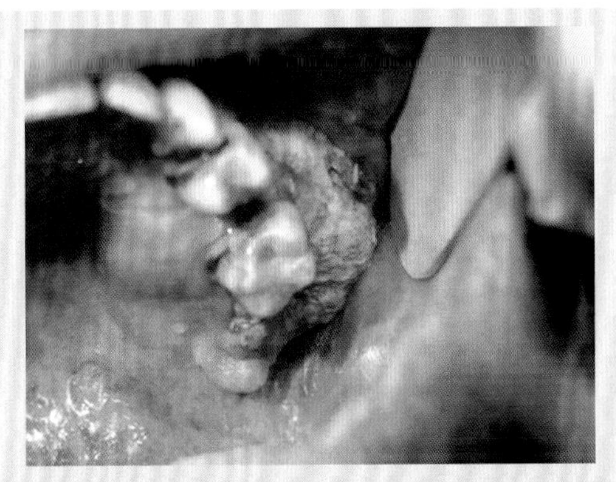

图 2.14.23 表皮样癌充满左侧龈颊沟，并侵犯左侧上颌窦

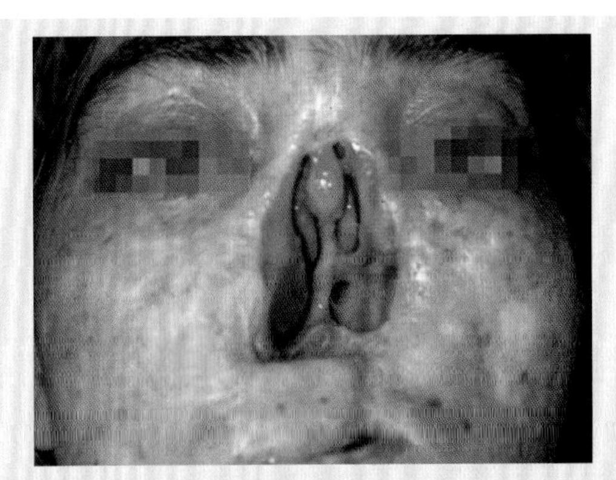

图 2.14.24 因鼻部鳞状细胞癌而施行全鼻切除术

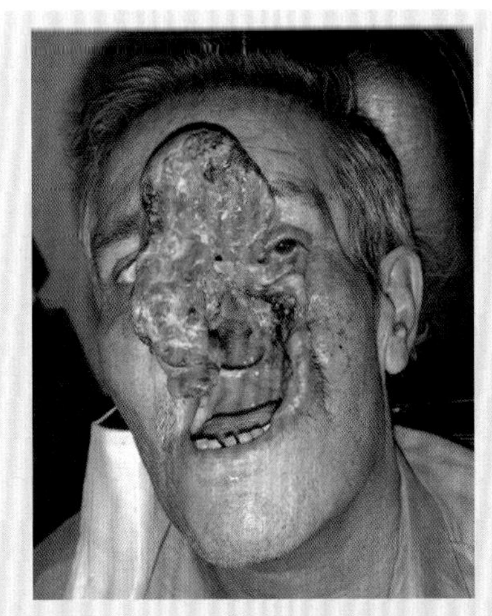

图 2.14.25 造成面部破坏的表皮样癌

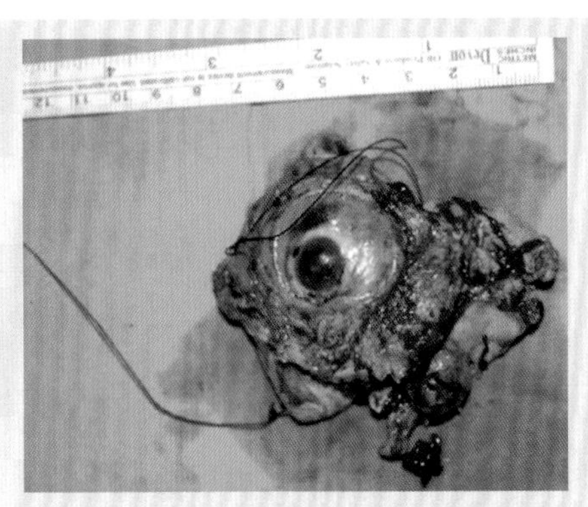

图 2.14.26 摘除眼球的肿瘤切除术

（刘燕青 孙苏先 译）

第三章　喉和颈

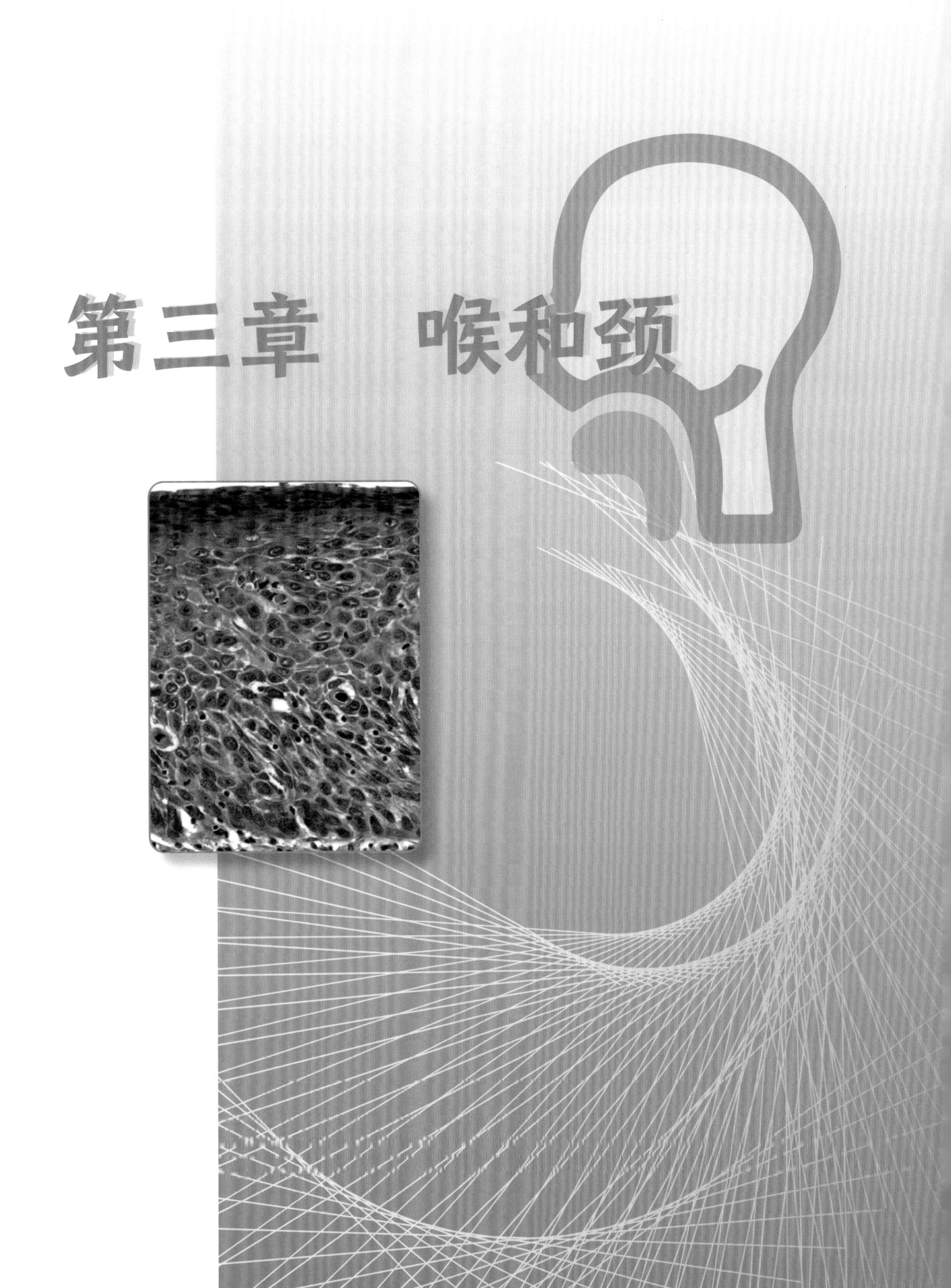

3.1 急性扁桃体咽炎

咽痛通常指咽喉部的各种急性炎症所表现的症状，儿童比成年人更为常见。一个孩子在整个儿童阶段可能会经历6～8次的上呼吸道感染。这些感染有一半与咽炎有关。病毒性咽炎常伴有流鼻涕和咳嗽症状（表3.1.1）。

表 3.1.1 咽痛的致病因素

急性咽炎
急性扁桃体炎
舌扁桃体炎
扁桃体周围脓肿
文森特心绞痛
白喉
念珠菌病
传染性单核细胞增多症
急性白血病

在正常儿童中，病毒感染（15%～40%）和细菌感染（30%～40%）都很常见。成年人的感染通常是病毒性的。A组乙型溶血性链球菌（group A beta-hemolytic streptococcus，GABHS）通常是儿童感染的主要致病菌，而不是次要致病菌。但GABHS感染很少见于成年人和2岁以下儿童。

鉴别儿童GABHS感染很重要。抗生素应在感染发生后9天内开始使用，以防出现心脏和肾脏并发症。仅通过临床查体是不可能诊断GABHS感染的，需要通过咽拭子进行鉴定。一般来说，樱桃红的舌头和口周苍白可提示GABHS感染。在传染性单核细胞增多症患者中，可见颈部淋巴结肿大及上颚点状出血。在一些患者中，还可触及肝脾肿大。出现嗜异性凝集及吸收试验（Paul-Bunnell试验）阳性或外周血非典型淋巴细胞可诊断为传染性单核细胞增多症。传染性单核细胞增多症患者应用氨苄西林可引起皮疹。急性传染性单核细胞增多症患者进行淋巴结活检时可能会被误诊为淋巴瘤。在GABHS感染中，主要的抗生素治疗是青霉素，且抗生素治疗至少应持续10天。迄今为止，还没有研制出对抗GABHS的疫苗。

对于免疫功能低下的患者，应注意念珠菌病等真菌感染的出现。

急性白血病的最初症状可能是口腔病变。医生要注意，患者出现扁桃体肿大伴溃疡性病变、口腔点状病变和出血、牙龈溃疡、低热和颈部淋巴结肿大，可能是急性白血病。

是否需要用青霉素预防复发性GABHS感染？

除非既往有急性风湿热病史，否则没有证据表明预防性使用青霉素可防止急性扁桃体咽炎的复发。

周期性发热-阿弗他口炎-咽炎-淋巴结炎综合征（periodic fevers with aphthous stomatitis， pharyngitis and adenitis，PFAPA）是指伴有口腔炎、咽炎和淋巴结炎的周期性发热。一般发生在2～5岁的儿童，典型表现是持续3～6天的反复发热、咽炎、口腔溃疡和淋巴结炎。该病常间断发生，在间隔期则完全正常。其具体的病因和病理生理尚未明确。虽然遗传因素尚未确定，但该综合征倾向于与遗传性发热综合征归为一类。

PFAPA治疗方法包括糖皮质激素（在发病时给予单次使用），可在几个小时内终止发热发作。扁桃体切除术可用于难治性病例。经治疗后，患者往往能达到痊愈而无后遗症（表3.1.2、表3.1.3）。

表 3.1.2 扁桃体切除术适应证

复发性急性扁桃体炎（1年内发作5次以上，连续2年每年发作5次，或连续3年每年发作3次）
复发性急性扁桃体炎伴反复高热惊厥或心脏并发症
慢性扁桃体炎
扁桃体周围脓肿
导致呼吸和营养紊乱的阻塞性扁桃体肥大
阻塞性睡眠呼吸暂停综合征
不对称生长或扁桃体病变提示有肿瘤

表 3.1.3 扁桃体切除术禁忌证

出血性疾病
近期的急性感染
3岁以下儿童
体重低于15 kg的幼儿失血的风险更大

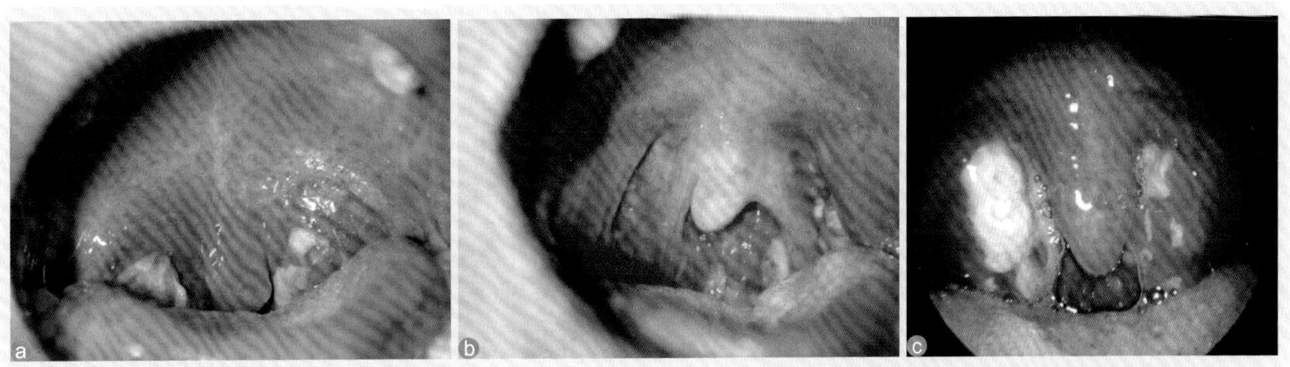

图 3.1.1 a.GABHS 感染引起的急性扁桃体炎；b. 急性扁桃体炎和咽炎。扁桃体和咽黏膜均可见渗出性病变；c. 传染性单核细胞增多症患者的急性扁桃体炎

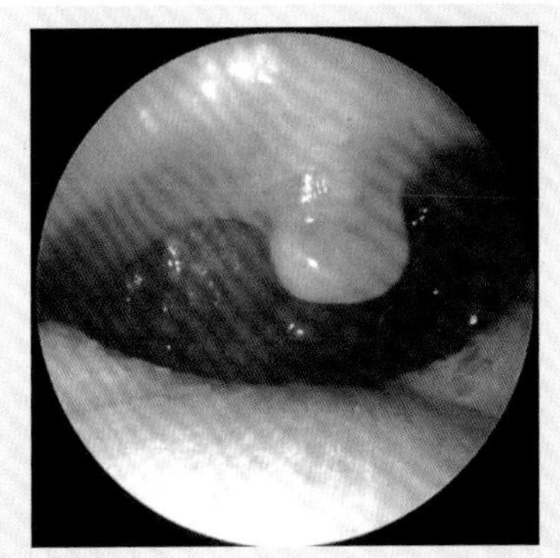

图 3.1.2 急性咽炎。咽黏膜充血水肿。患者表现出感染和咽痛的所有症状和体征

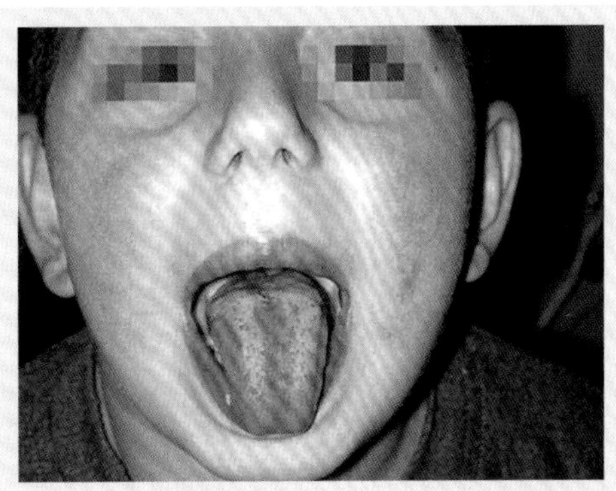

图 3.1.4 舌呈樱桃红色，口周苍白提示 GABHS 感染

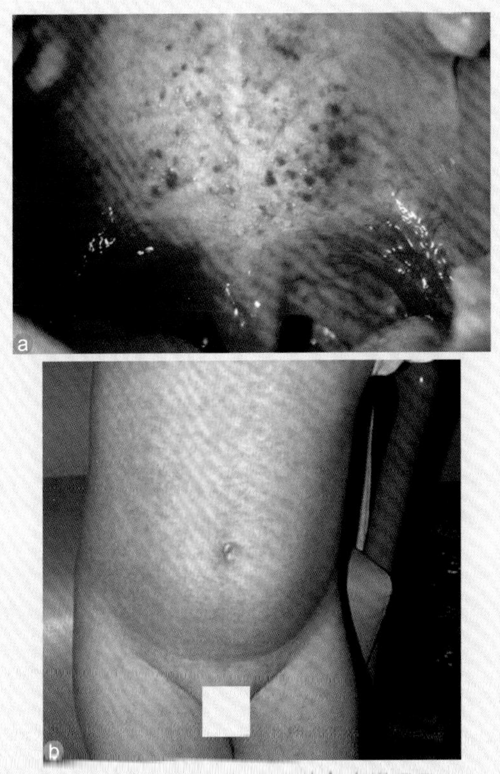

图 3.1.3 a. 传染性单核细胞增多症患者软腭上可见点状出血；b. 氨苄西林皮疹。氨苄西林治疗传染性单核细胞增多症会引起皮疹。氨苄西林皮疹类似于麻疹

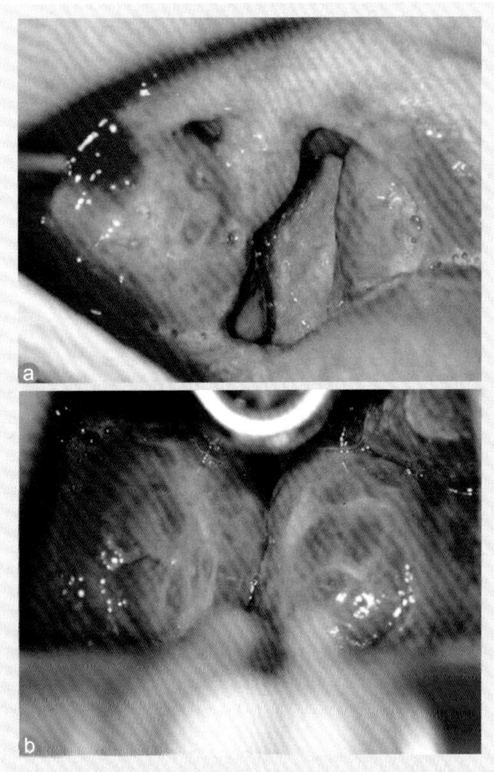

a. 右侧扁桃体比左侧扁桃体肥大；b. 扁桃体互相接触，这样的扁桃体会导致气道阻塞和睡眠呼吸暂停

图 3.1.5 扁桃体肥大

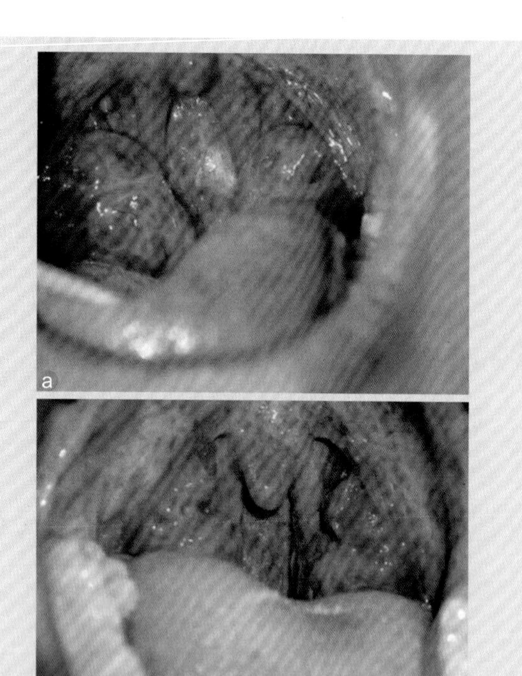

慢性扁桃体炎没有直接的诊断方法。图中可见扁桃体深部隐窝、隐窝内的白色颗粒及前柱的血管纹理。这种白色颗粒由隐窝里的食物残渣组成，可能会引起口臭

图 3.1.6　慢性扁桃体炎

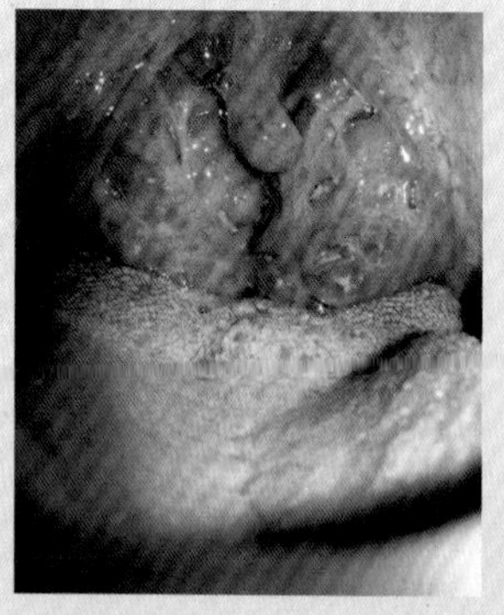

图 3.1.7　慢性肥厚性（左右扁桃体互相接触）扁桃体炎，隐窝内有白色碎屑，白色碎屑由隐窝内淤积的食物残渣组成，可引起口臭

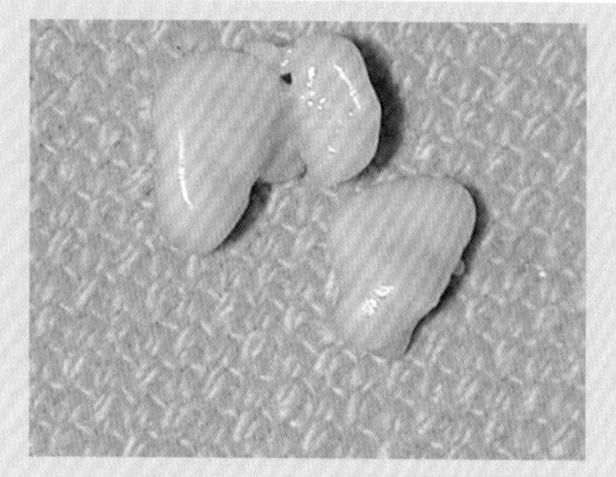

图 3.1.8　扁桃体结石。食物残渣可能会在隐窝中停留很长一段时间，变得坚硬，看起来像一种小石头，因而称为扁桃体结石

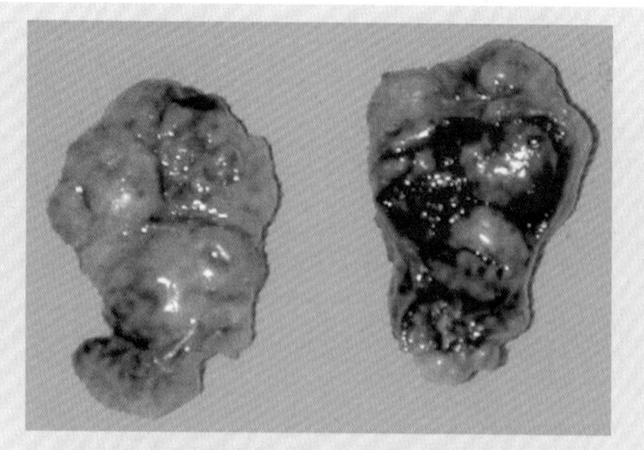

图 3.1.9　扁桃体切除术摘除的扁桃体标本

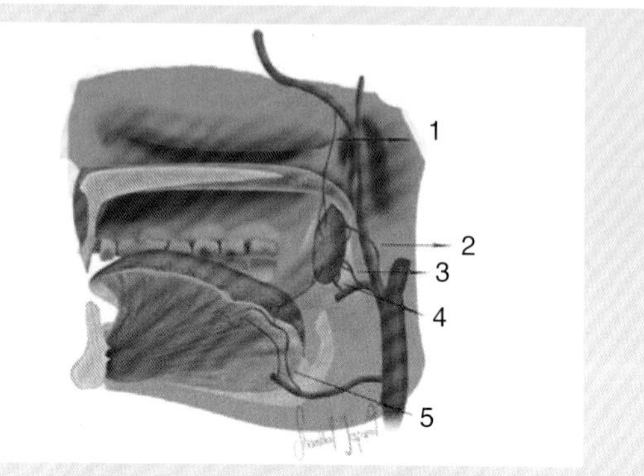

1：腭降动脉；2：咽升动脉；3：腭上动脉；4：扁桃体动脉；5：舌背动脉

图 3.1.10　扁桃体的动脉

（李　辉　译）

3.2　腺样体

腺样体是位于软腭上方鼻咽后上壁的淋巴组织。反复发作的上呼吸道感染会导致腺样体增大。腺样体一般在6岁时达到最大后逐渐消退。如果腺样体阻塞咽鼓管，可能会引起分泌性中耳炎。腺样体可作为微生物的蓄积池，引起反复感染。腺样体增大可导致鼻塞和睡眠呼吸暂停。单独的腺样体肥大或合并扁桃体肥大伴慢性张口呼吸可引起颅面生长发育异常，表现为前额隆起、面部平坦、腭高度拱起。这种典型的面部表现被称为腺样体面容。因为往往伴有骨骼畸形，所以一旦出现腺样体面容，很难达到矫正效果。腺样体切除术无法逆转已经发生畸形变化的牙齿。畸齿辅助矫正是重要的治疗手段，但有时候效果欠佳。在某些情况下，可能需要进行颌面手术矫正。

在成年人中，如果鼻塞与单侧分泌性中耳炎同时出现，则应怀疑可能是鼻咽癌。

纤维或硬性内镜可充分观察到鼻咽部的全貌。鼻咽侧位X线检查可显示腺样体的大小和阻塞程度。检查时孩子体位正确非常重要。角度错误的X线检查可能会导致腺样体大小出现偏差。由于辐射的有害影响，儿童应避免使用普通X线检查。内镜检查可以帮助排除其他疾病，如咽囊或恶性肿瘤。

有症状的患者应进行腺样体切除术。手术前一定要检查有无黏膜下腭裂，这类患者应避免行腺样体切除术。悬雍垂分裂可能是黏膜下腭裂的征兆。完全切除腺样体几乎是不可能的（表3.2.1、表3.2.2）。

表 3.2.1　腺样体切除术指征

腺样体切除术指征
腺样体肥大伴慢性张口呼吸
腺样体肥大伴睡眠呼吸暂停
慢性腺样体炎伴中耳积液
怀疑鼻咽恶性肿瘤（活体组织检查目的）

表 3.2.2　腺样体切除术禁忌证

腺样体切除术禁忌证
出血性疾病
近期上呼吸道感染
腭黏膜下裂

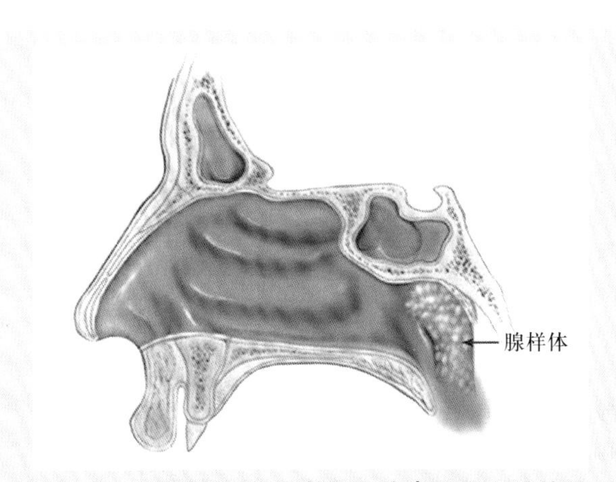

图 3.2.1　腺样体是位于软腭上方鼻咽后上壁的淋巴组织

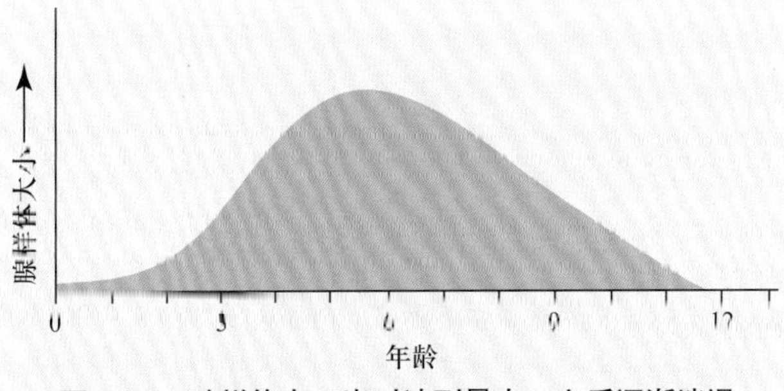

图 3.2.2　腺样体在 6 岁时达到最大，之后逐渐消退

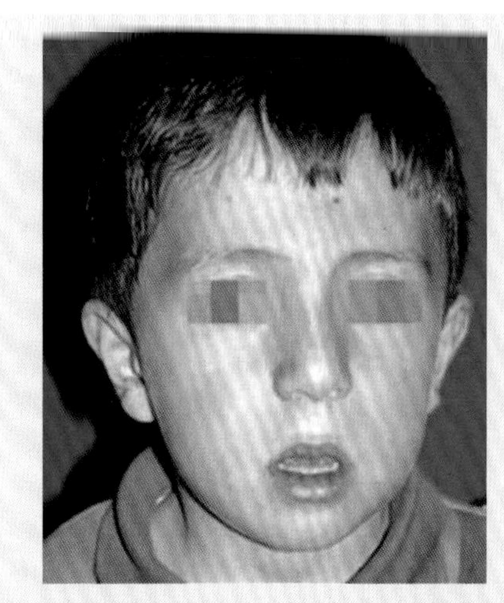

图 3.2.3　腺样体面容的典型特征是前额增高、面中部扁平

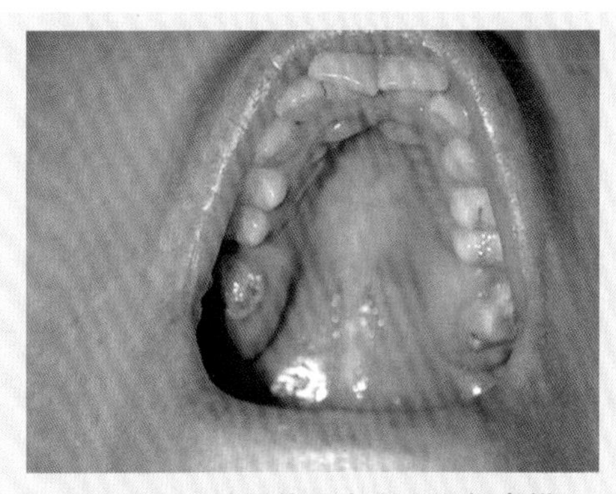

图 3.2.4　腺样体肥大患儿腭部高拱

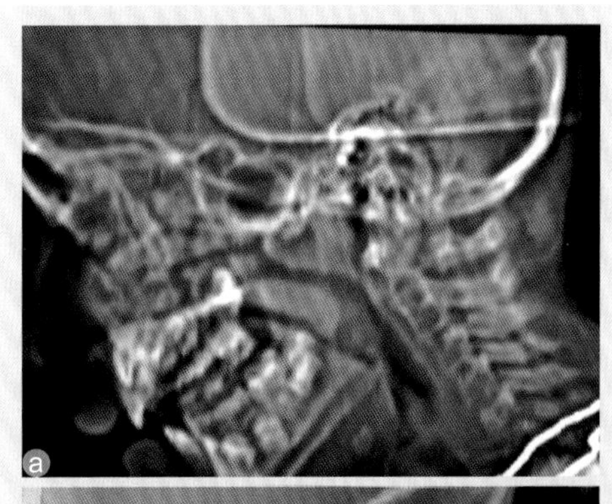

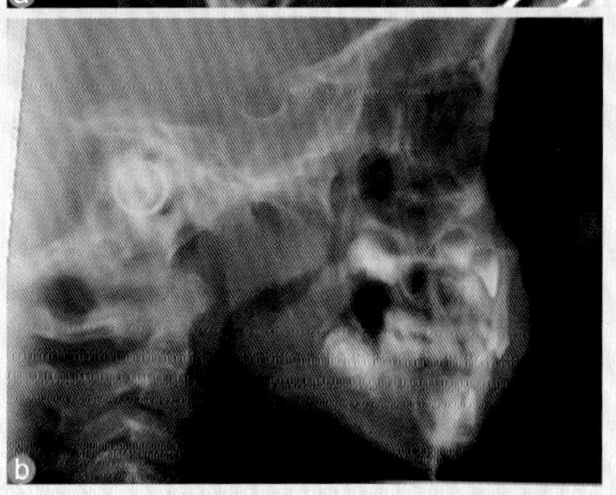

a. 腺样体组织没有阻塞气道；b. 腺样体组织几乎完全阻塞气道

图 3.2.5　鼻咽侧位 X 线检查

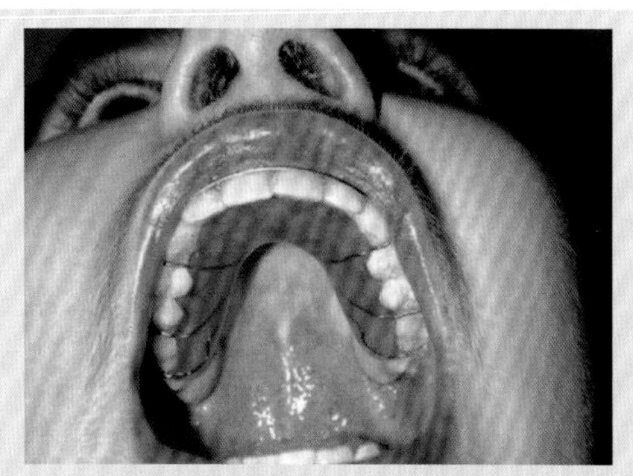

图 3.2.6　矫正由腺样体肥大导致硬腭畸形的正畸装置

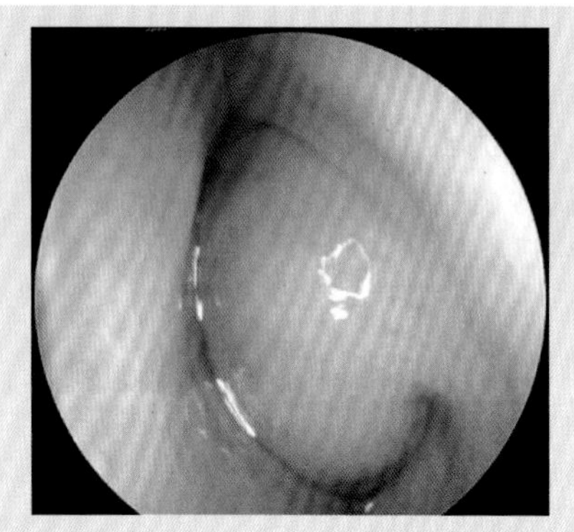

图 3.2.7　下鼻甲肥大可伴有腺样体肥大。有时这是鼻塞的唯一原因

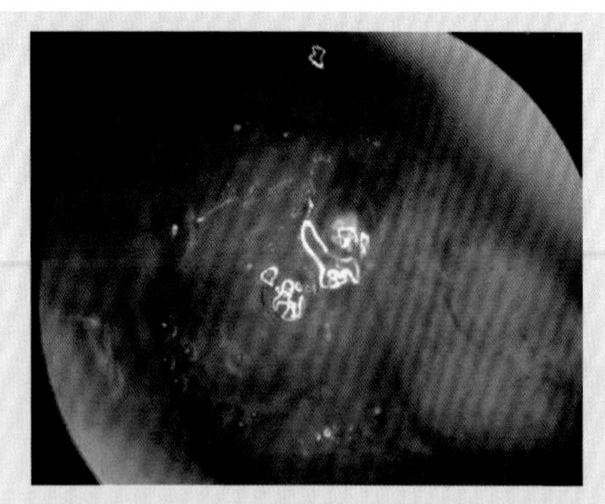

图 3.2.8　腺样体肥大内镜下照片

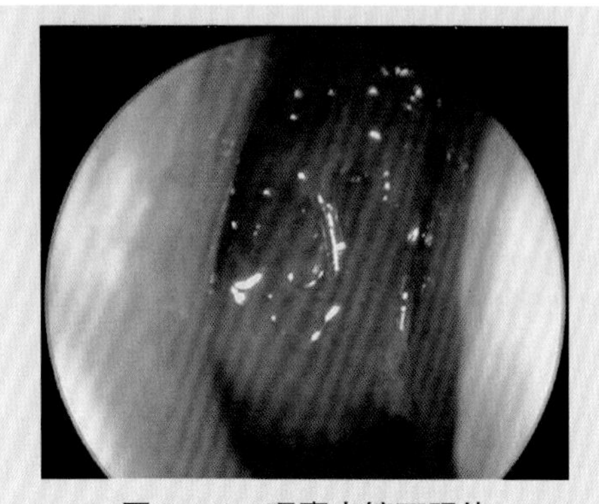

图 3.2.9　咽囊内镜下照片

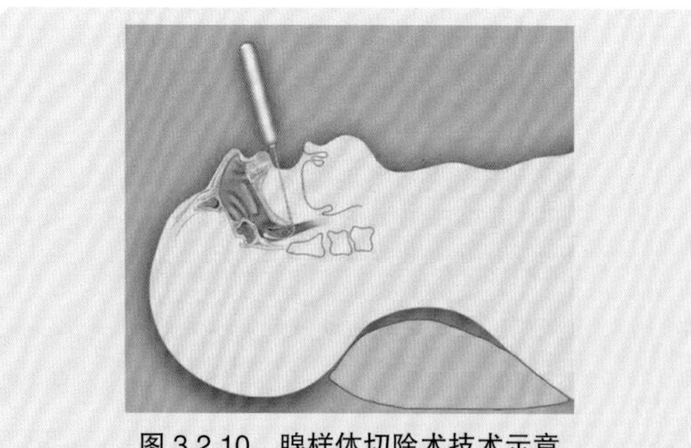

图 3.2.10　腺样体切除术技术示意

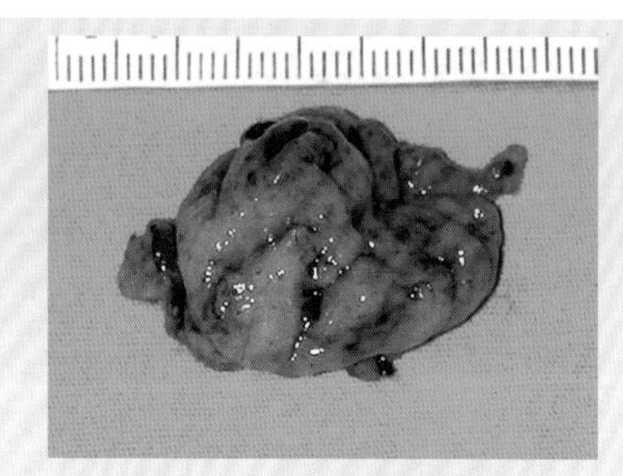

图 3.2.11　切除的腺样体组织

（栾琳琳　译）

3.3　呼吸暂停低通气综合征

睡眠呼吸暂停综合征问卷见表3.3.1。

表 3.3.1　睡眠呼吸暂停综合征问卷

您打鼾吗?
家人是否抱怨您的打鼾?
您的配偶是否说过您的呼吸会在某段时间内停止?
您是否曾在睡眠中因缺氧而醒来?
您早上头疼吗?
您早上醒来时是否感觉乏力?
您白天嗜睡吗?
您是否曾经在工作中困倦?
您是否曾在看电视过程中睡着?
您是否曾在静坐中睡着?

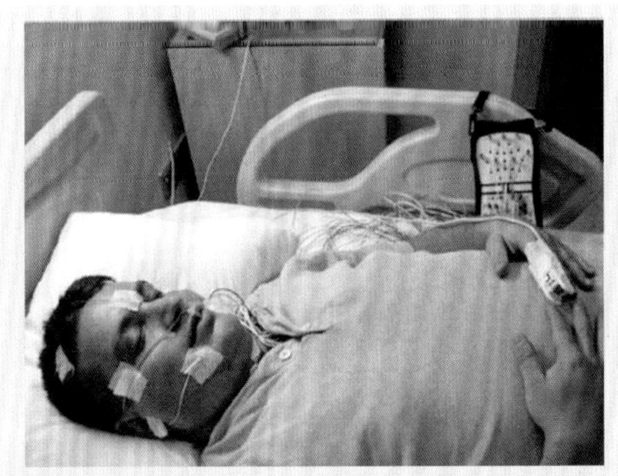

图 3.3.1 打鼾是人体睡眠时由咽部组织振动产生的声音。当呼吸中断超过 10 秒称为呼吸暂停。睡眠呼吸暂停的定义是呼吸暂停次数≥ 5 次 / 小时。呼吸暂停可为中枢性或阻塞性。中枢性呼吸暂停是由中枢神经系统驱动力不稳定所致。大多数呼吸暂停是阻塞性的。部分患者可能是混合型。由于严重的呼吸暂停可能合并严重的心脏和中枢神经系统并发症，因此睡眠呼吸暂停需要积极治疗。诊断睡眠呼吸暂停的金标准是多导睡眠监测

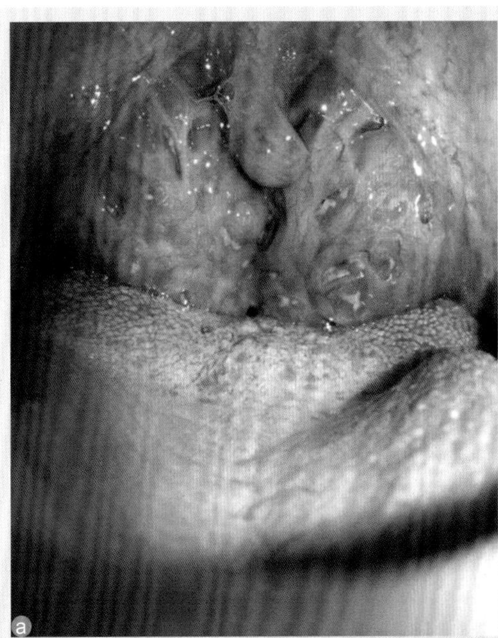

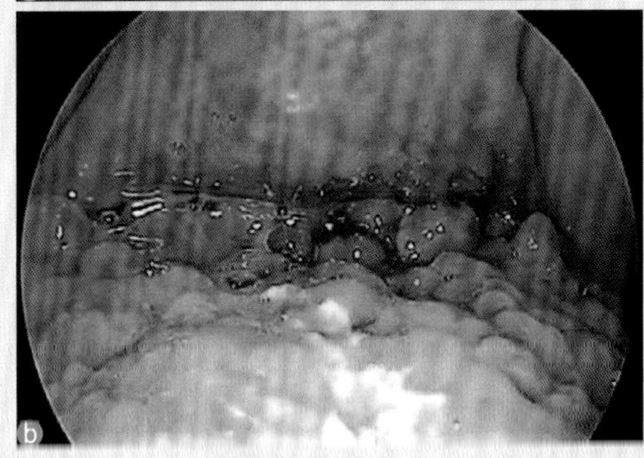

图 3.3.2 a. 肥大的扁桃体；b. 肥厚的舌根。肥厚的腭扁桃体、舌扁桃体和舌根在睡眠打鼾和睡眠呼吸暂停的病因中起重要作用

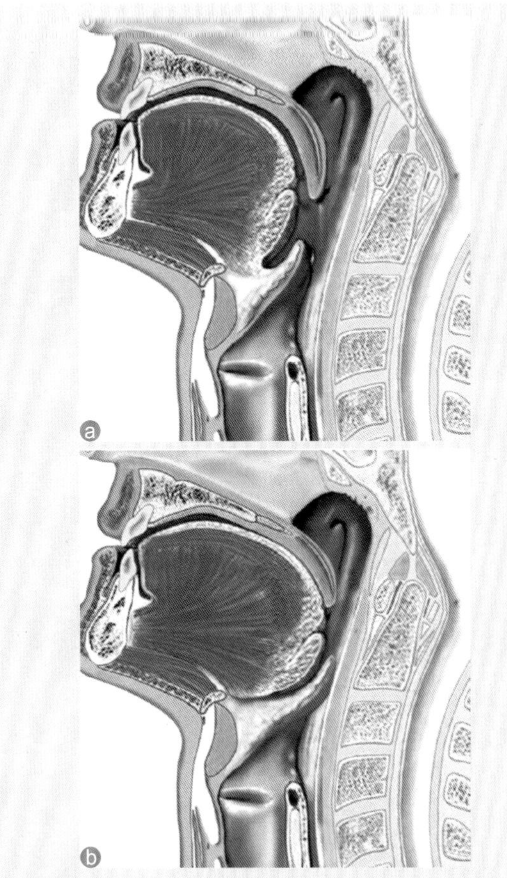

图 3.3.3 a. 舌根处于正常位置；b. 舌底向后移位，使口咽变窄，引起打鼾和呼吸暂停

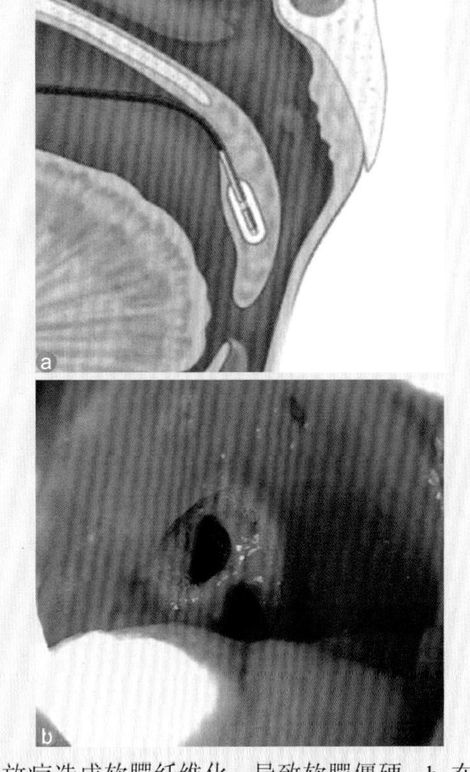

a. 放疗造成软腭纤维化，导致软腭僵硬；b. 在同一位置给予反复放射会造成软腭穿孔

图 3.3.4 软腭放疗后

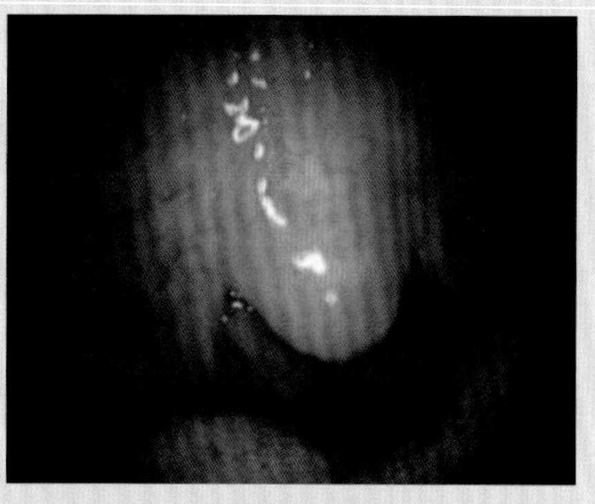

图 3.3.5 激光辅助悬雍垂腭成形术（laser-assisted uvulopalatoplasty，LAUP）术后

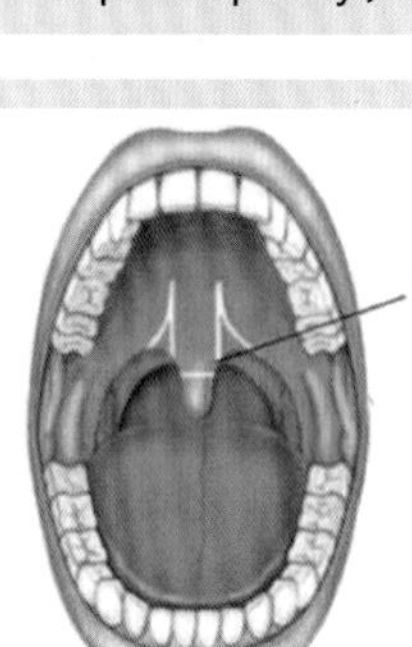

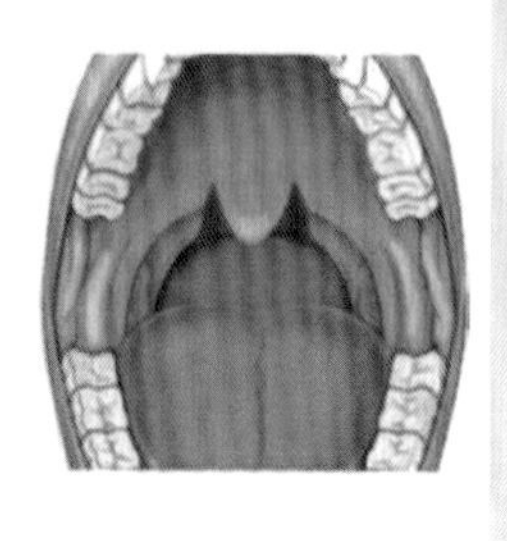

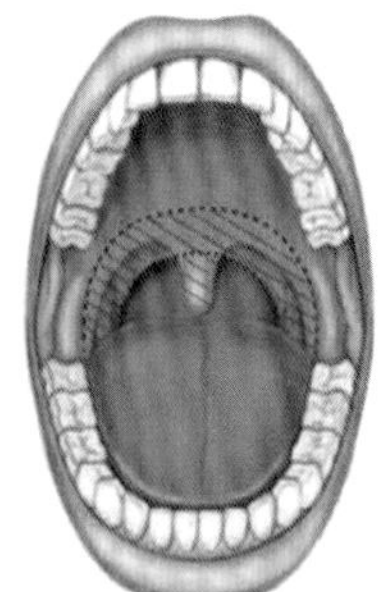

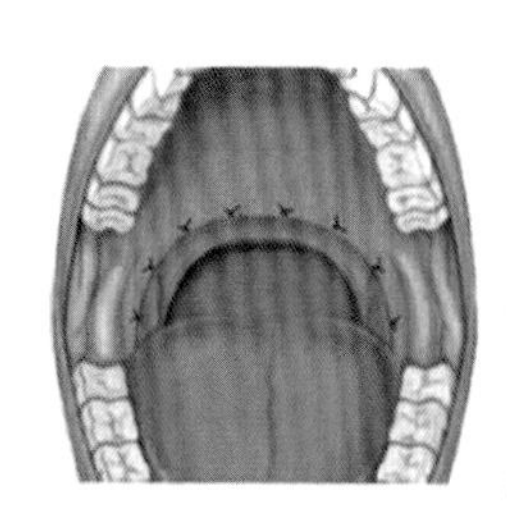

图 3.3.6 激光辅助悬雍垂腭成形术和经典悬雍垂腭咽成形术（uvulopalatopharyn-goplasty，UPPP）合并扁桃体切除术的示意

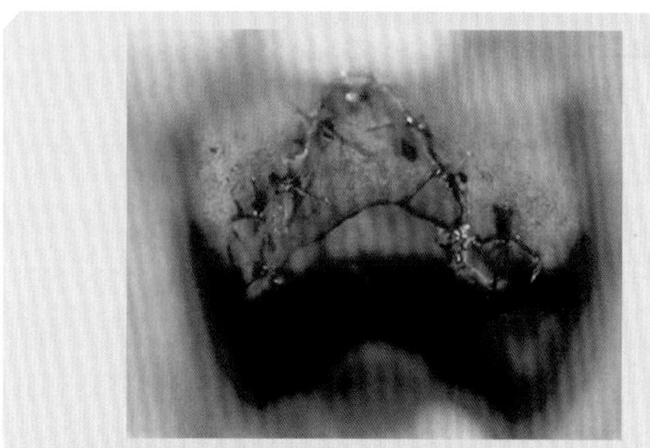

将悬雍垂舌面黏膜和部分软腭黏膜剥离后，悬雍垂被悬吊并固定到软腭新的位置

图 3.3.7 悬雍垂软腭黏膜瓣

（由 Çelikoyar 提供）

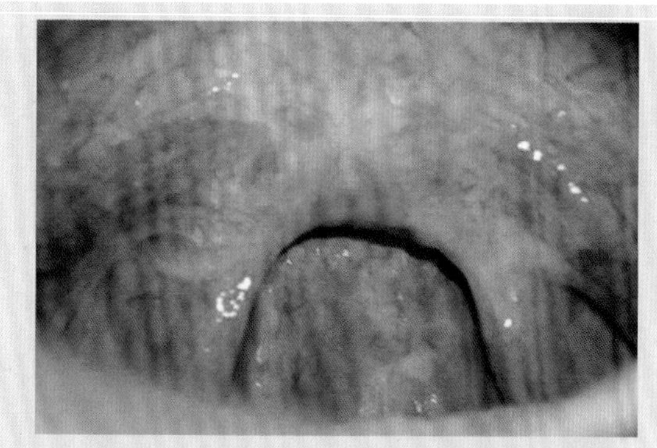

图 3.3.8 经典 UPPP 术后的软腭外观

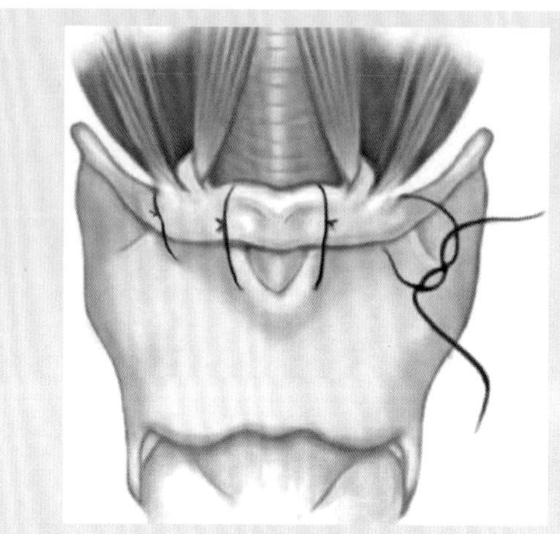

舌骨缝合固定在甲状软骨上缘，将舌根拉向前，从而防止舌肌引起的下咽塌陷

图 3.3.9 舌骨悬吊术

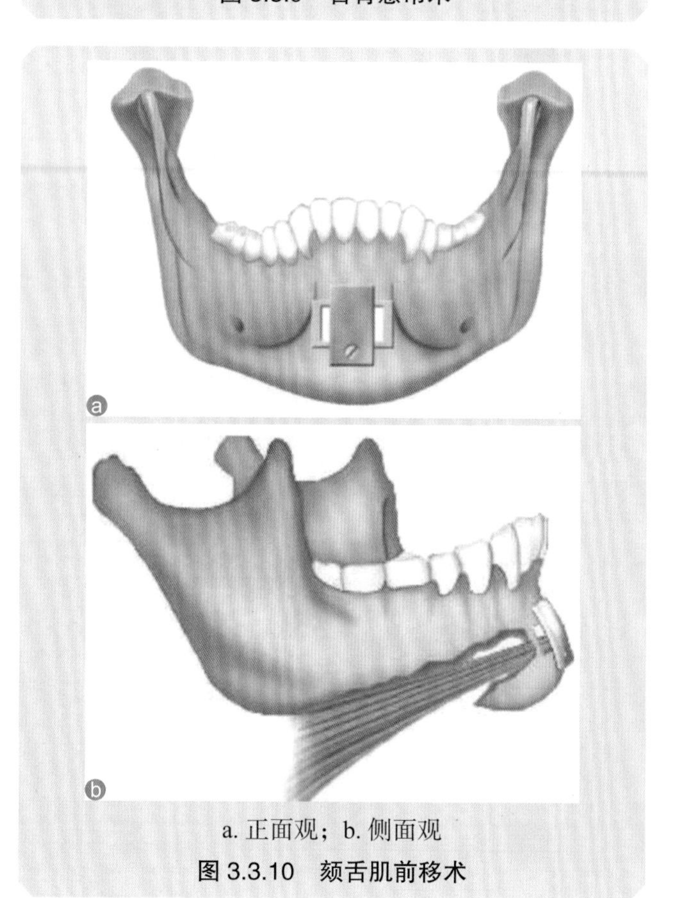

a. 正面观；b. 侧面观

图 3.3.10 颏舌肌前移术

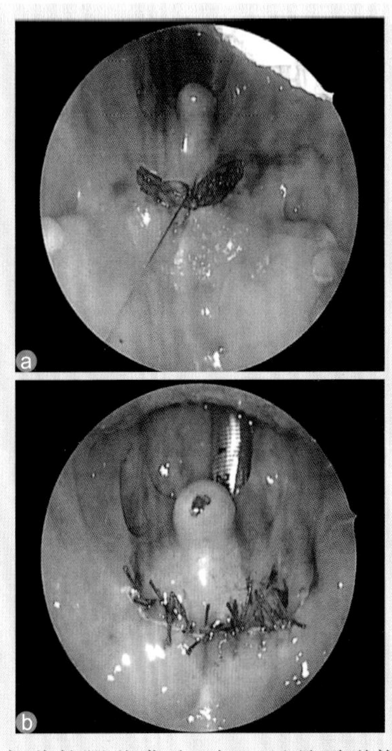

a. 切除部分软腭黏膜后，切口呈月牙形状；b. 缝合位置

图 3.3.11 前腭成形术

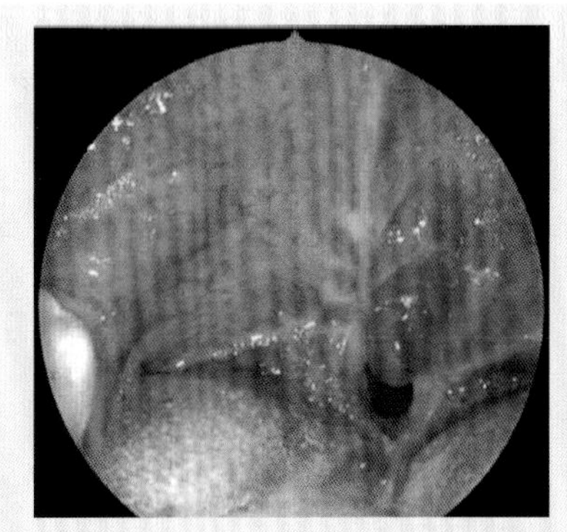

图 3.3.13 术后口咽部狭窄

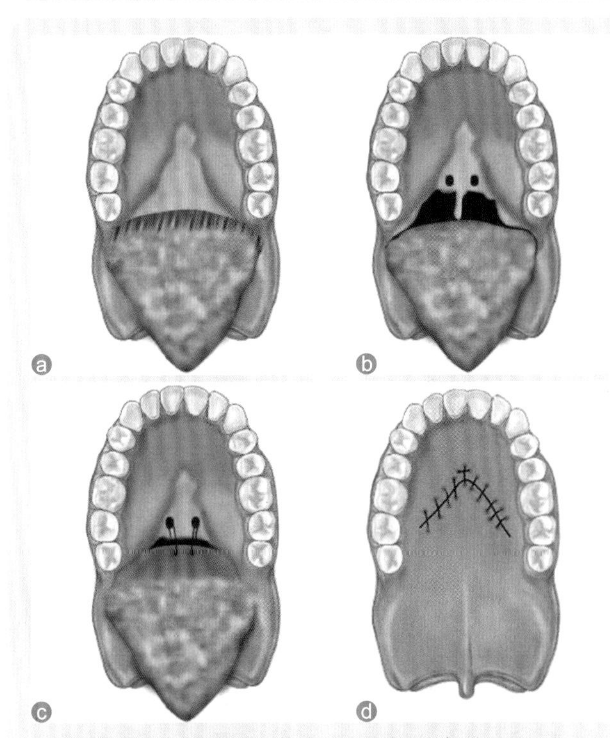

图 3.3.12 软腭前移改良咽成形术（B. Tucker Woodson）通过前移软腭来增加上口咽和软腭后的气道空间。a. 腭中线被缩 小到硬腭和软腭的交界处。附着在硬腭和鼻黏膜上的肌腱被保留；b. 在近端钻孔。后路截骨术是留 1 ~ 2 mm 硬腭骨。截骨与鼻中隔后既分离，在截骨与腭钻孔之间保留足够的骨缘；c. 将抬高的软腭向前拉，通过硬腭钻孔和硬腭截骨的边缘放置缝线；d. 将黏膜间断缝合

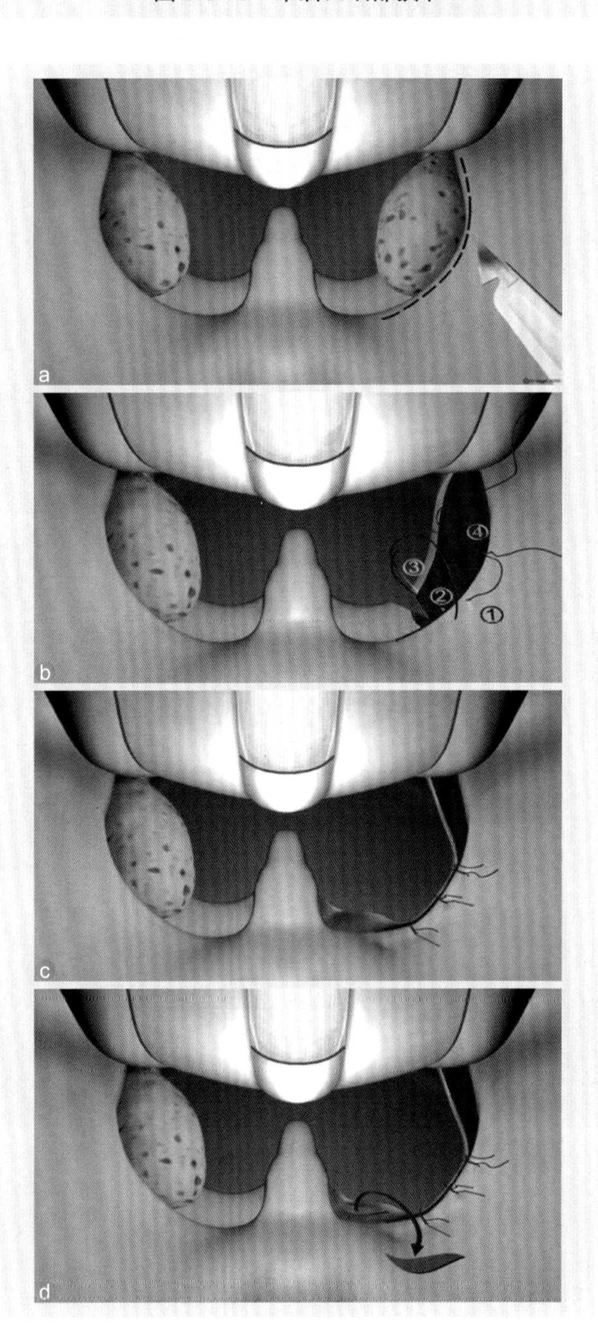

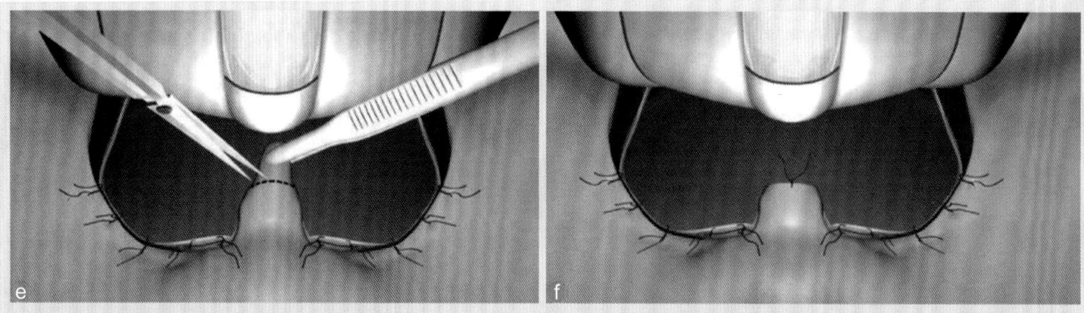

图 3.3.14 保留肌肉黏膜的悬雍垂腭咽成形术（Wolfgang Pirsig）。a. 前弓黏膜切口；b. 扁桃体切除术术后切开腭咽肌中部，覆盖后弓黏膜，以扩大后弓，①～④为缝合顺序；c. 只缝合腭弓上部；d. 切除悬雍垂两侧偏后多余的黏膜；e. 行部分悬雍垂切除，只切除肌肉；f. 新成型的软腭伴悬雍垂

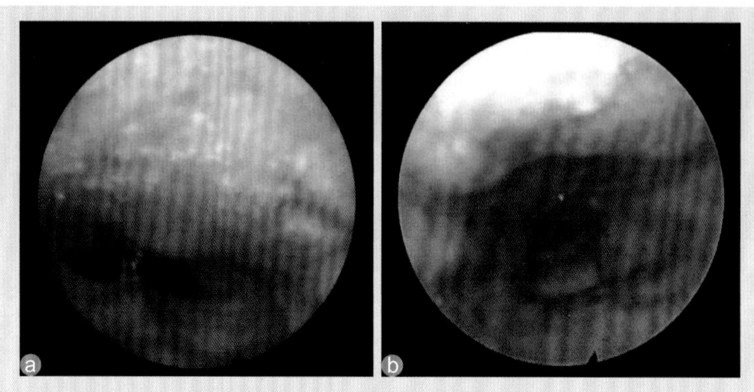

图 3.3.15 a. 腭后位置气道阻塞；b. 腭手术术后气道明显拓宽

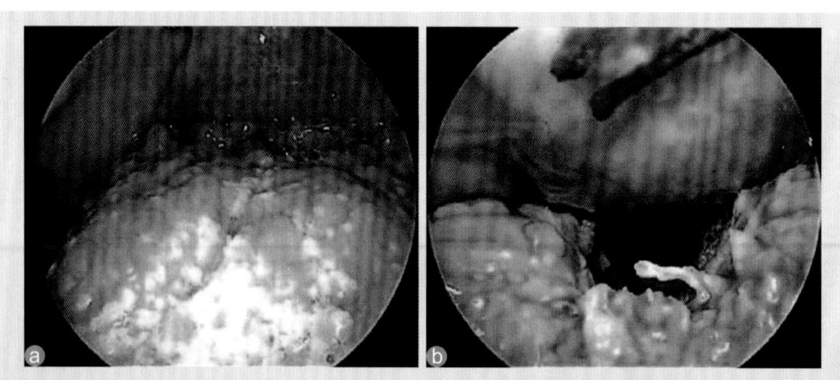

图 3.3.16 a. 舌扁桃体和舌根肥大导致舌后气道狭窄；b. 激光小切口角膜基质透镜取出术后，切除舌根开放气道

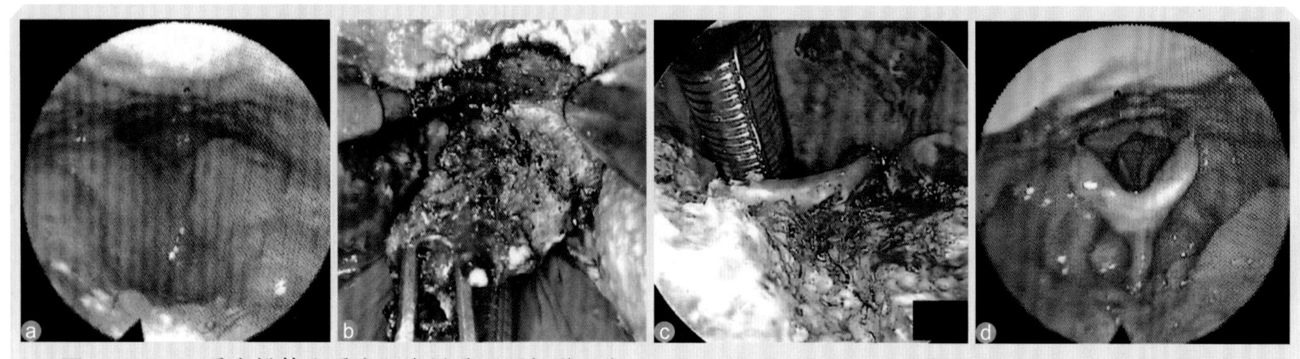

图 3.3.17 a. 舌扁桃体和舌底肥大导致下咽气道阻塞；b. 经口机器人手术，切除部分舌根；c. 即时术后视图；d. 术后 6 个月

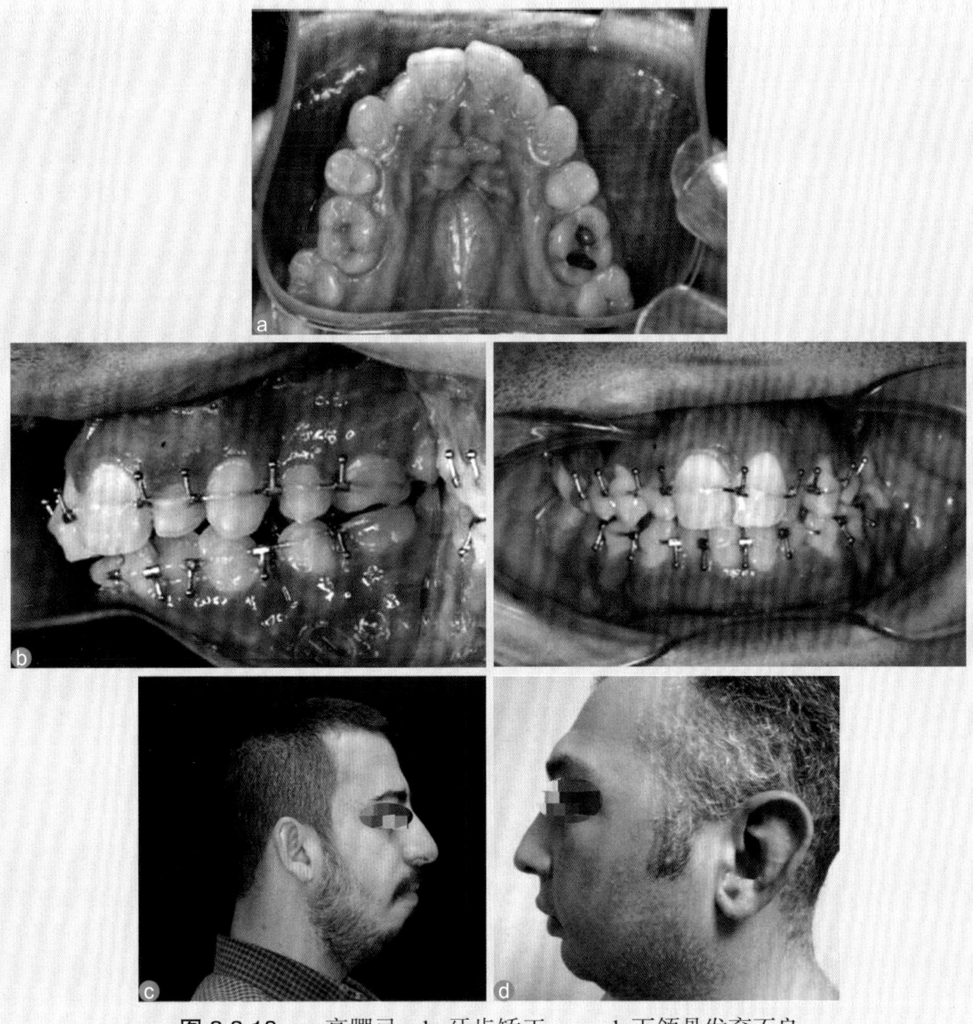

图 3.3.18　a. 高腭弓；b. 牙齿矫正；c、d. 下颌骨发育不良

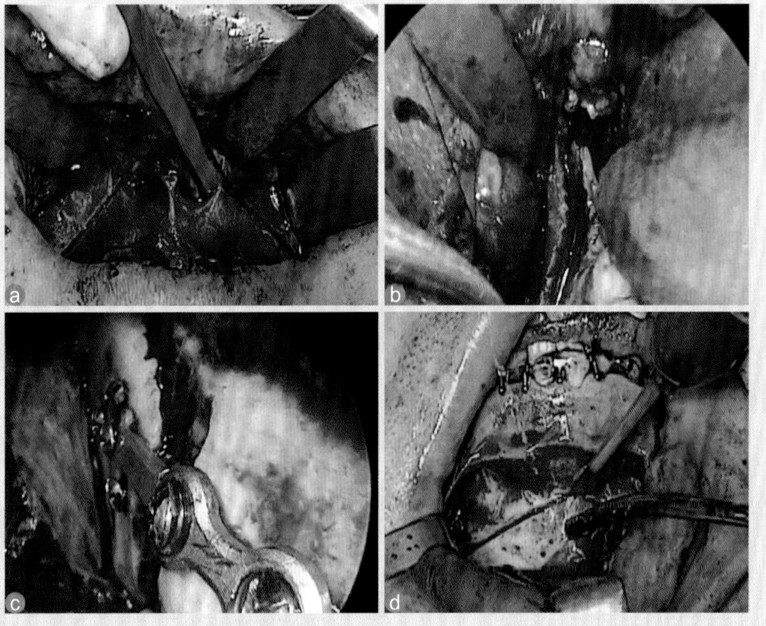

a. Le Forte Ⅰ 上颌骨截骨术；b. 下颌骨截骨术采用矢状裂技术，下颌骨的内侧和外侧皮层在支区分离，同时保留下牙槽神经；c. 牙状下颌段向前推进与上颌骨相同的距离，咬合恢复，每侧用 3 个位置螺钉固定；d. 考虑美观因素时可行颏成形术

图 3.3.19　下颌前移术

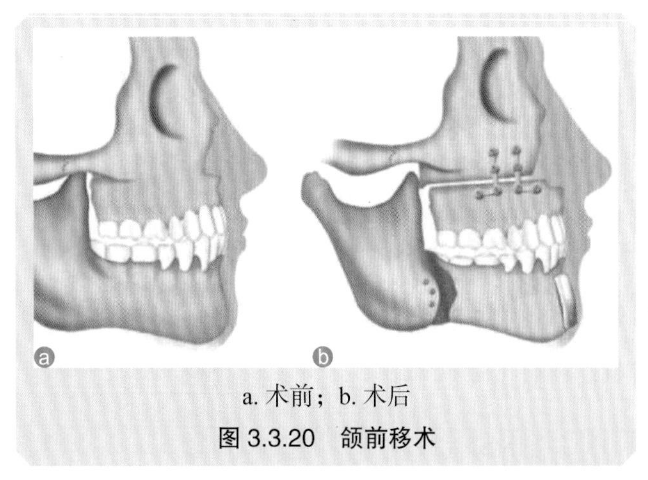
a. 术前；b. 术后

图 3.3.20　颌前移术

（李晓明　译）

3.4　颞下颌关节

颞下颌关节（temporomandibular joint，TMJ）问题在人群中非常常见。患者可出现疼痛、关节杂音、交锁、开口受限等症状。疼痛可能是由于关节问题本身或咀嚼的相关肌肉。位于耳屏前的疼痛可能是TMJ疼痛。位于下颌或太阳穴区域的疼痛可能是肌筋膜疼痛。由于肌肉在夜间的活动，如咬牙或磨牙，肌筋膜疼痛在早晨更严重。弹响与关节盘前脱位有关，仅弹响不需要任何治疗。

TMJ 疾病的主要治疗是排除患者没有严重的基础疾病。肌肉松弛剂、非甾体抗炎药和热敷可改善症状。应由牙医对患者进行咬合评估，并建议患者在夜间佩戴咬合或前牙复位夹板。

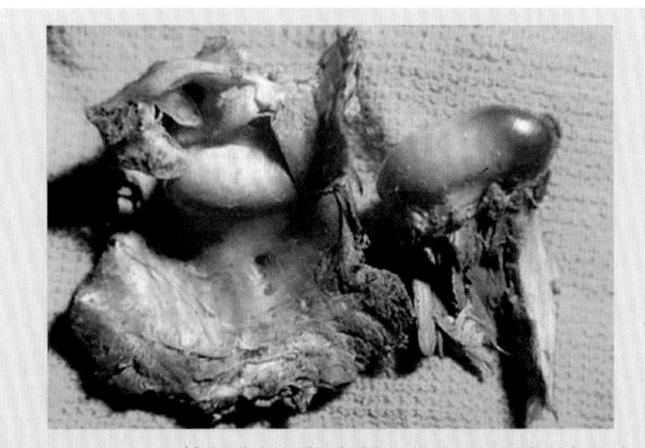
图 3.4.1　尸体解剖，附着翼上肌的颞下颌关节盘和髁突。TMJ 的关节盘与翼上肌纤维相连，翼上肌的一些纤维也附着在髁突上，这使得关节以同步的方式工作

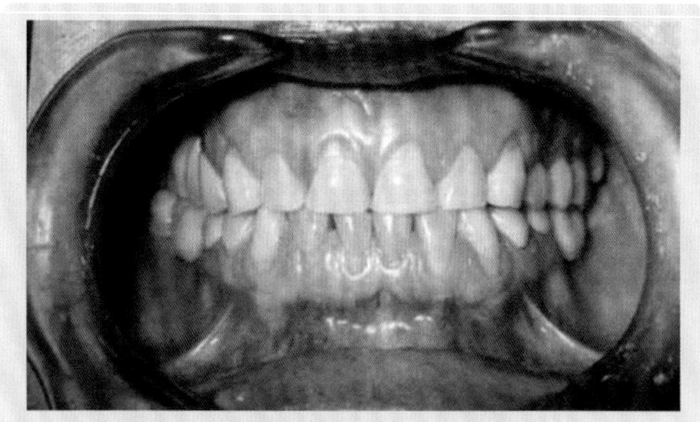
图 3.4.2　正常咬合是正常 TMJ 所必需的功能

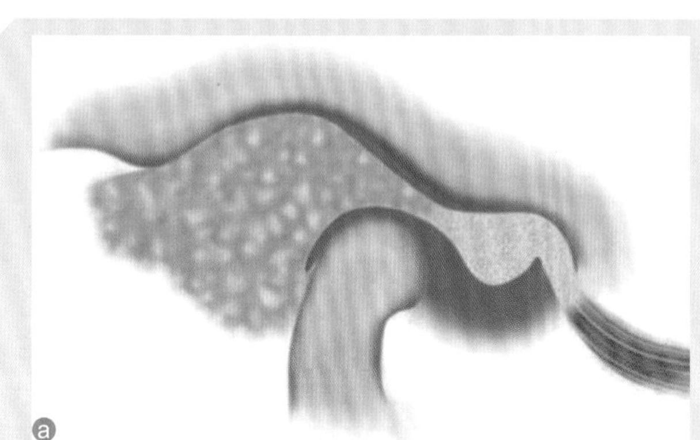
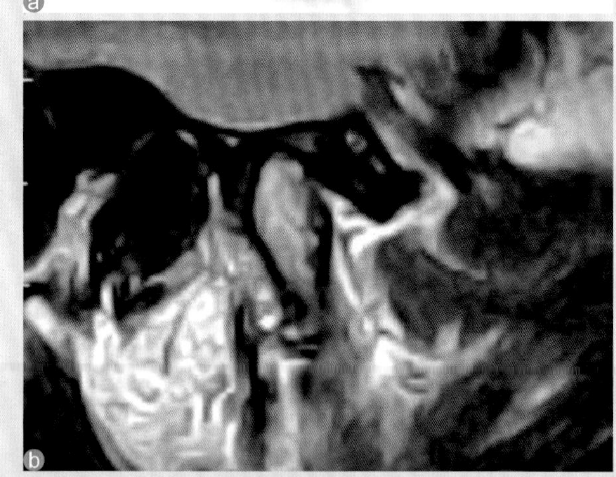
图 3.4.3　a. 复位后 TMJ 关节盘脱位的示意图。关节盘通常位于髁突和关节窝之间；b.MRI 检查：TMJ 矢状位。关节盘位于关节窝前方

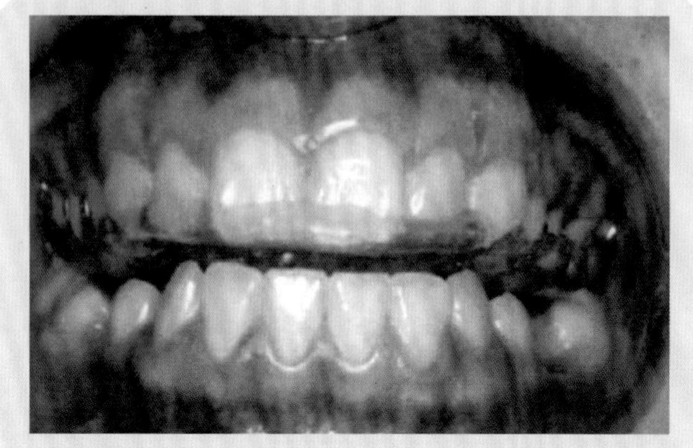
图 3.4.4　咬合板有助于使颌骨保持正常咬合

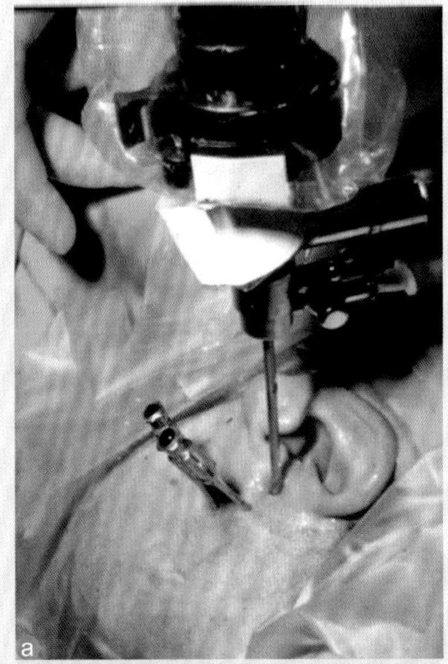

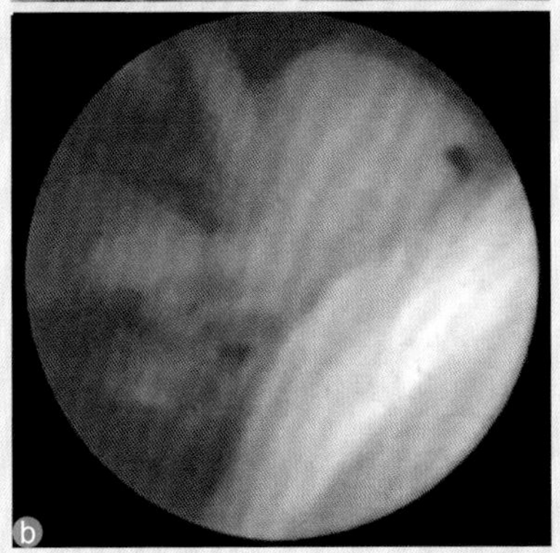

图 3.4.5 a. 外科关节镜检查；b.TMJ 内部和无血管供应呈白色的关节盘

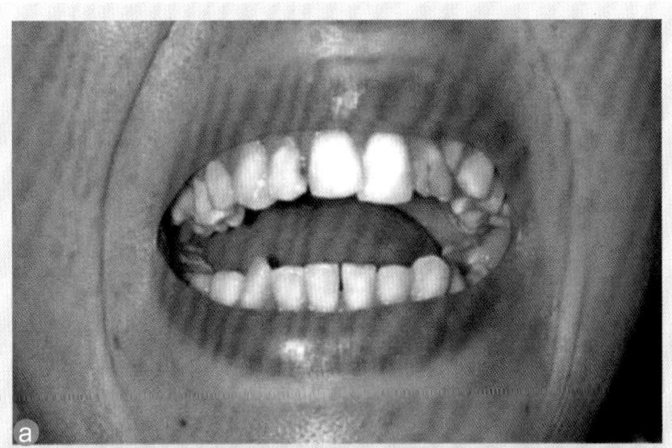

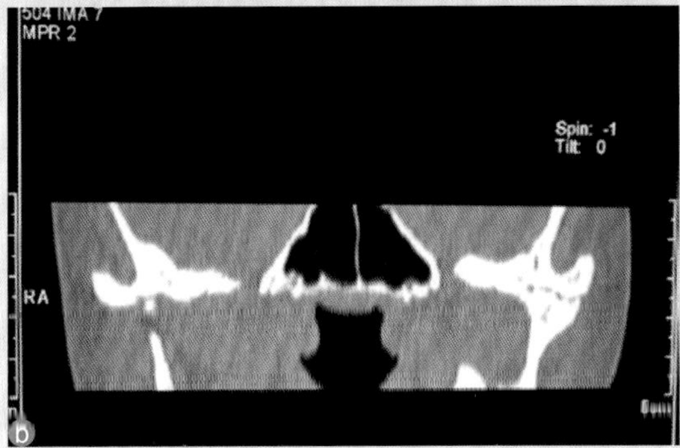

图 3.4.6 a. 在 TMJ 强直中，张口受限；b. 冠状位 CT 上，可见左侧 TMJ 强直

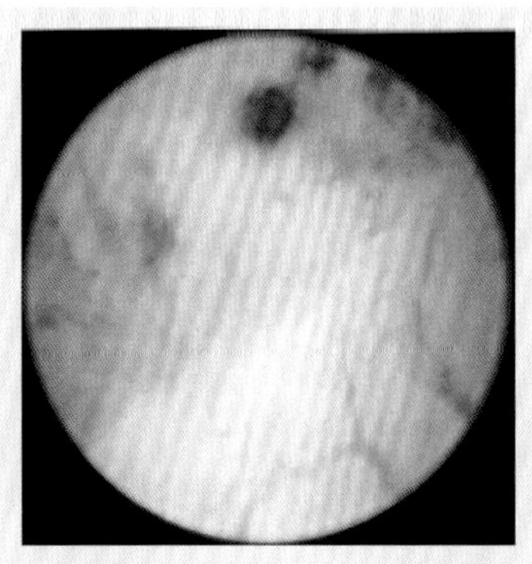

图 3.4.7 颞下颌关节前盘脱位的关节镜观察。白椎间盘游离到前隐窝，后韧带位于髁突和关节窝之间

（梁 辉 译）

3.5 气道梗阻

急性喉炎是一种喉部感染，常导致气道梗阻和喘鸣。喘鸣是在吸气和呼气时产生的一种高频音调。喉、气管狭窄一般引起吸气性喘鸣，支气管狭窄引起呼气性喘鸣。喘鸣是一种临床症状，而不是疾病或者诊断。关于急性喉炎，最常见的种类包括急性会厌炎、急性喉气管支气管炎、细菌性气管炎。急性喉气管支气管炎是一种严重感染，往往导致儿童气道梗阻。急性会厌炎发病迅速，如果不能及时诊断和治疗，会有生命危险。流行性感冒嗜血杆菌b（haemophilus influenzae type b，HIB）结合疫苗的注射使急性会厌炎的发病率降低了90%。急性会厌炎和急性喉气管支气管炎的区别见表3.5.1。

表 3.5.1 急性会厌炎和急性喉气管支气管炎的鉴别诊断

	急性会厌炎	急性喉气管支气管炎
病原体	流行性感冒嗜血杆菌b	病毒
年龄	2~6岁	1~3岁
发病率	10%	90%
表现	迅速（小时）	缓慢（天）
全身情况	严重全身毒性	表现不明显
咳嗽	无	犬吠样咳嗽
吞咽困难	严重	无
流涎	明显	无
喘鸣	吸气相	双相
体温	>39 ℃	<39 ℃
体位	坐位	后仰位
声音	低沉（无声嘶）	声嘶
X线	拇指印征	尖塔影

细菌性气管炎一般见于婴儿至成年人期，最常见的致病菌是金黄色葡萄球菌，最初临床症状与喉炎类似。气管黏膜的水肿和弥漫性溃疡是气管阻塞的主要原因。气管内的浓稠性分泌物会阻塞部分管腔，有时也可导致严重的气道梗阻。必要时，需要行气管切开和分泌物反复抽吸清理。

喉痉挛必须与喉炎相鉴别。喉痉挛最常见的年龄是1～5岁，起病迅速，往往夜间发病，一般没有相关感染。一定的湿度可以缓解哮喘症状。

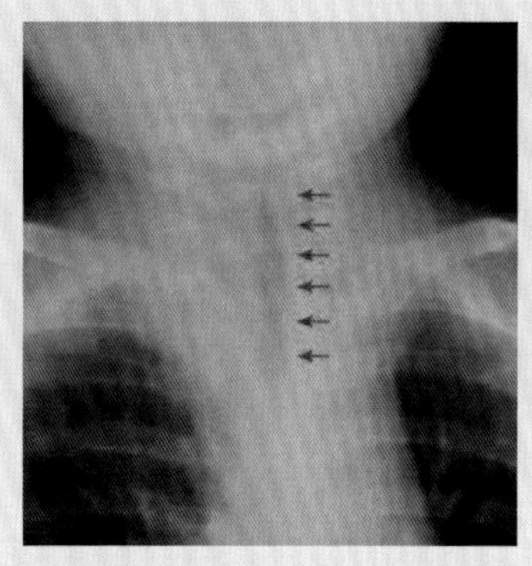

图 3.5.1　急性喉炎患儿的尖塔影

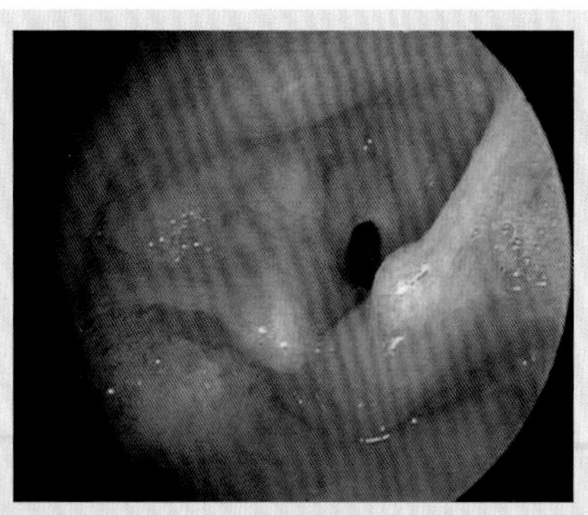

图 3.5.2　出现呼吸阻塞的新生儿。阻塞程度与喉蹼的大小有关

（由 Unal 博士提供）

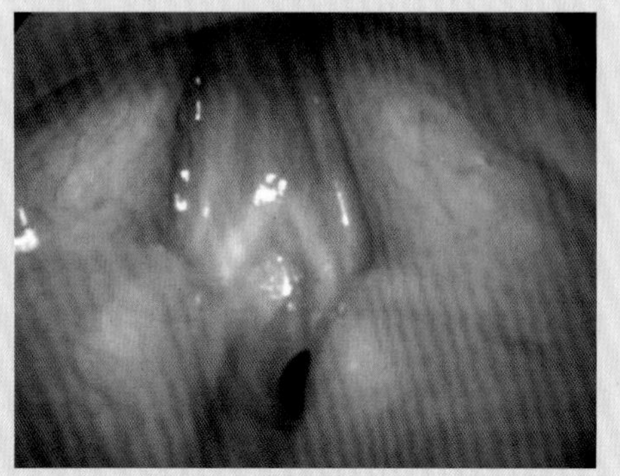

图 3.5.3　喉蹼几乎完全阻塞气道。在严重呼吸窘迫的情况下，必须通过气管插管或气管切开解除梗阻。薄型喉蹼可以通过 CO_2 激光打开，对于较厚者，可能需要开放手术

（由 Unal 博士提供）

喉软化症是婴幼儿喘鸣的最常见原因，也是最常见的先天性喉畸形。会厌呈“Ω”形，杓状会厌皱襞高、短、薄，杓状软骨被覆疏松黏膜。喉软化症最主要的致病理论是软骨发育不成熟；另一种理论是喉的神经肌肉控制异常。这种疾病往往呈自限性，但对于严重的喉软化患儿，手术可能是必要的。

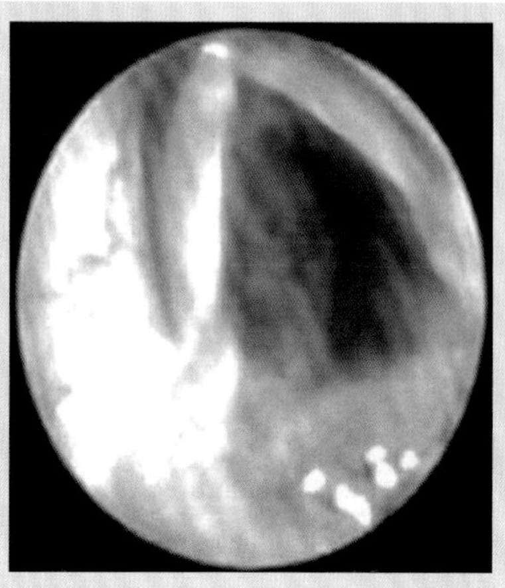

图 3.5.4　声门下血管瘤是最常见的引起喉喘鸣的先天性疾病。声门下和气管血管瘤在出生时通常无症状，之后可能会出现症状。但肿瘤可能会自行消退。在喉梗阻时，可以考虑气管切开术

（由 Unal 博士提供）

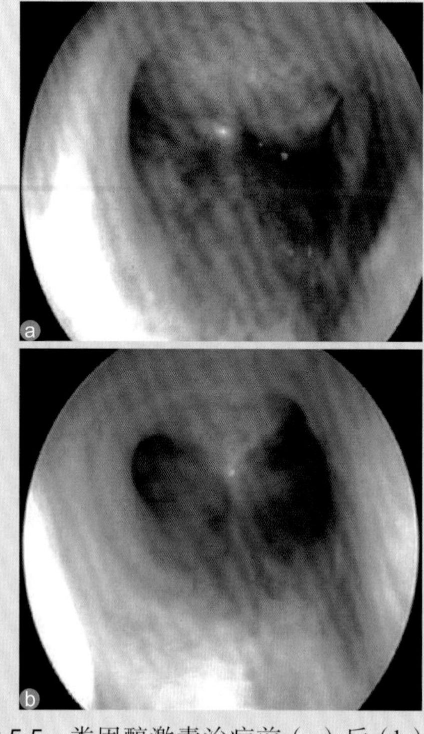

图 3.5.5　类固醇激素治疗前（a）后（b）的气管血管瘤。对于 1 岁以下患者，类固醇治疗可能有用

（由 Unal 博士提供）

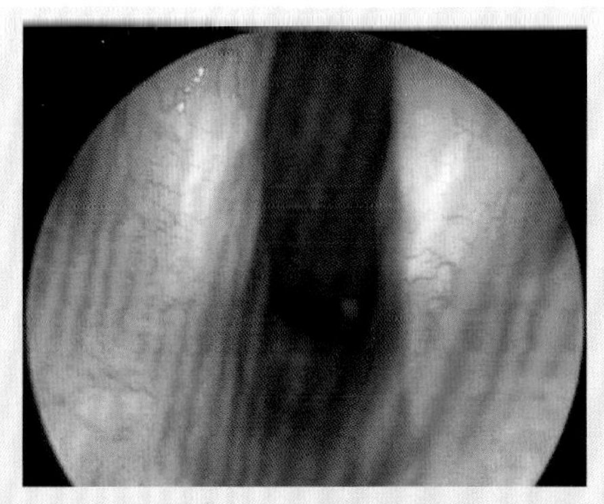

图 3.5.6　先天性声门下狭窄阻塞气道。声门下狭窄可能是先天性的，但更多是由气管插管时间过长引起的创伤所致

（由 Unal 博士提供）

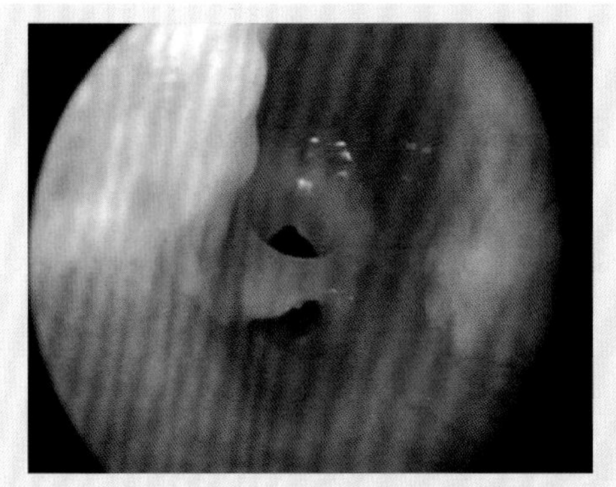

图 3.5.7　插管时间过长导致的早期声门下狭窄

（由 Unal 博士提供）

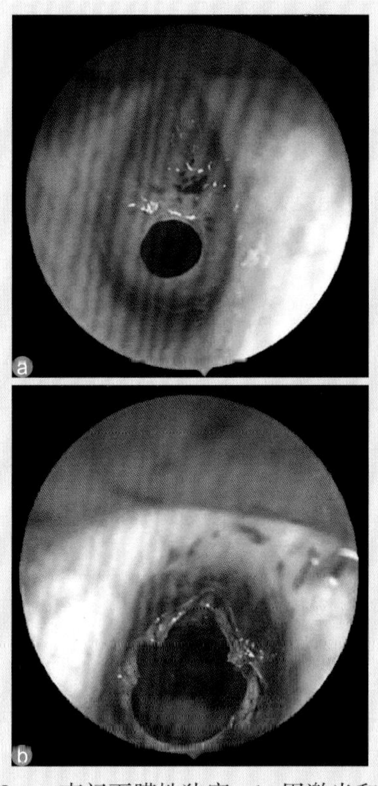

图 3.5.8　a. 声门下膜性狭窄；b. 用激光和球囊扩张倒“Y”形手术后的切口

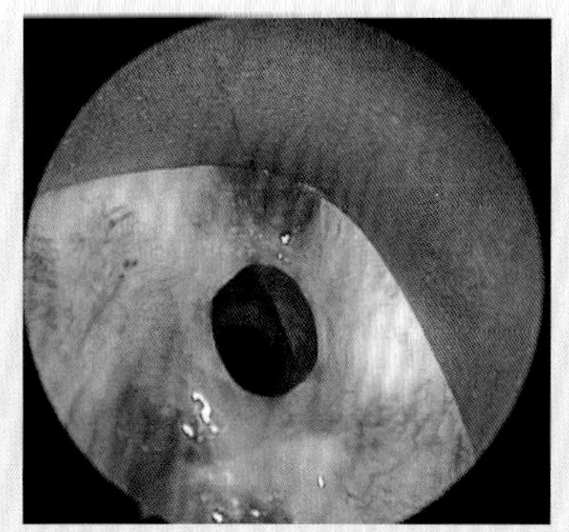

图 3.5.9　插管时间过长导致的声门下狭窄

（由 Unal 博士提供）

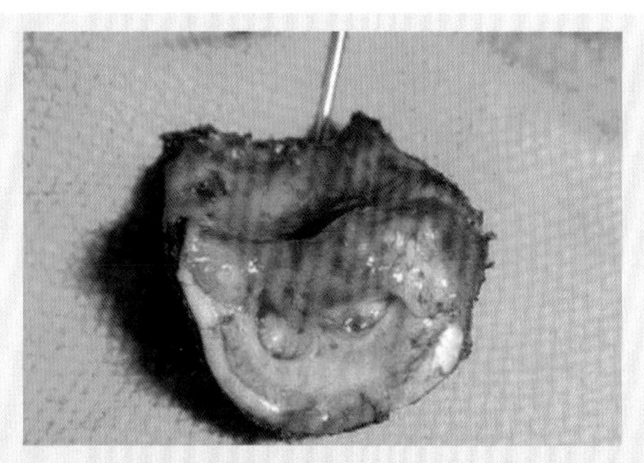

图 3.5.10　声门下狭窄导致的气管切除

（由 Unal 博士提供）

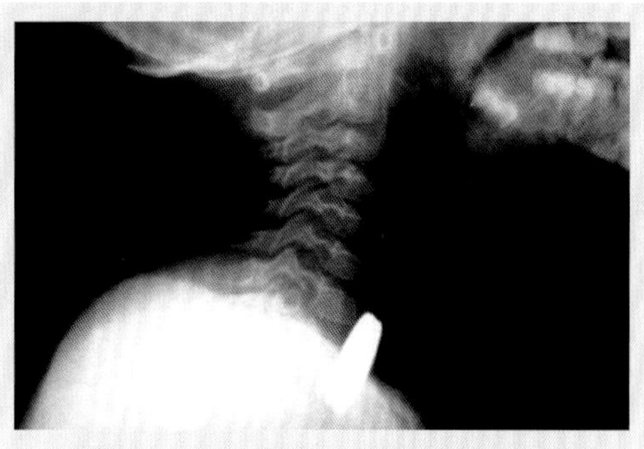

图 3.5.11　食管中的异物（硬币）

（由 Unal 博士提供）

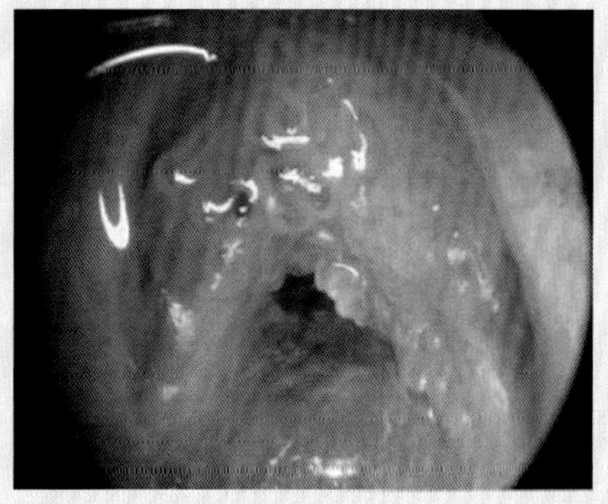

图 3.5.12　青少年喉乳头状瘤是最常见的喉良性肿瘤。它是由人乳头状瘤病毒引起的。CO_2 激光对乳头状瘤的切除有很大帮助。许多患者在成年早期进行治疗

（梁　辉　译）

3.6 声音嘶哑

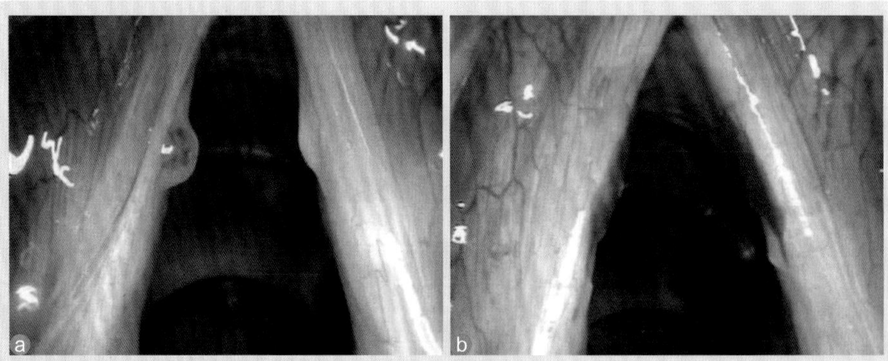

图 3.6.1 a. 声带小结是声带振动表面前 1/3 和后 2/3 交界处的双侧病变。它是在高声喊叫和唱歌时，较高音调水平下受到最大创伤的区域。发音方式的错误是小结形成的主要原因，言语治疗是主要的治疗方式。通过言语治疗，80% 的声带小结得以解决。如果言语治疗失败，可以通过直接显微喉镜方法切除声带小结；b. 小结切除后图像

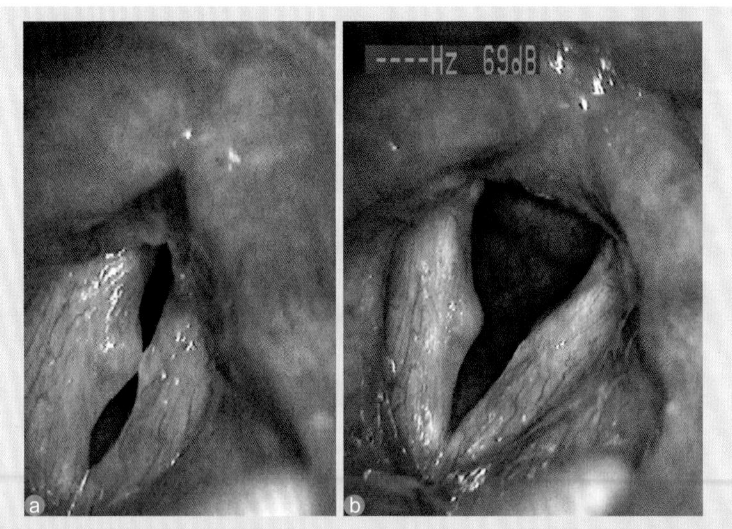

图 3.6.2 声带囊肿可能与声带小结混淆。a. 发声时；b. 吸气时。注意对侧声带因发声时接触而增厚

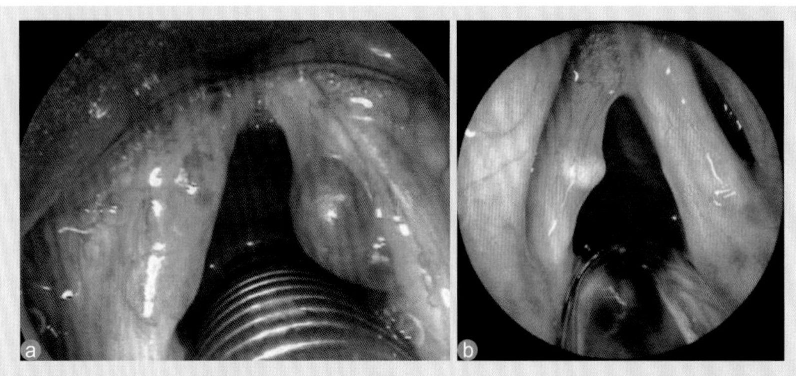

图 3.6.3 a. 位于声带前 1/3 和后 2/3 交界处的右侧出血性声带结节；b. 左声带中部囊肿。声带囊肿可发生在声带上的任何位置，声带滥用和胃食管反流起着重要作用。囊肿通过手术切除，不切除黏膜组织

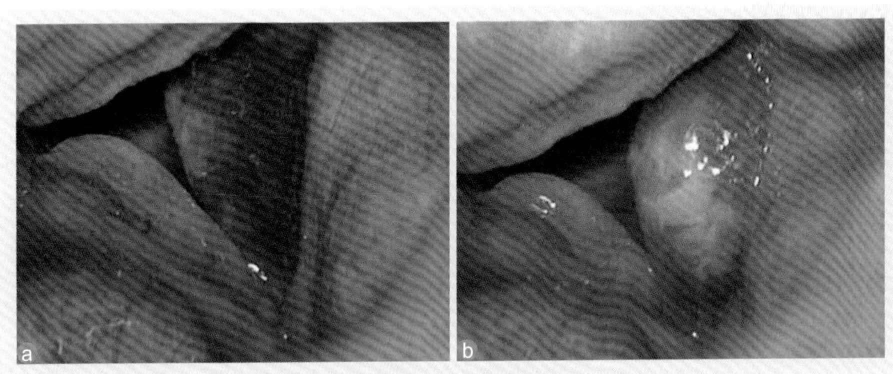

a. 吸气相；b. 呼气相

图 3.6.4 声带息肉随呼吸而内外移动

（由 Yılmaz 博士提供）

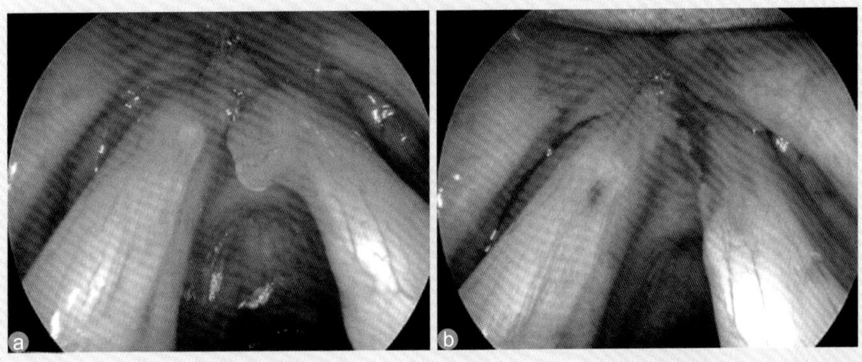

图 3.6.5 a. 右侧声带息肉，位于前连合后方几毫米；b. 切除后图像。切除时黏膜尽可能保留，前连合未被波及

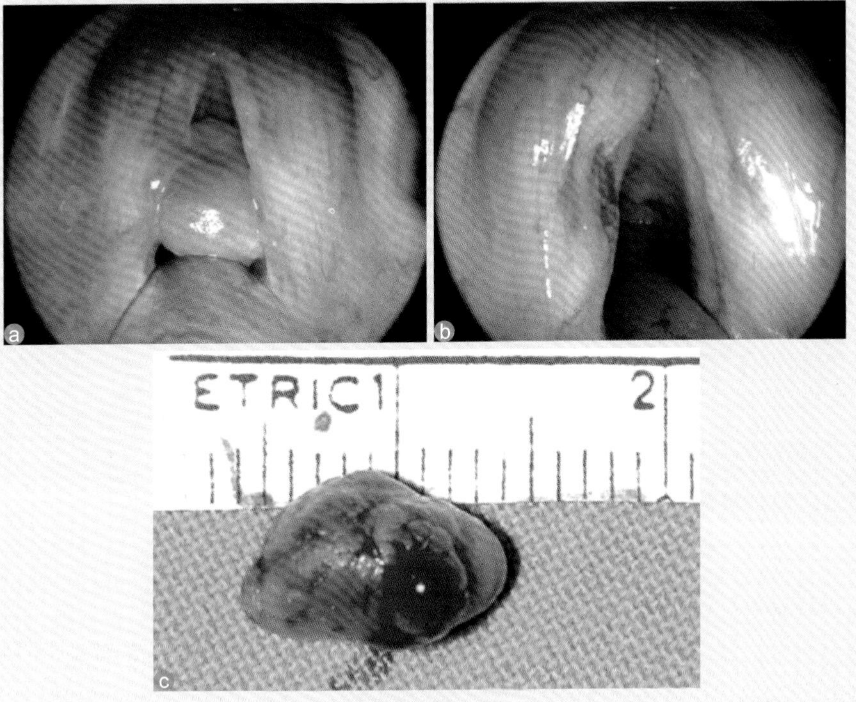

图 3.6.6 声带息肉通常是单侧病变，可发生在声带的任何位置。治疗方法是显微喉镜下切除息肉

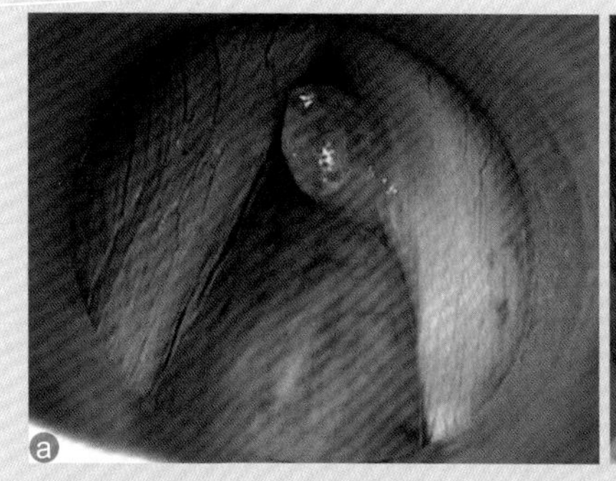
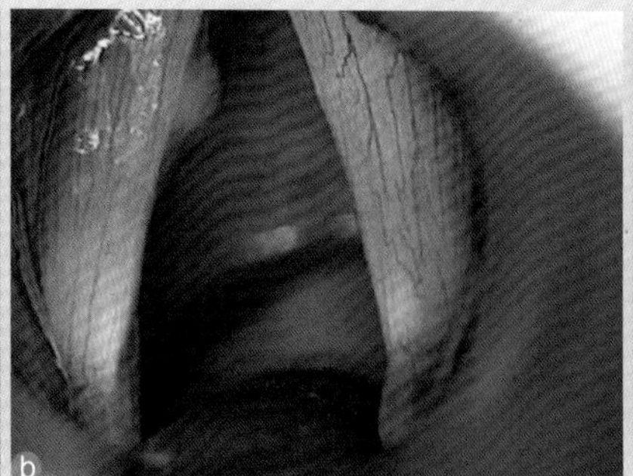
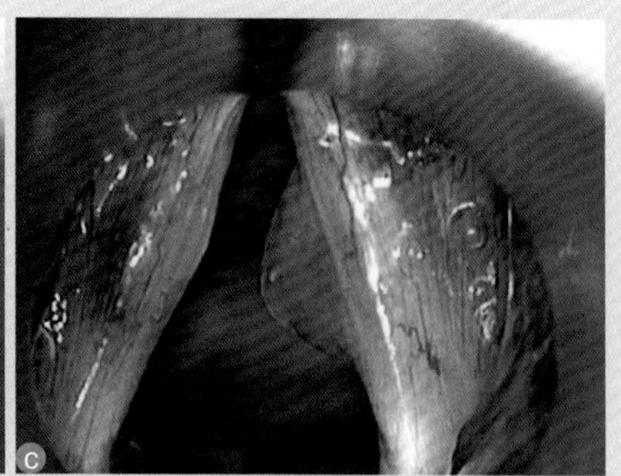

图 3.6.7　宽基声带息肉
（由 Yılmaz 博士提供）

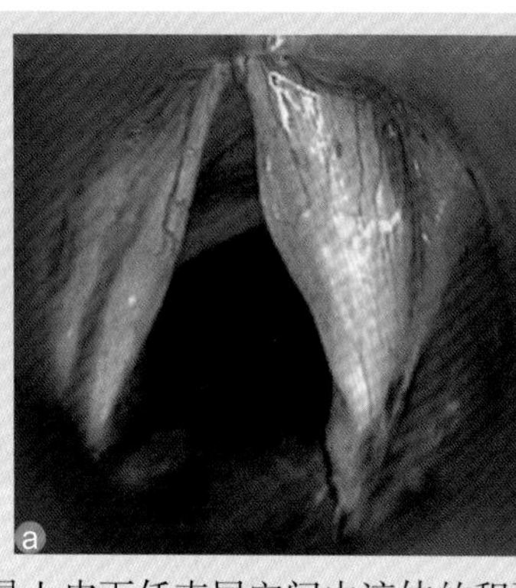
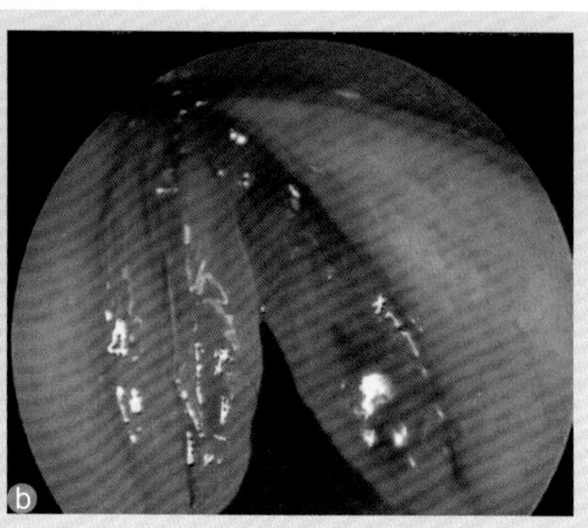

图 3.6.8　任克水肿是上皮下任克层空间中液体的积聚，通常是由嗓音滥用和吸烟导致。如果言语治疗失败，则通过切口排出上皮下间隙的液体，而不去除任何覆盖的黏膜
（由 Yılmaz 博士提供）

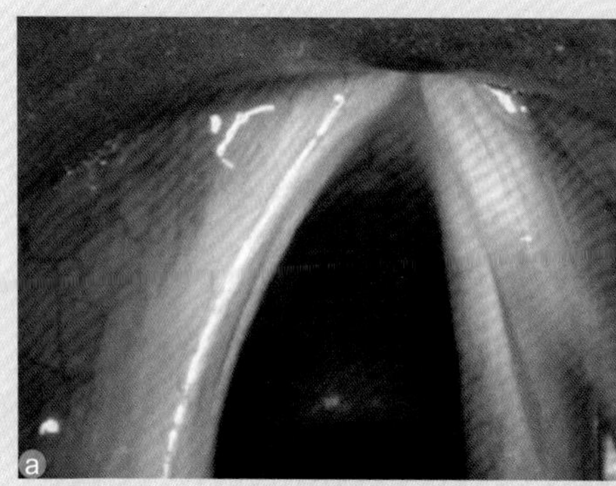
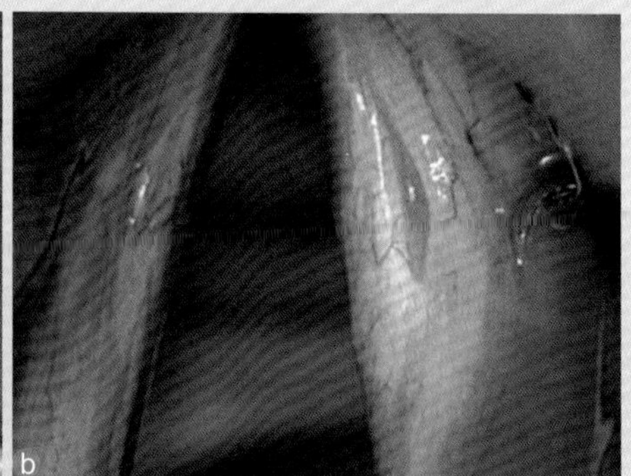

图 3.6.9　声带沟是声带上皮平行于声带游离缘的纵向凹陷

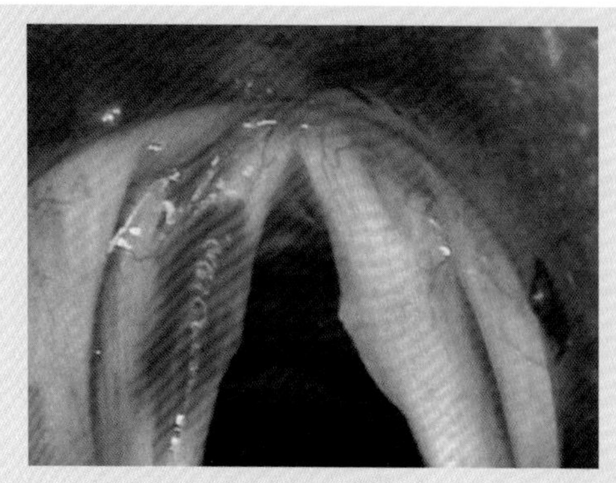

声带出血通常发生在喊叫或唱歌之后，一般为单侧声带受累，出血进入固有层后形成。典型的症状是叫喊后突然出现声音嘶哑，一般以休声治疗为主

图 3.6.10　左声带上表面的急性出血性病变
（由 Yılmaz 博士提供）

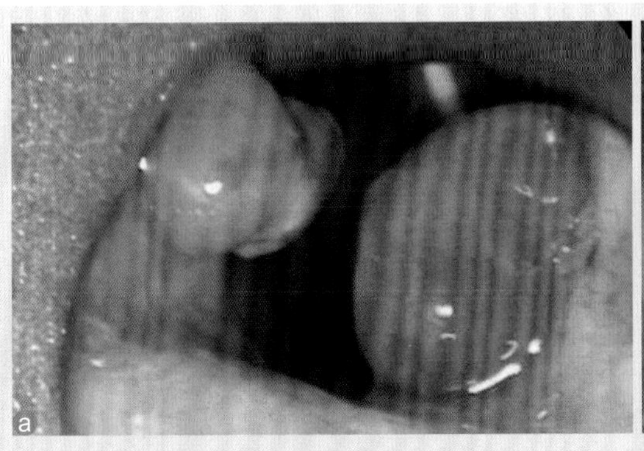
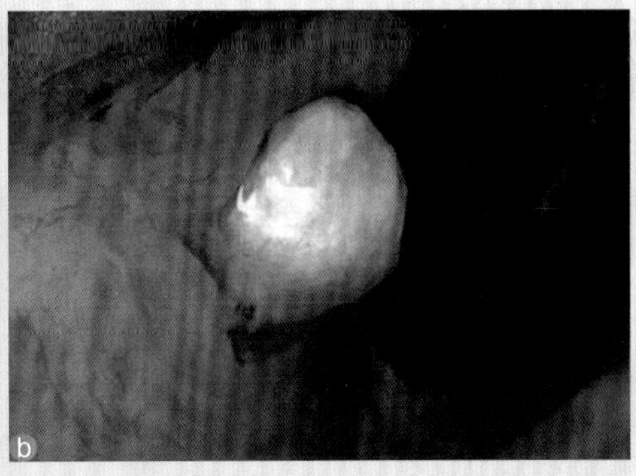

图 3.6.11　声带突肉芽肿可为单侧或双侧。胃食管反流、嗓音滥用和插管创伤是主要的致病因素。麻醉插管可能会对位于杓状软骨声带突表面的黏膜造成创伤。长期的嗓音滥用可能会导致声带突上皮溃疡（接触性溃疡）。治疗包括胃食管反流的控制、嗓音滥用的消除和肉芽肿的纤维切除。a. 双侧声带突肉芽肿；b. 左侧声带突肉芽肿

（由 Yılmaz 博士提供）

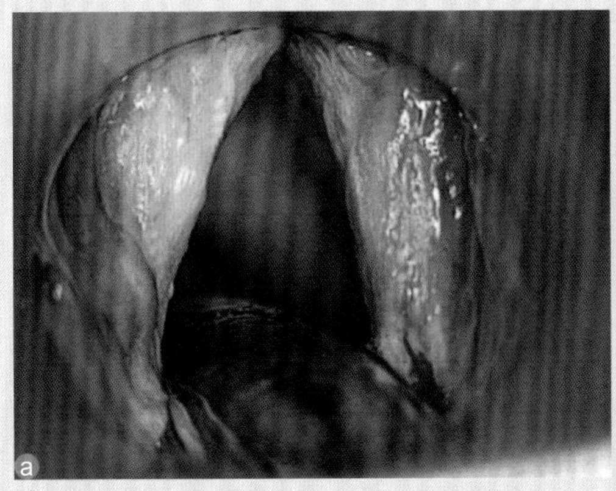
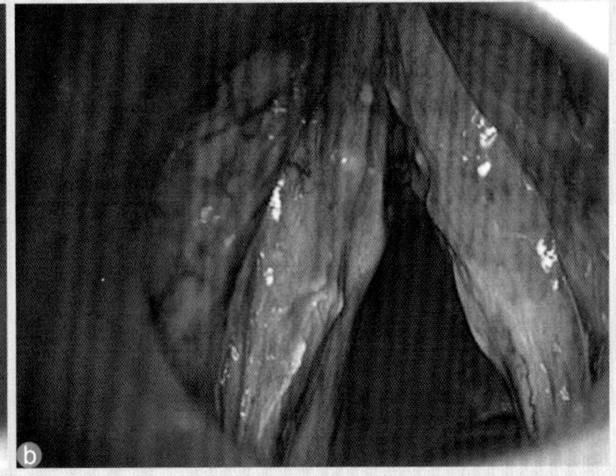

声带呈充血水肿状，上皮细胞肥大。由于上皮细胞肥大，声带的游离缘呈不规则的形态。这种上皮变化通常是由长期嗓音滥用和长期吸烟导致。声音嘶哑持续时间超过6周的患者应进行详细评估，并排除喉癌。如有必要，应进行活检

图 3.6.12　慢性喉炎

（由 Yılmaz 博士提供）

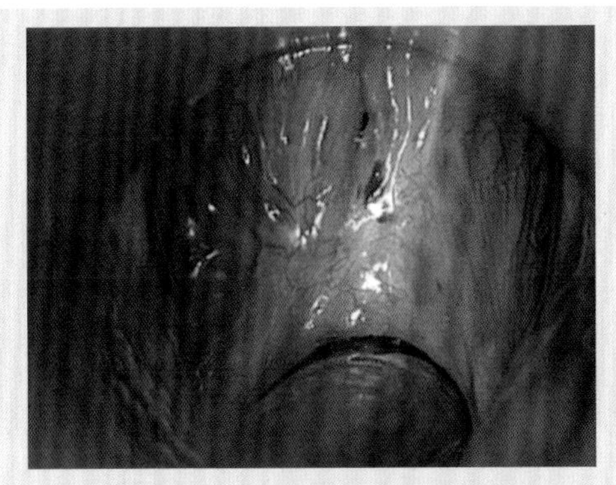

图 3.6.13　声带中段的粘连

（由 Yılmaz 博士提供）

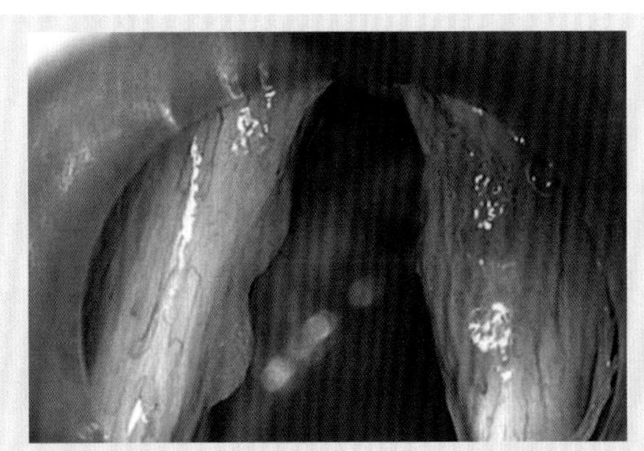

图 3.6.14　成年患者双侧声带乳头状瘤样病变

（由 Yılmaz 博士提供）

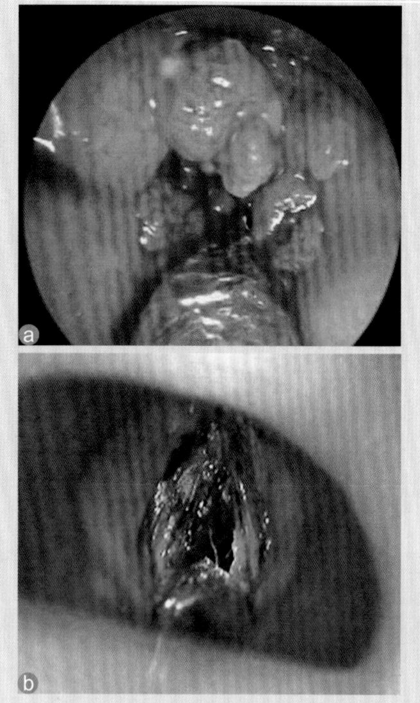

图 3.6.15　a. 青少年喉乳头状瘤是最常见的喉良性肿瘤，由人乳头状瘤病毒引起。首发症状是声音嘶哑。当病变达到引起气道梗阻的程度，就会出现喉喘鸣。CO_2 激光对乳头状瘤的切除有很大帮助。许多患者必须在成年前进行治疗。b. 激光切除乳头状瘤后声带

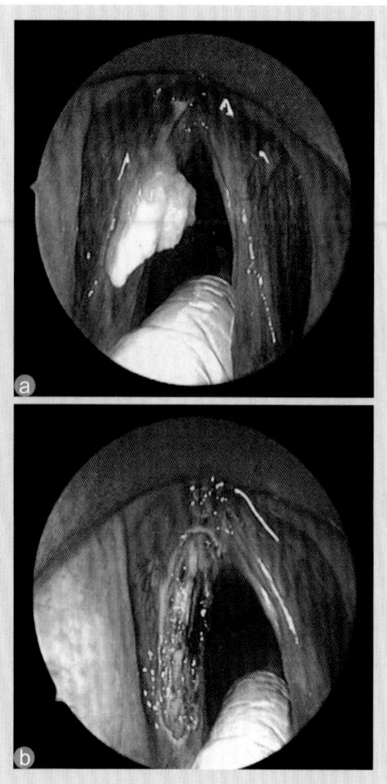

图 3.6.16　a. 右侧声带上的白色病变；b. 切除病损后，病理报告为寻常疣。注意声带韧带没有受损

（孙　岩　译）

3.7　喉癌

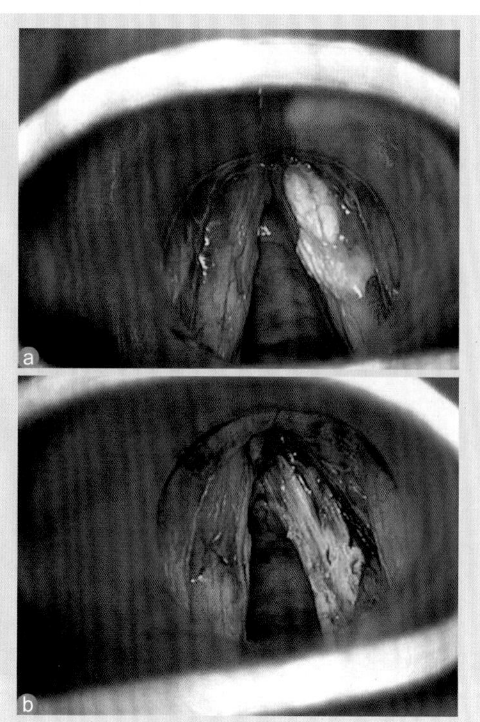

图 3.7.1　a. 右侧声带白斑；b. 白斑切除后（Yılmaz 博士提供）

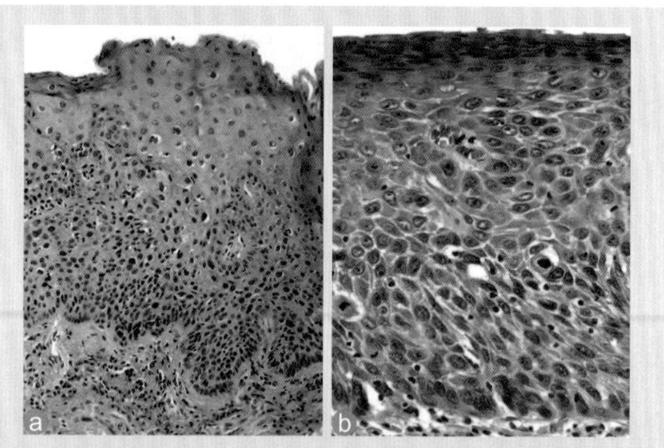

图 3.7.2　a. 低级别不典型增生，上皮细胞下半部分结构和细胞学改变更为明显，上半部分仍保持成熟；b. 高级别不典型增生，整个上皮层可见严重的结构改变和细胞异型性

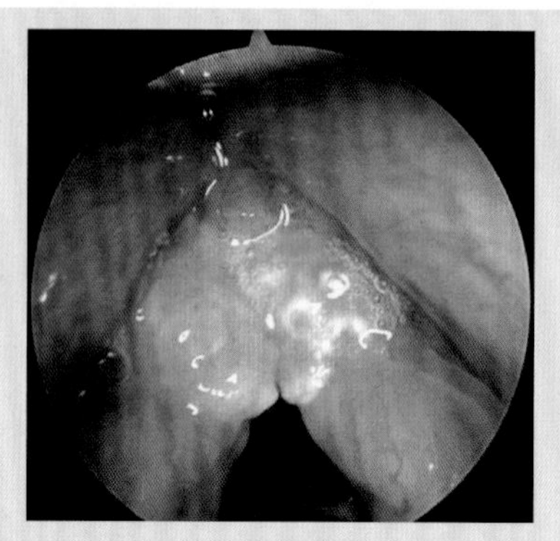

图 3.7.3　位于前连合处的声带癌。喉癌几乎总是发生在吸烟者身上

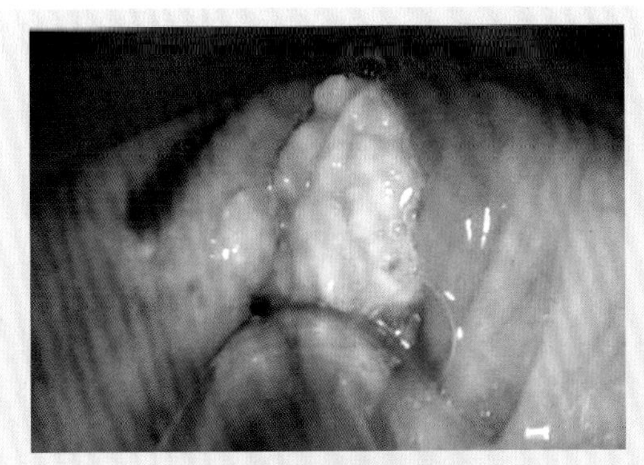

图 3.7.4　喉癌充盈声门

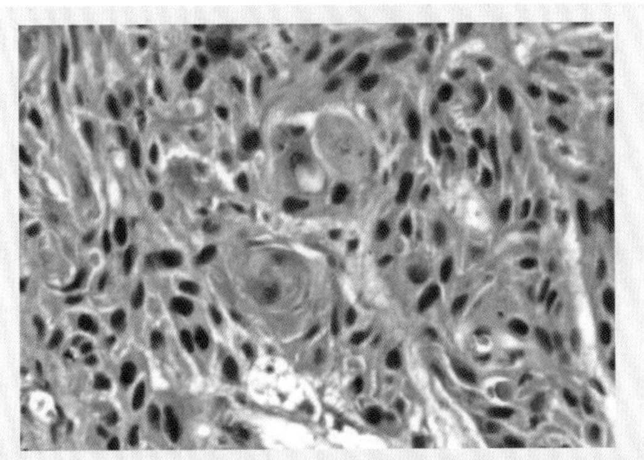

图 3.7.5　在恶变高危的喉癌癌前病变中，p53 可以作为一种标志物。它是一种肿瘤抑制基因，在癌症进程期间也有致癌活性。在高级别和晚期病变中，p53 表达较高

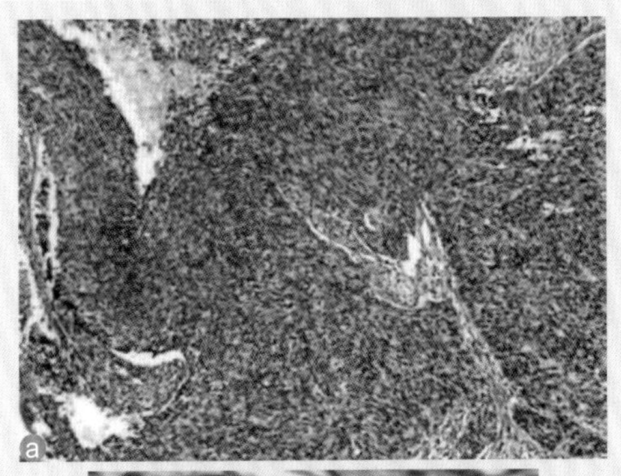

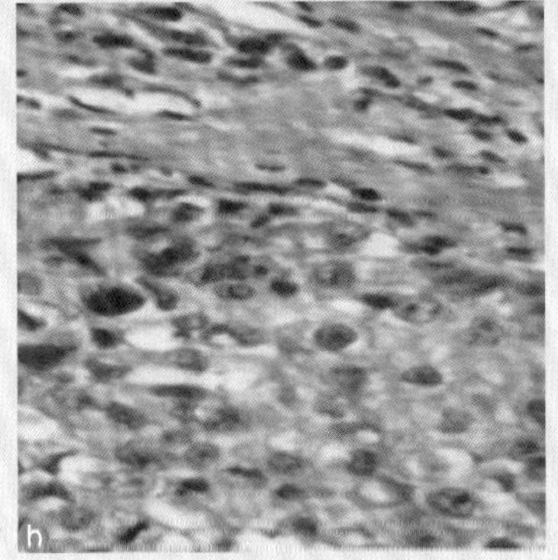

图 3.7.6　a. 在头颈部鳞状细胞癌中，p16 阳性表达与人乳头状瘤病毒（human papilloma virus HPV）感染高度相关；b.p16 阴性表达。p16 阳性不局限于 HPV 阳性肿瘤。因此，p16 并不是 HPV 的完美标志物

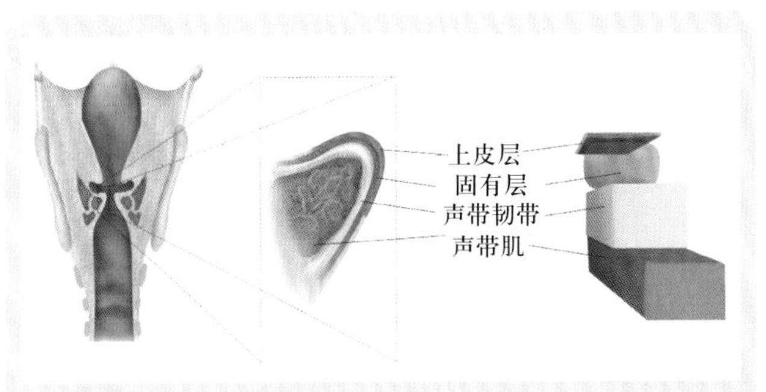

图 3.7.7　声带组织学

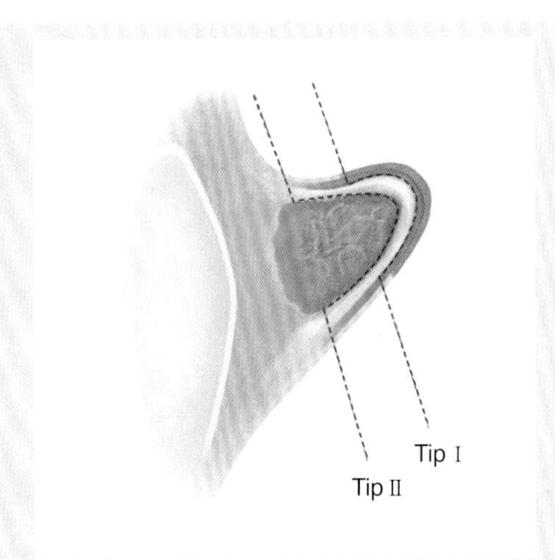

图 3.7.8　Ⅰ型和Ⅱ型声带切除术示意

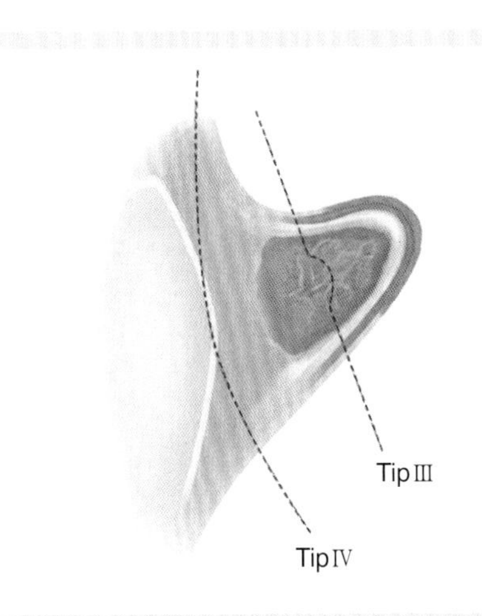

图 3.7.9　Ⅲ型和Ⅳ型声带切除术示意

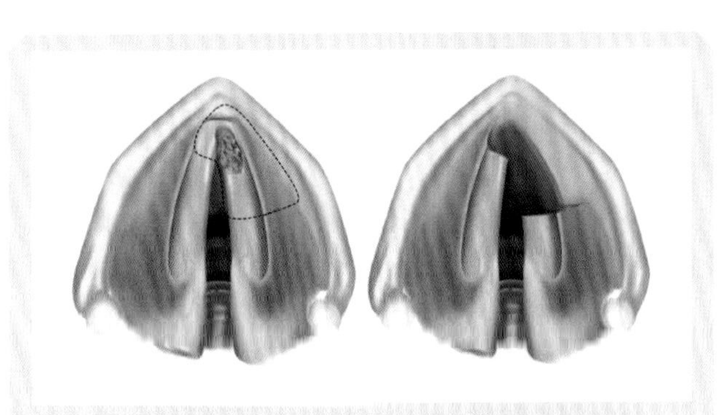

图3.7.10　Ⅴa型声带及前联合切除术示意

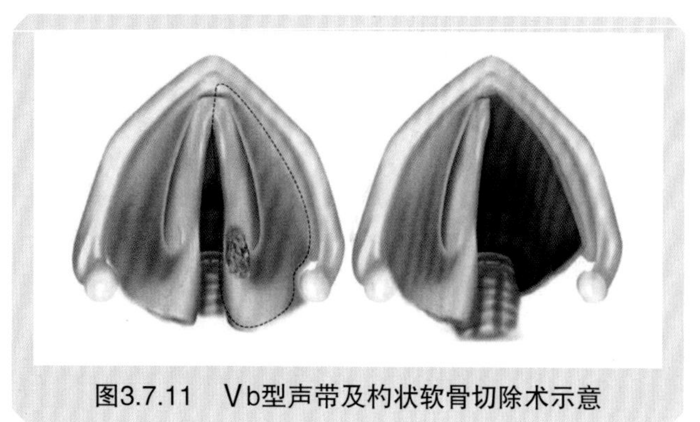
图3.7.11 Ⅴb型声带及杓状软骨切除术示意

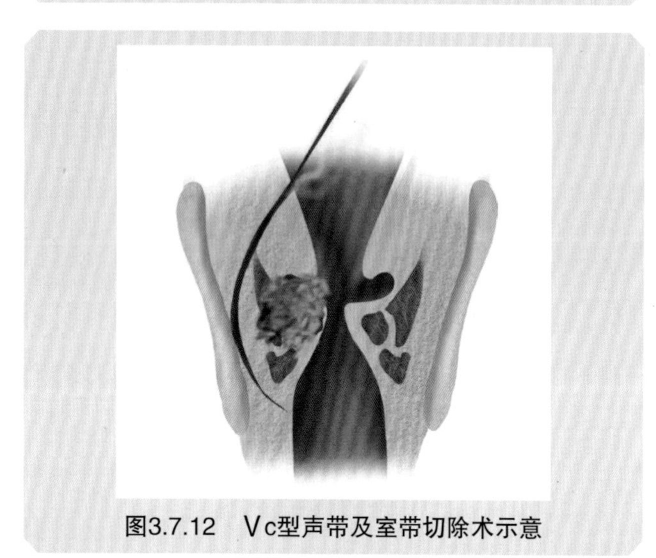
图3.7.12 Ⅴc型声带及室带切除术示意

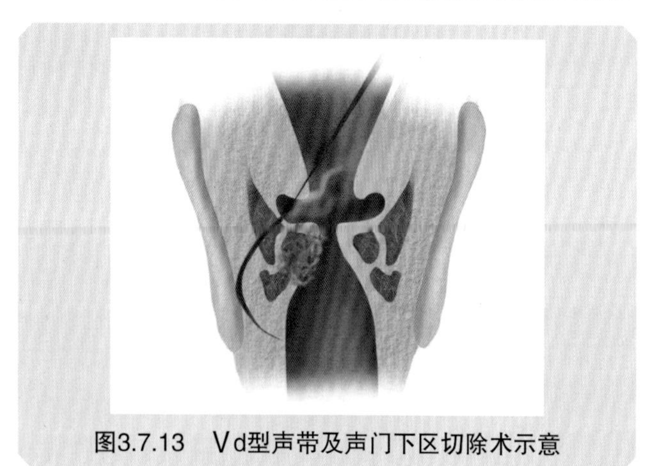
图3.7.13 Ⅴd型声带及声门下区切除术示意

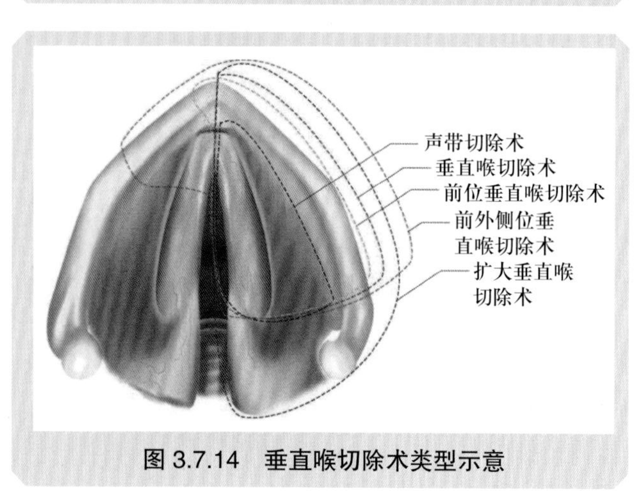

图 3.7.14 垂直喉切除术类型示意

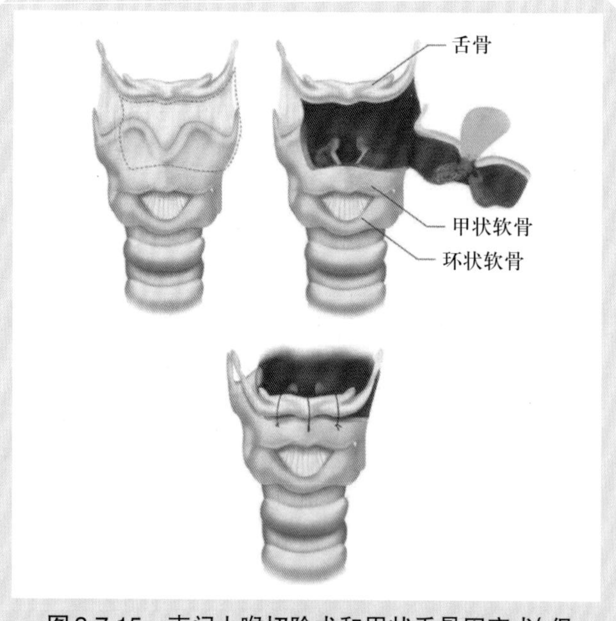

图 3.7.15 声门上喉切除术和甲状舌骨固定术（保留舌骨）示意

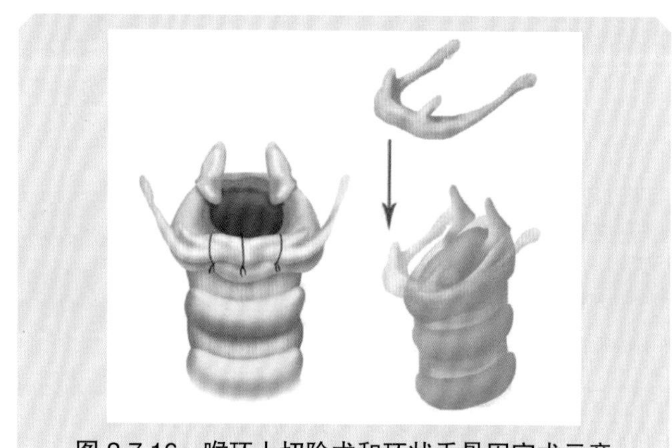
图 3.7.16 喉环上切除术和环状舌骨固定术示意

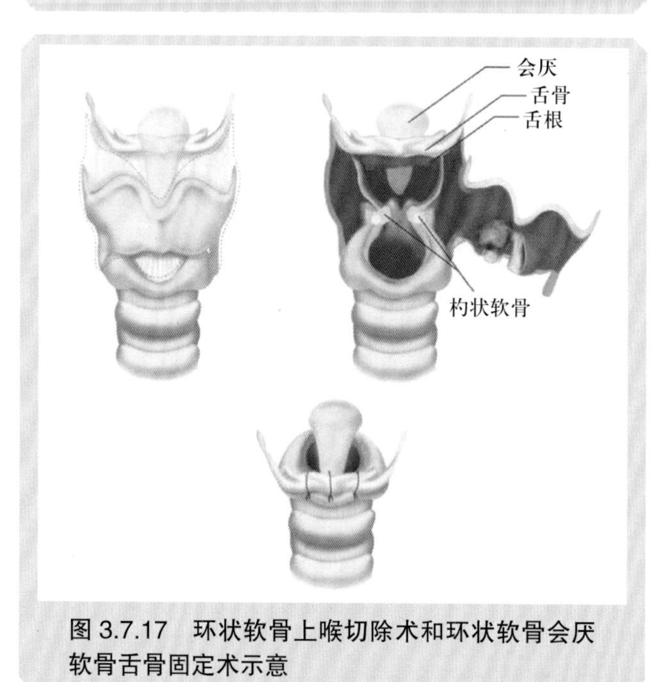

图 3.7.17 环状软骨上喉切除术和环状软骨会厌软骨舌骨固定术示意

（李晓明 译）

3.8 囊肿

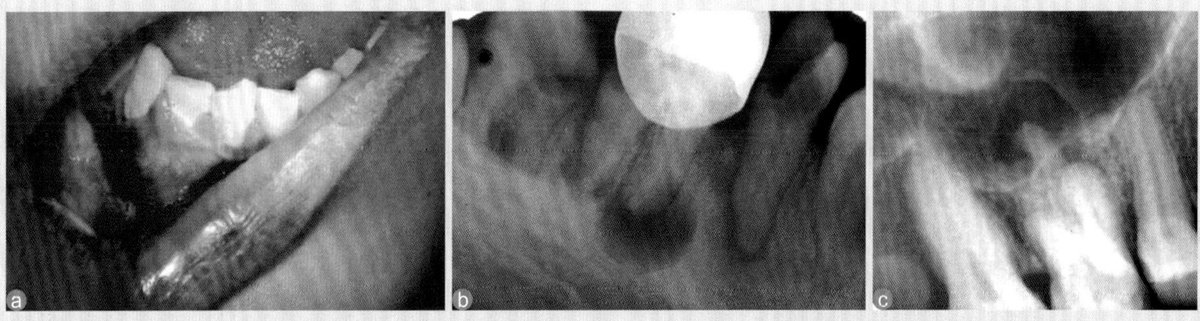

图 3.8.1　根尖囊肿（根尖周囊肿、牙囊肿）是最常见的牙源性囊肿，占所有牙源性囊肿的 50% 以上。它始于慢性牙根刺激，这种刺激促使上皮残留，并形成囊性结构。这种囊肿通常无症状，如出现了症状，则需要拔牙处理

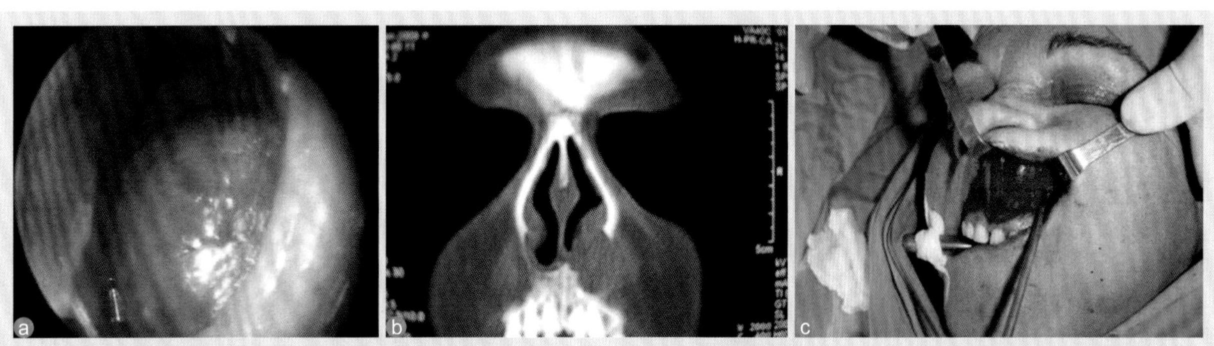

图 3.8.2　鼻唇沟囊肿（鼻槽囊肿）是一种罕见的非牙源性发育性囊肿，常发生于上唇中线外侧和上颌骨表面，常为单侧肿胀。a. 鼻前庭鼻唇沟囊肿；b. 冠状位 CT 显示鼻腭囊肿位于上颌骨中线外侧和浅表；c. 鼻唇沟囊肿的手术视野暴露

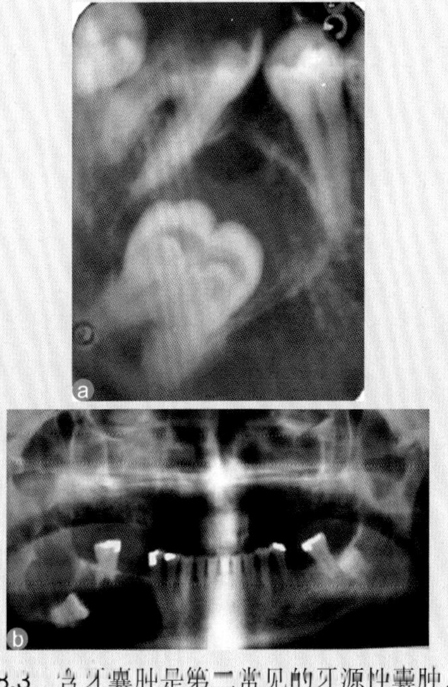

图 3.8.3　含牙囊肿是第二常见的牙源性囊肿，与未萌出的牙齿有关，最常见的是阻生的第三下颌或上颌磨牙。在 X 线检查中，未萌出或阻生牙的牙冠周围的射线可透性是一个特征性发现。这些囊肿通常没有症状

（由 Kansu 博士提供）

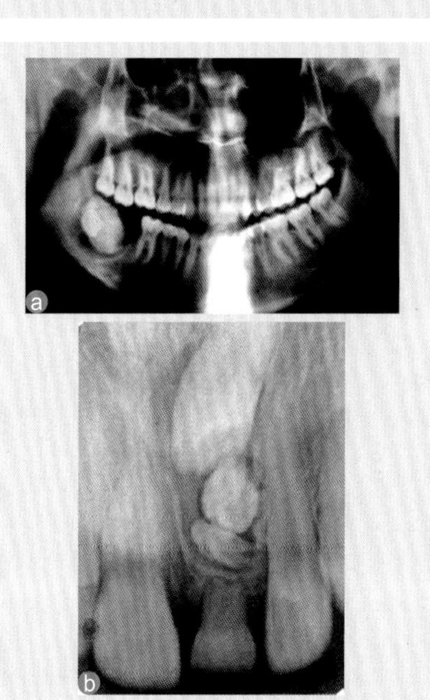

图 3.8.4　a. 牙瘤是牙釉质的错构瘤或发育畸形。绝大多数牙瘤发生在第一和第三磨牙区。牙瘤多见于下颌骨。在放射学检查中，可见被一条狭窄放射带包围的不规则、不透光放射区；b. 组合性牙瘤是其中分化最明显的一种牙源性肿瘤。X 线检查可见多颗小牙齿

（由 Kansu 博士提供）

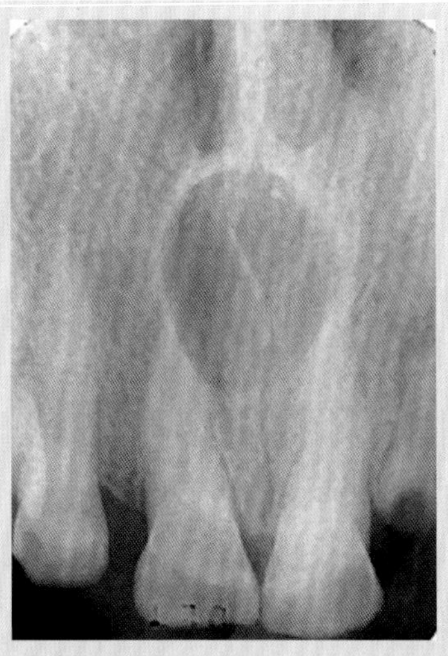

图 3.8.5　切牙管囊肿（鼻腭囊肿）是相对常见的非牙源性发育囊肿。它们发生在切牙管区域上颌中切牙后面的腭中线

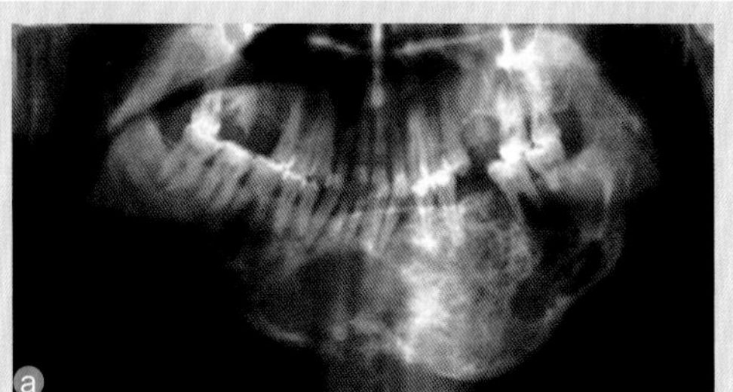

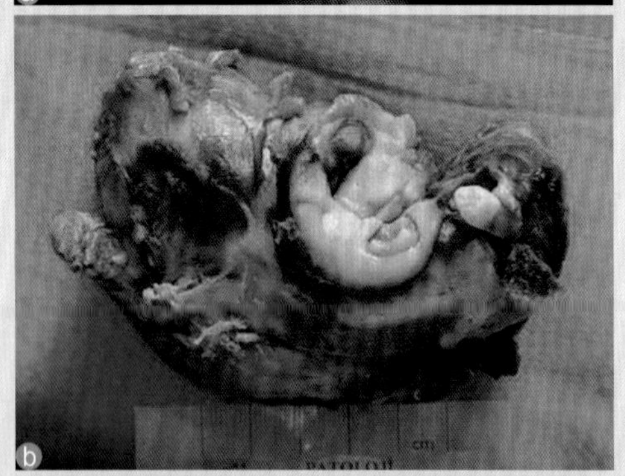

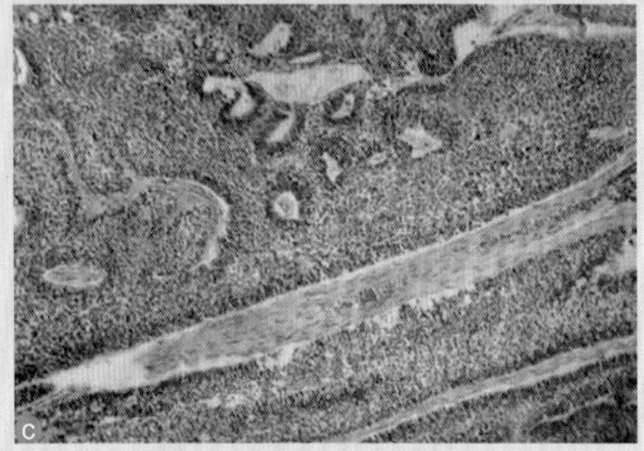

图 3.8.6　成釉细胞瘤最常见于 20 ~ 50 岁的年龄组。大多数肿瘤发生在下颌骨（超过 90%）。a. 在 X 线检查中，下颌骨中典型的肥皂泡透光度是成釉细胞瘤的特征；b. 手术切除后的标本；c. 成釉细胞瘤的组织学图片（HE 染色，×100）。由实性岛状细胞和外围的基底样细胞组成，呈栅栏状排列

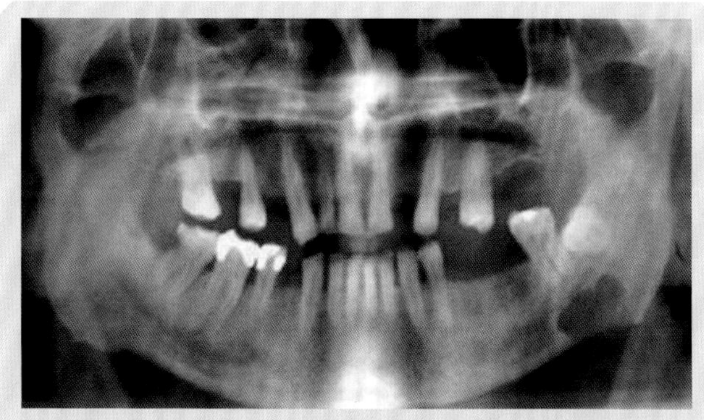

图 3.8.7　Stafne 骨囊肿不是真正的囊肿，而是下颌骨缺损或下颌骨舌面凹陷。该囊肿呈椭圆形肿块，位于下颌管水平下方，靠近下颌角

（由 Kansu 博士提供）

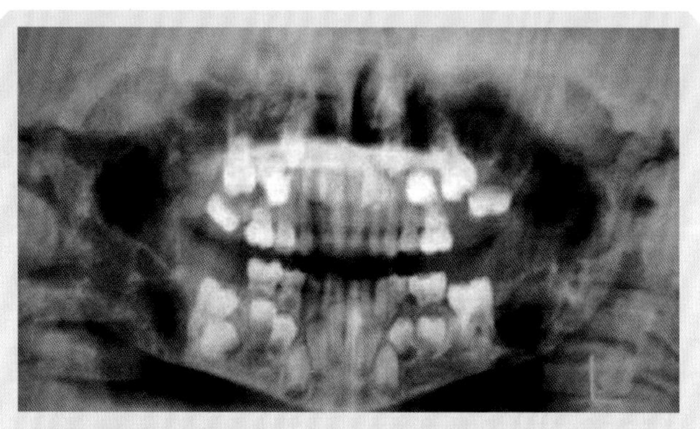

图 3.8.8　巨颌症是一种常染色体显性遗传的良性下颌骨纤维骨性疾病。下颌骨分支肿胀。由于这个原因，巨颌症也被称为家族性颌骨纤维异常增殖症。临床表现为病变的颌骨分支面部膨大。X 线可见多房性透光区。巨颌症多发生在 2 ~ 20 岁，通常从两侧的下颌骨分支开始，青春期病变开始消退

（由 Kansu 博士提供）

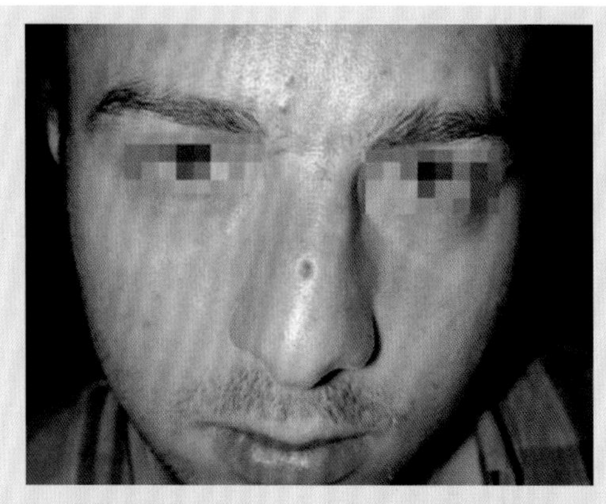

囊肿通常出现在眉间。在囊肿及鼻尖附近皮肤瘘口之间常有窦道存在。囊肿可延伸至筛状板及鼻骨

图 3.8.9　皮样囊肿

（夏　明　译）

3.9 涎腺肿瘤

所有唾液腺均可发生涎腺肿瘤，其中约80%发生在腮腺。舌下腺恶性肿瘤发病率最高，约90%。

多形性腺瘤主要发生于腮腺，肿瘤没有真正的包膜，可有指状延伸，因此摘除肿瘤可能导致较高的复发率，首选的手术治疗是腮腺切除术。由于面神经通过腮腺，腮腺的肿瘤一般与面神经有密切关系。识别面神经后，从面神经上分离出浅叶。

在90%的病例中，肿瘤起源于浅叶，这种情况下，应进行腮腺浅叶切除术；在10%的病例中，肿瘤可能起源于深叶，对这些起源于腮腺深叶的肿瘤应行腮腺全切术，手术难度大很多。

良性肿瘤和恶性肿瘤很难鉴别。如果肿瘤增长较快，并且浸润邻近组织、皮肤，或引起面神经麻痹，应考虑为恶性。切开行活体组织检查可能会引起肿瘤种植，因此不应进行。

Warthin 瘤仅见于男性受试者，位于腺体尾部且常为双侧（表3.9.1～表3.9.3）。

表 3.9.1 涎腺肿瘤发病率

涎腺	发病率（%）
腮腺	80
颌下腺	10
小涎腺	9
舌下腺	1

表 3.9.2 涎腺恶性肿瘤发病率

涎腺	发病率（%）
腮腺	20
颌下腺	50
小涎腺	50
舌下腺	90

表 3.9.3 涎腺肿瘤的分类

分类	肿瘤
良性	多形性腺瘤
	单形性腺瘤（Warthin肿瘤等）
恶性	黏液表皮样癌
	腺样囊性癌
	腺泡细胞癌
	鳞状细胞癌
	腺癌
	多形性腺瘤癌
	淋巴瘤
	肉瘤

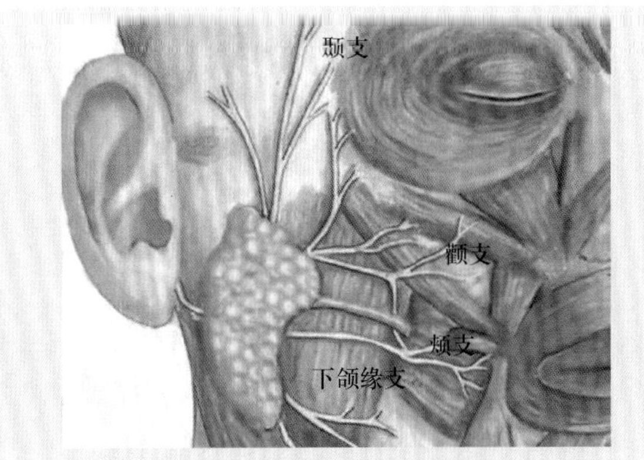

腮腺的肿瘤一般与面神经有密切关系，因此，面神经监测有助于避免损伤面神经

图 3.9.1 面神经通过腮腺

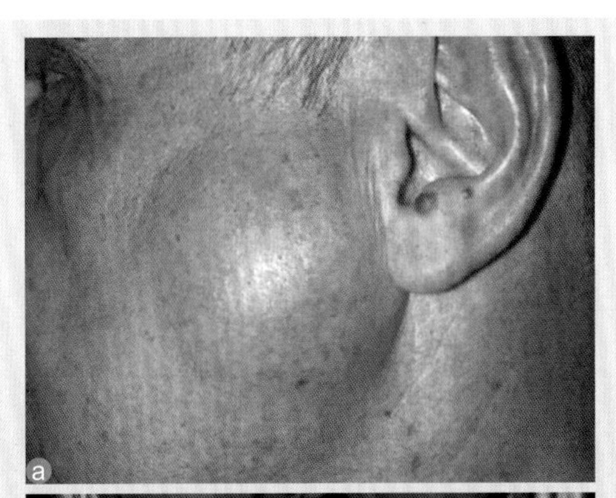

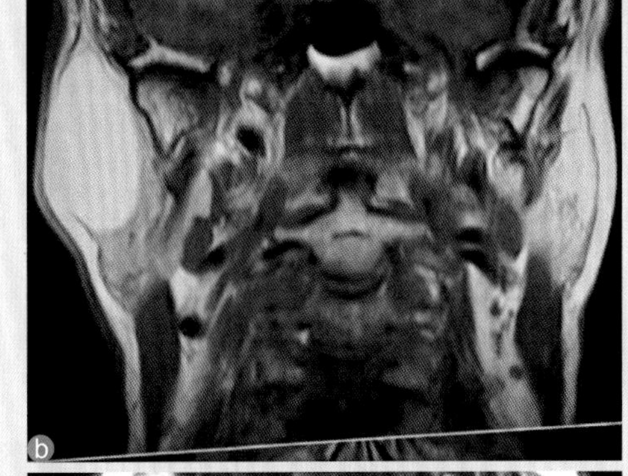

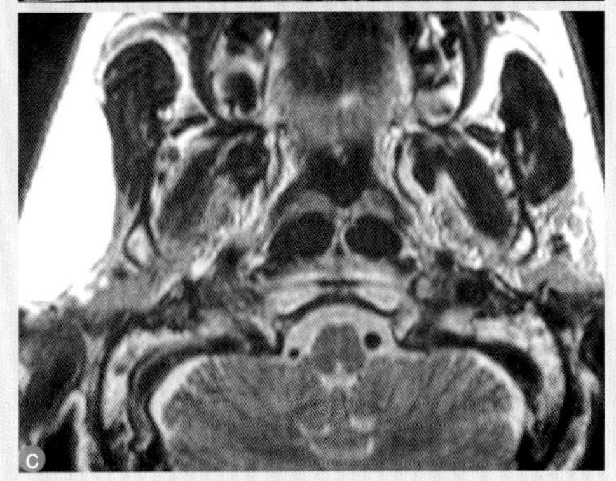

图 3.9.2 左侧腮腺区肿块，脂肪瘤 MRI 的典型表现

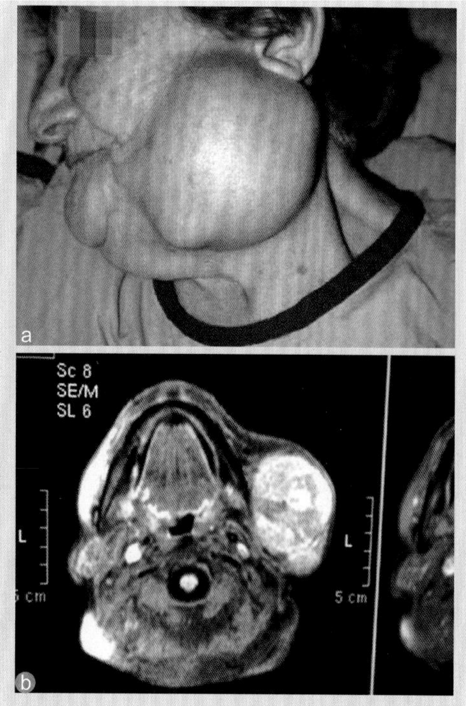

图 3.9.3　a. 左侧腮腺良性肿瘤；b. 轴位 MRI 图像显示左腮腺区肿瘤（病理报告为多形性腺瘤）

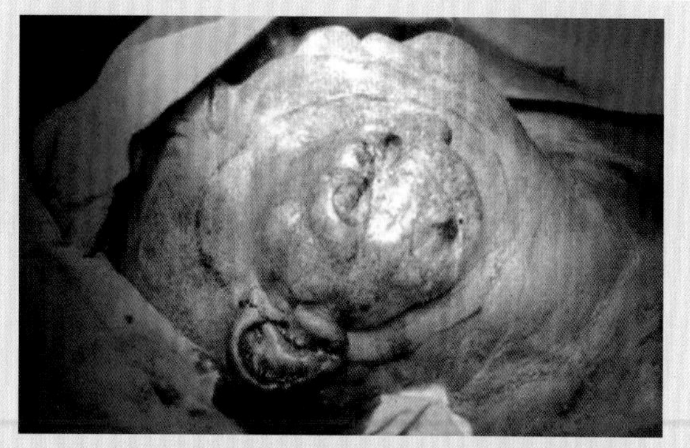

图 3.9.4　侵犯皮肤的腮腺恶性肿瘤

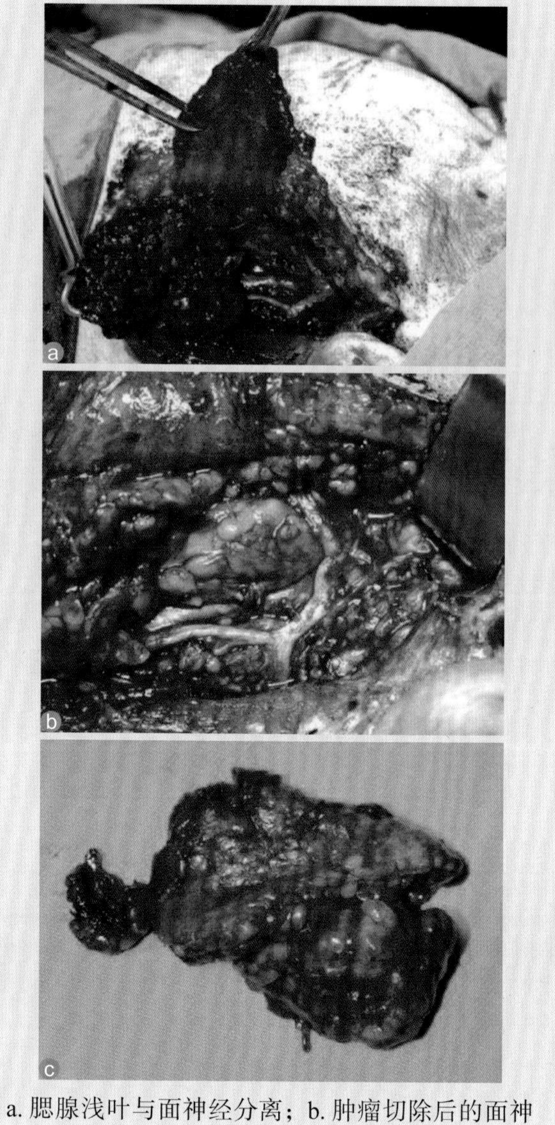

a. 腮腺浅叶与面神经分离；b. 肿瘤切除后的面神经；c. 手术标本

图 3.9.5　腮腺浅叶切除术

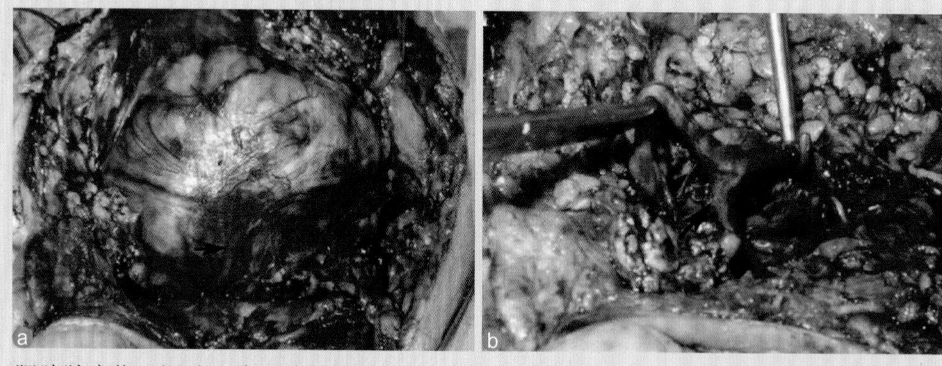

图 3.9.6　a. 腮腺肿瘤位于深叶，将面神经推向外侧；箭头显示面神经干；b. 切除肿瘤后，可见面神经（黑箭头）及其分支

（经 TESAV 许可使用）

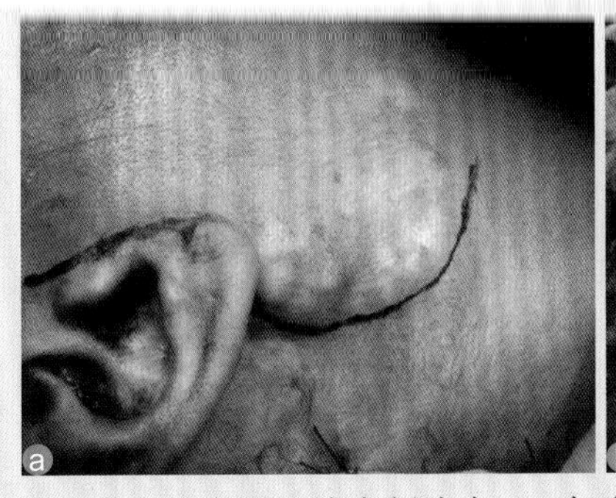
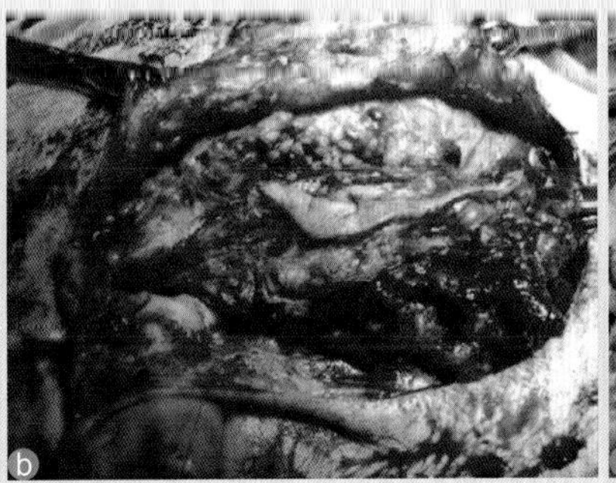
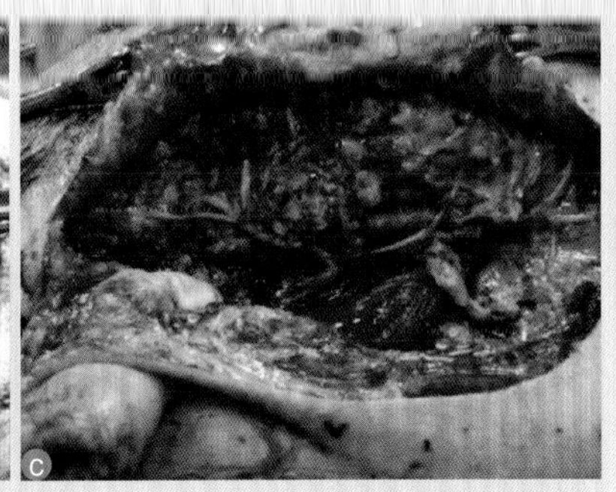

既往手术为多形性腺瘤剜除术。a. 复发性多形性腺瘤的结节性肿块；b. 标本中包括之前的皮肤切口；c. 腮腺切除术后的面神经

图 3.9.7　复发性多形性腺瘤

（由 Unal 医生提供）

（张凤英　译）

3.10　口腔

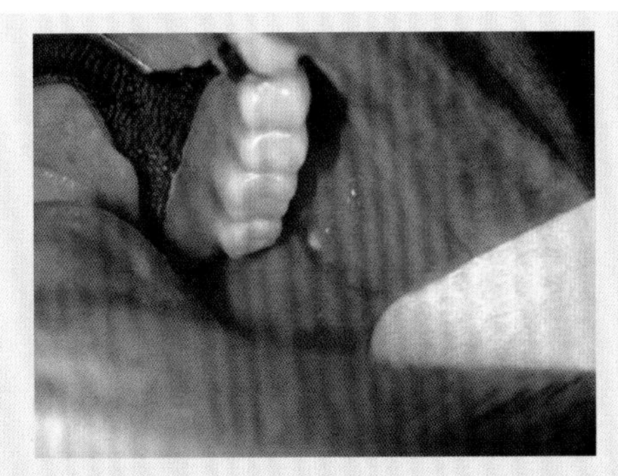

在对腮腺施加压力时，脓性分泌物通过 Stenson 引流

图 3.10.1　急性腮腺炎

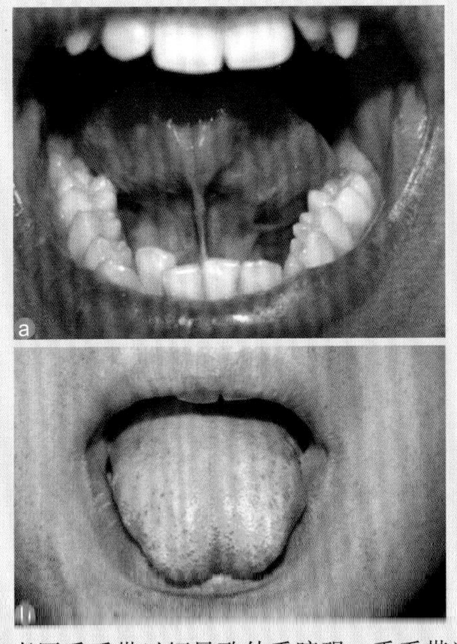

该患者因舌系带过短导致伸舌障碍，舌系带过短不会引起任何症状，且系带分离很容易进行

图 3.10.2　舌系带

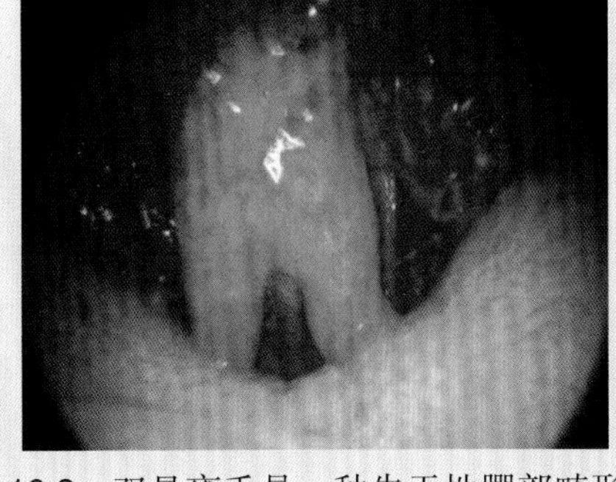

图 3.10.3　双悬雍垂是一种先天性腭部畸形。无临床意义，无须任何治疗。有时黏膜下腭裂可能与畸形有关

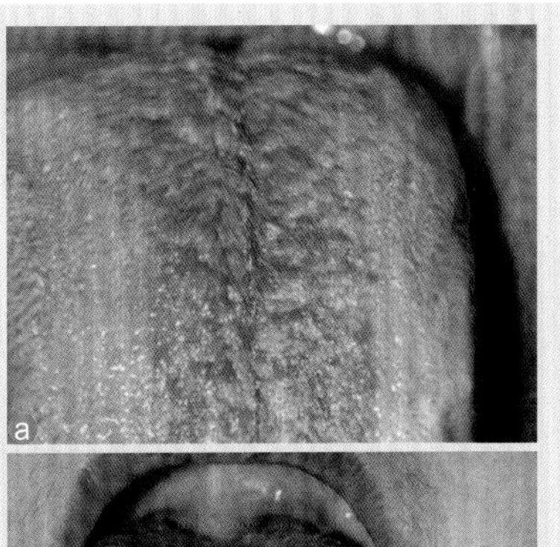
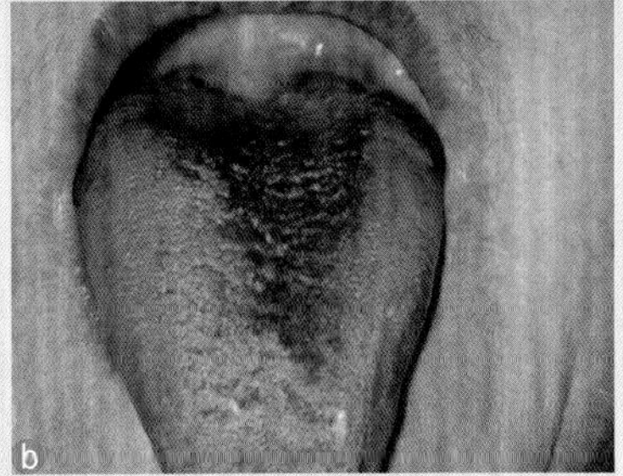

由丝状乳头肥大所致。吸烟是常见病因，用牙刷清洁舌头可能有助于改善外观。戒烟是最重要的因素

图 3.10.4　毛舌

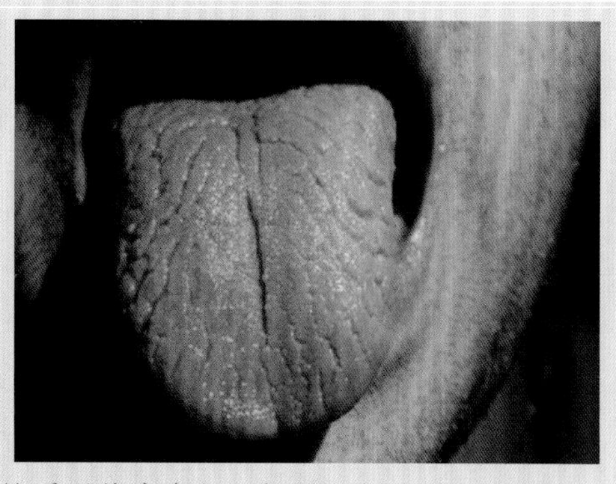

裂纹舌无临床意义，如果它与面神经麻痹和上唇水肿反复发作有关，则称为梅－罗综合征

图 3.10.5 裂纹舌

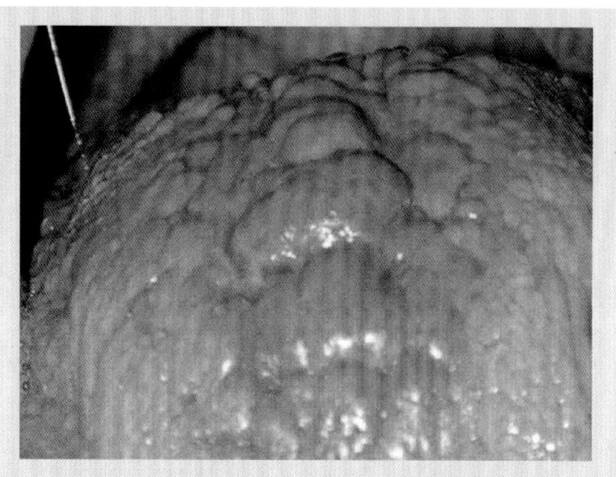

图 3.10.6 正中菱形舌炎是一种组织学良性病理，并不是真正的舌炎。病变的特征是位于舌背环瓣乳头前方无乳头的结节性隆起区

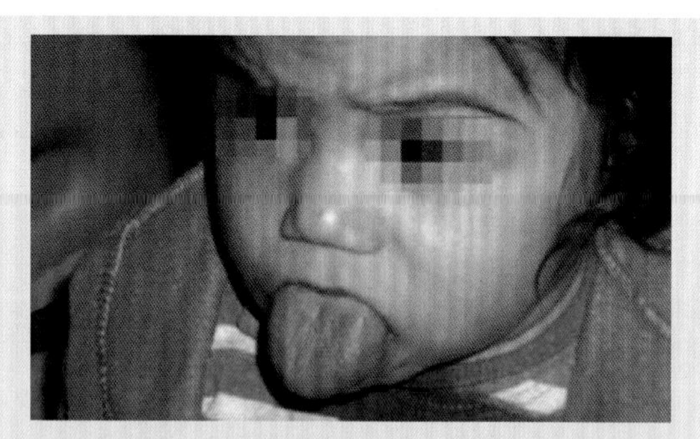

肿大的舌头一般没有症状。很少引起言语异常。在成年人中，巨舌症可能与淀粉样变性相关。在儿童中，淋巴管瘤可能是病因

图 3.10.7 巨舌症

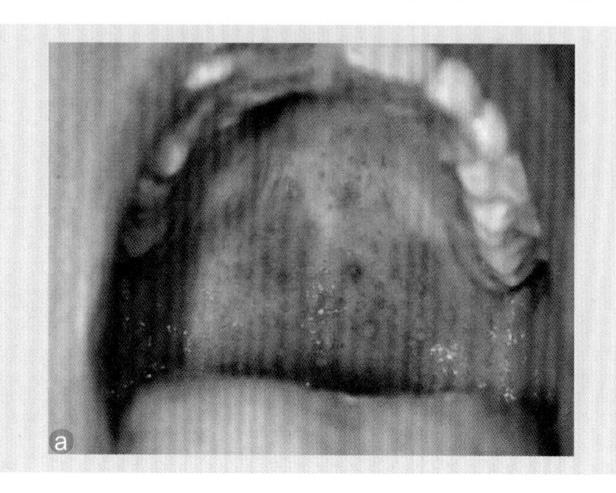

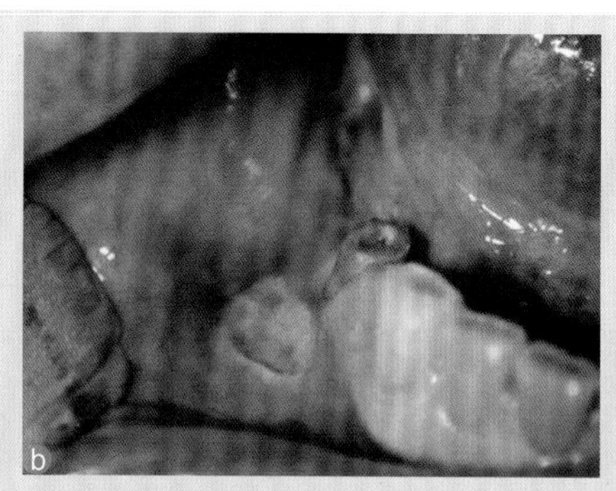

图 3.10.8 a. 疱疹性口炎是由单纯疱疹病毒引起的。小的、疼痛的病灶周围有红色边缘。与口疮病变相反，有恶臭和流涎增多；b. 口疮性口炎是口腔内溃疡最常见的原因。它们具有与单纯疱疹相似的临床特征，但单纯疱疹更常累及硬腭。病因尚不清楚，但可能与维生素 B、叶酸和铁缺乏有关

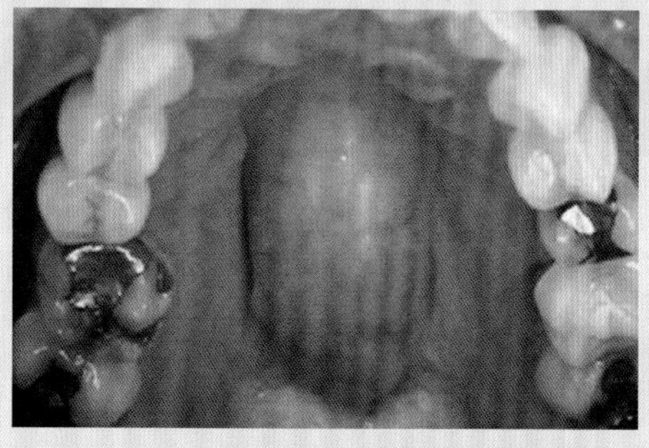

图 3.10.9 腭环是正常黏膜覆盖的硬腭中线呈结节状或小叶状骨性生长。治疗为手术切除

（由 Hersek 博士提供）

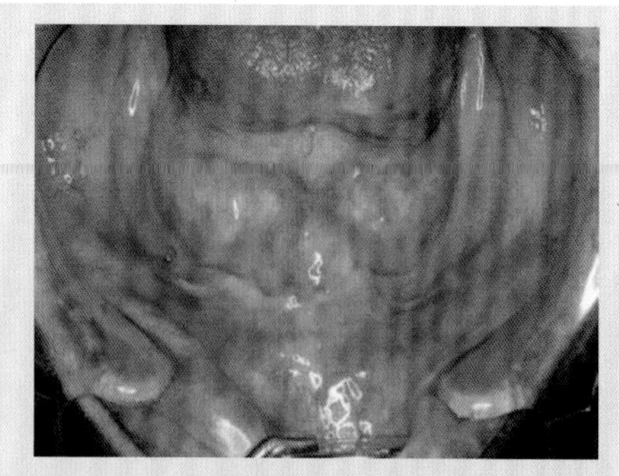

图 3.10.10 下颌骨因长期磨损而被吸收

（由 Hersek 博士提供）

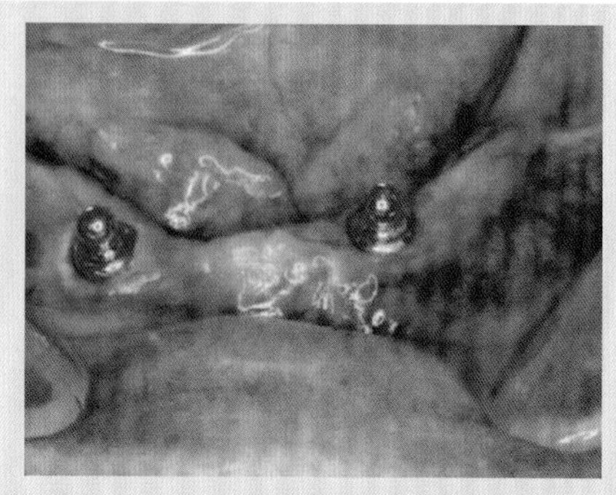

图 3.10.11 无牙颌患者的牙科种植体

（由 Hersek 博士提供）

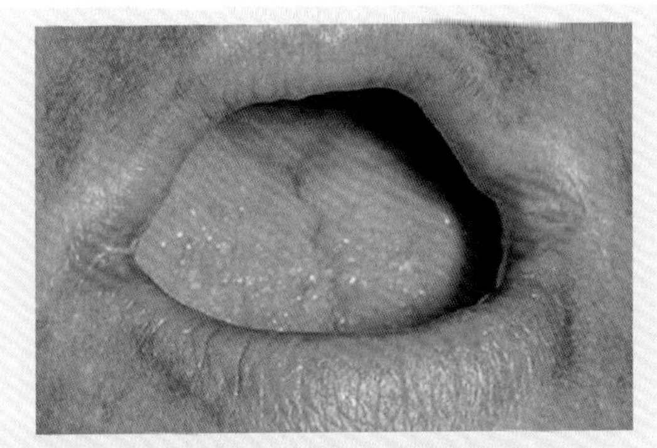

图 3.10.12 口角炎可能是铁缺乏或维生素 B 缺乏所致。金黄色葡萄球菌和念珠菌感染可能是诱发因素

（由 Hersek 博士提供）

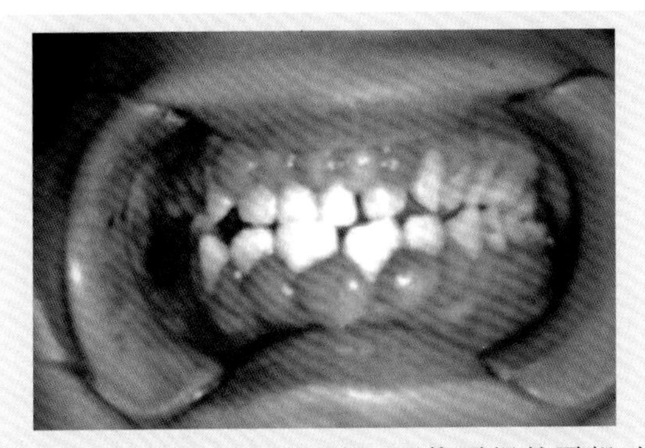

图 3.10.13 肥大性牙龈炎，围绕牙根的牙龈过度生长有时可能会覆盖牙齿。应排除维生素缺乏和造血系统疾病

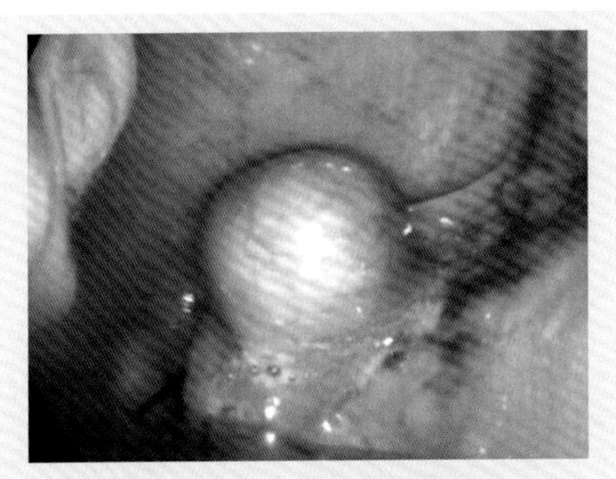

图 3.10.14 舌根黏液囊肿

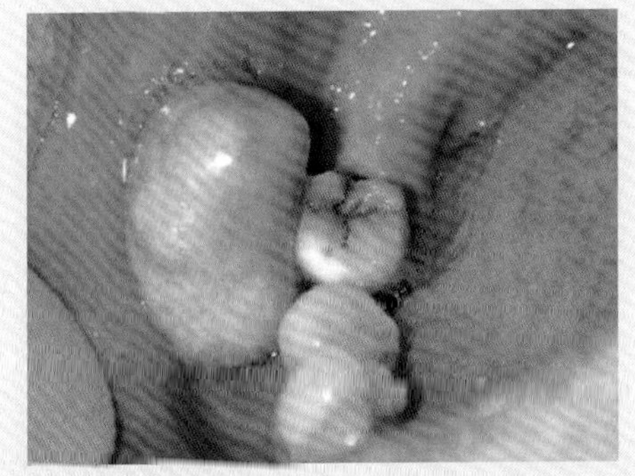

图 3.10.15 颊黏膜纤维瘤。这是一种良性病变，一般是由牙外伤所致。治疗包括消除创伤和切除病变

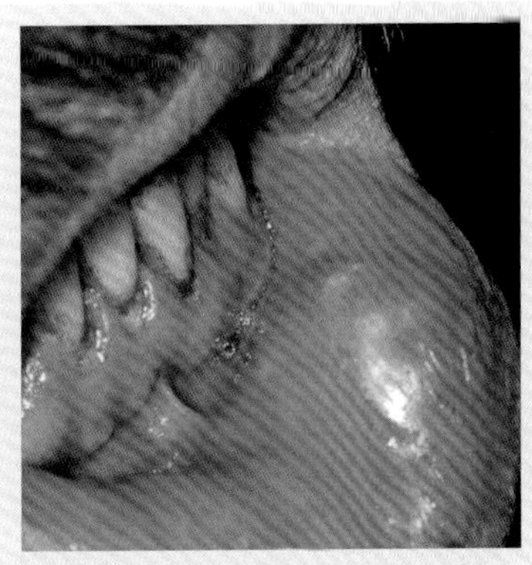

图 3.10.16 唇部黏液囊肿。黏液囊肿是一种囊性、无压痛的肿胀。这可能是黏液腺导管阻塞或黏液从黏液腺外渗入周围组织所致。简单的手术切除可治愈

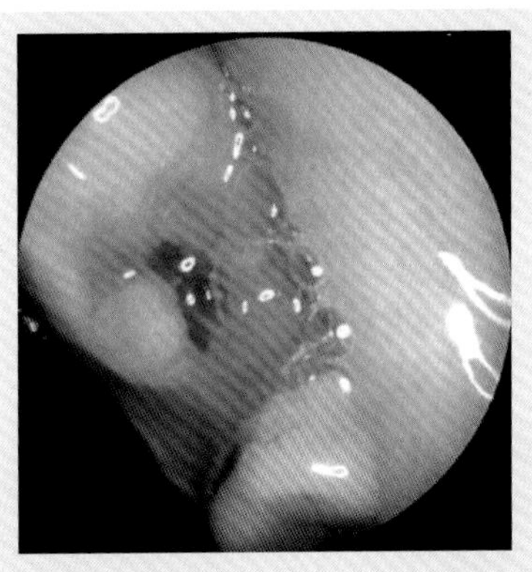

图 3.10.17 口腔上颌窦瘘。磨牙牙根有时可伸入上颌窦腔。拔除这些磨牙有可能导致口腔和上颌窦之间的瘘管

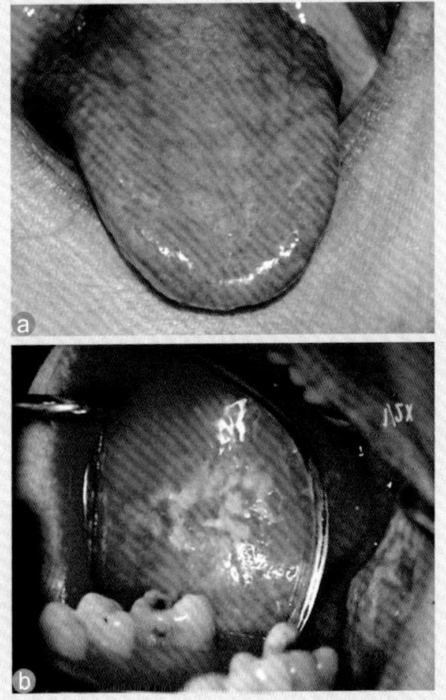

a. 舌；b. 颊黏膜。口腔中最常见的是呈网状分布于颊黏膜上。起源于后齿，向前蔓延。可表现为舌背白色网状角化过度丘疹或环形损害的细裂纹。是一种自限性病，有时可能需要外用类固醇软膏

图 3.10.18 扁平苔藓

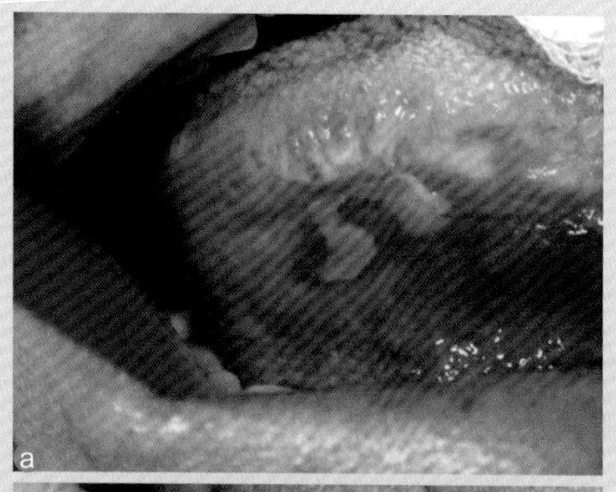

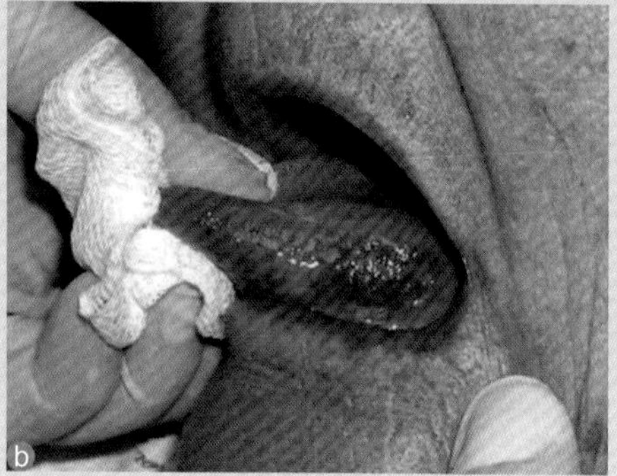

图 3.10.19　白斑一种白色病变，由角蛋白生成增加及上皮层增厚引发

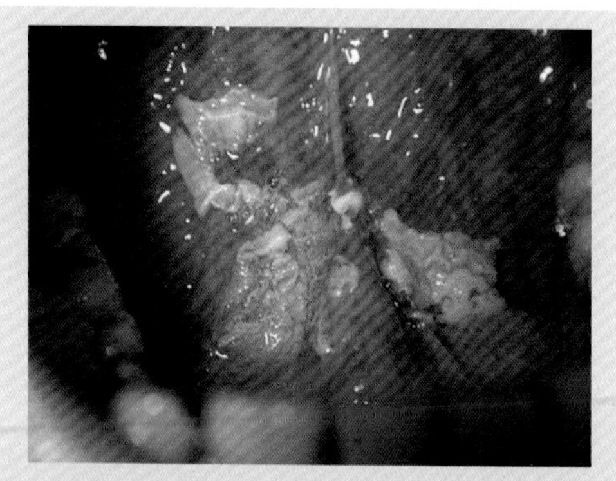

图 3.10.20　位于口底的白斑。由于有恶变的风险，应切除病灶

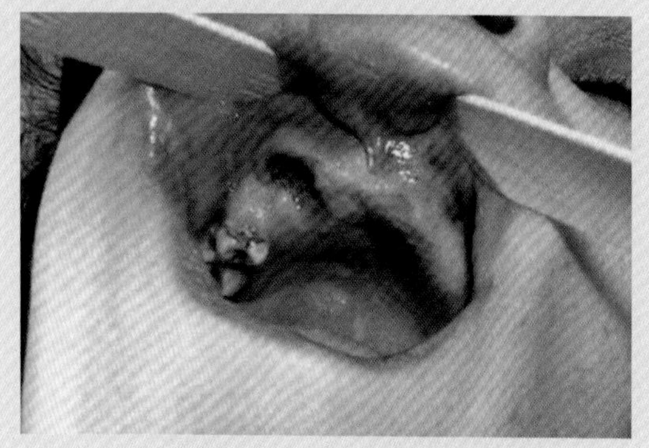

图 3.10.21　纤维性骨病可引起明显的骨质破坏

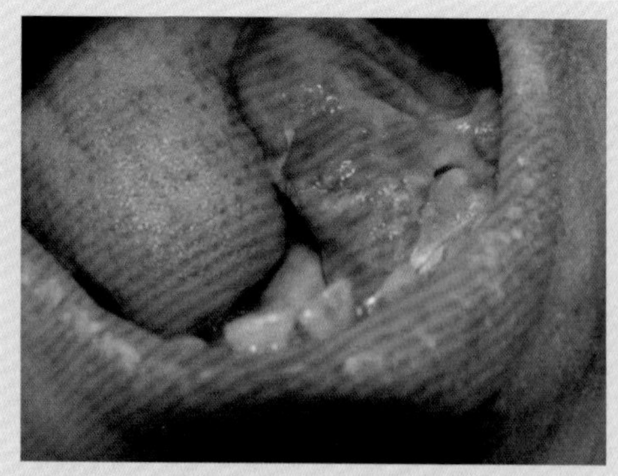

图 3.10.22　颌骨巨细胞肉芽肿最常发生于 30 岁以下女性患者中，病变多数见于下颌骨

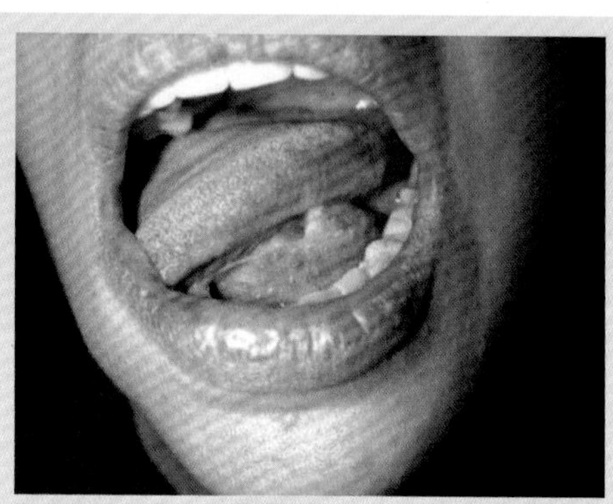

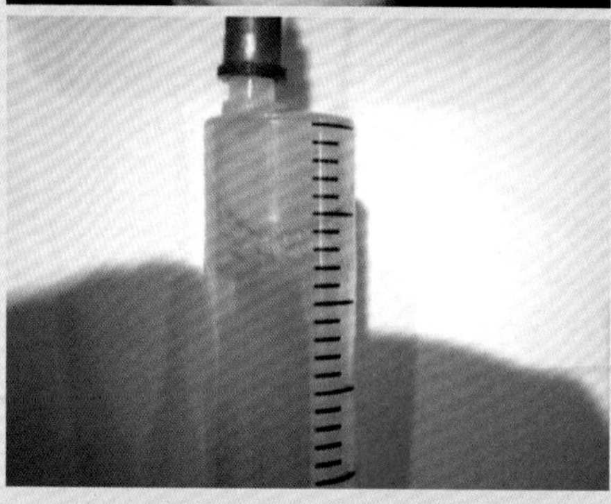

图 3.10.23　舌下囊肿是一种源于舌下唾液腺的黏液囊肿。它是一个囊性结构。囊肿内有黄色的液体，很容易排出来。它占据了口腔的底部。由于黏液囊肿的壁非常薄，所以手术不一定能完全切除。囊肿及舌下腺切除术，造口术也是一种适当的治疗方法，可以使用

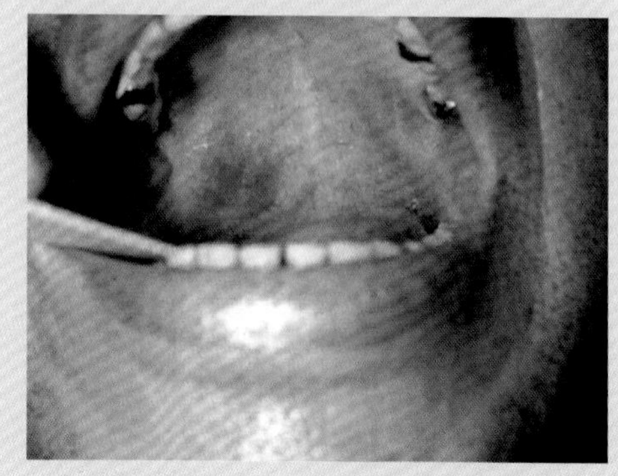

图 3.10.24　左侧腭部的血管瘤

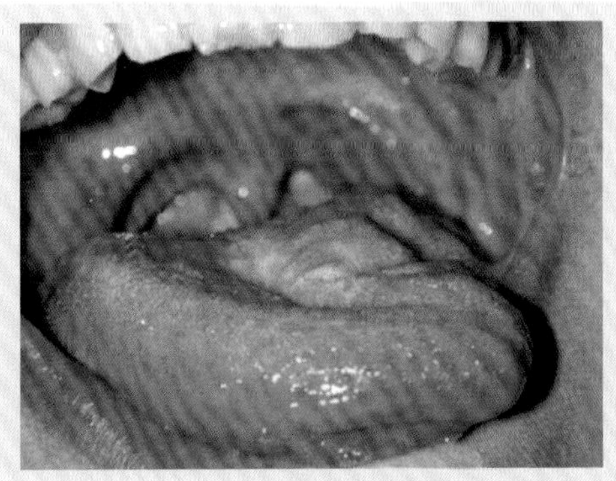

图 3.10.25 第十二对脑神经麻痹后，左侧舌部萎缩。舌头被推到瘫痪的一侧

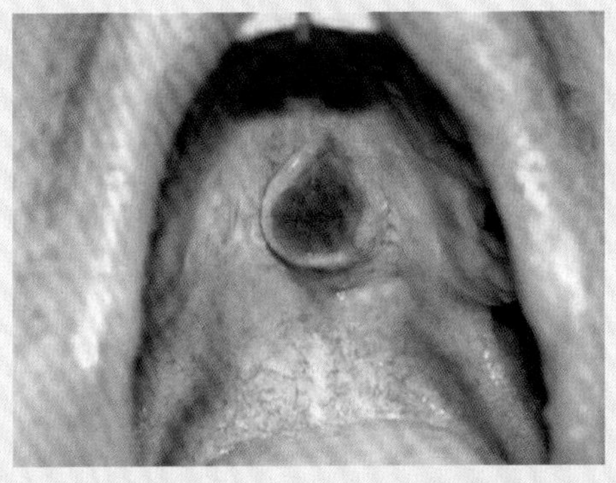

小唾液腺肿瘤，硬腭多形性腺瘤。腭部肿胀可能是由于小唾液腺的肿瘤。一般为良性肿瘤，其他恶性肿瘤也可以考虑。应通过活体组织检查进行诊断

图 3.10.26 活体组织检查后

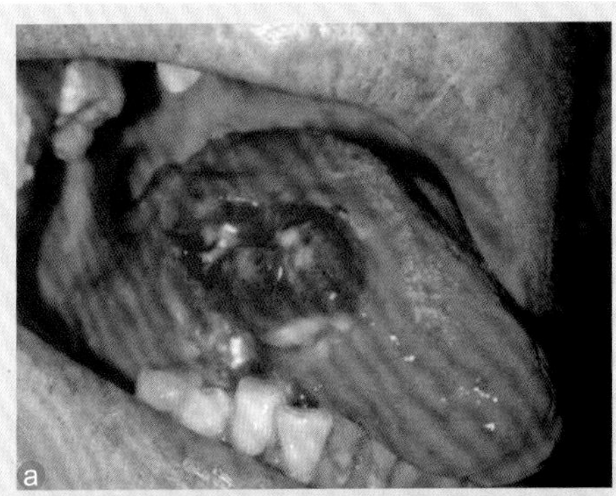

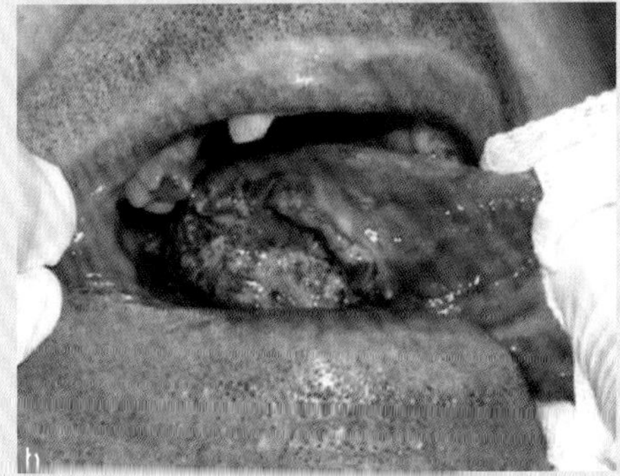

图 3.10.27 各种舌部鳞状细胞癌。通常发生在舌头的外侧边缘。应通过活体组织检查进行诊断。治疗方法是部分舌切除术与颈部淋巴结清扫术和放射治疗

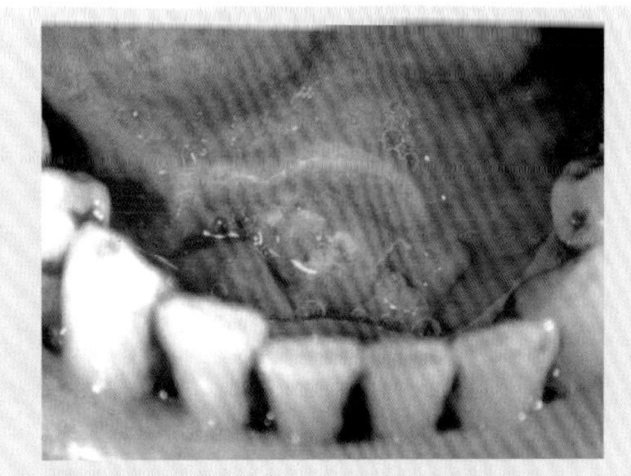

图 3.10.28 口腔部鳞状细胞癌

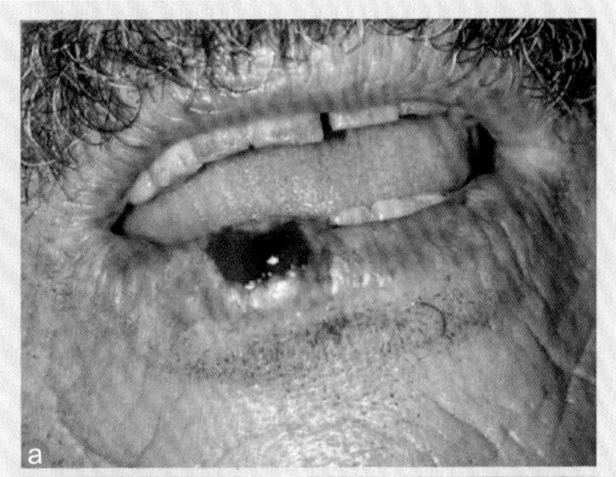

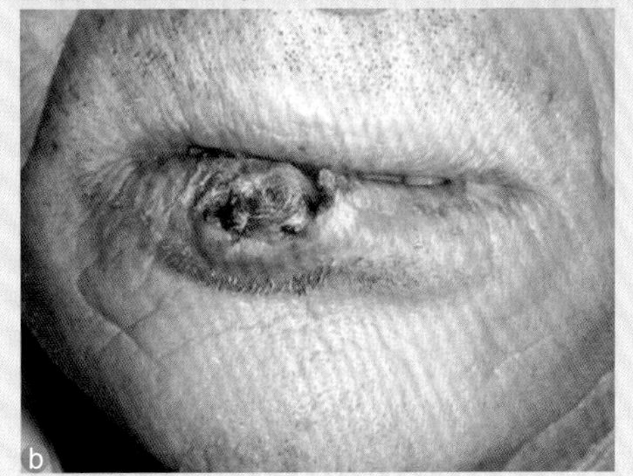

图 3.10.29 下唇癌

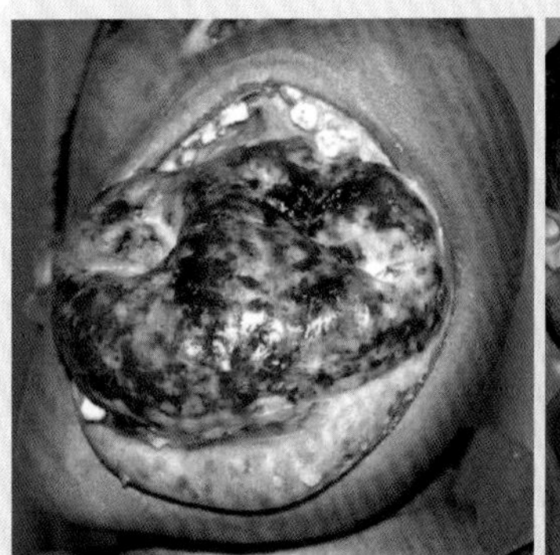

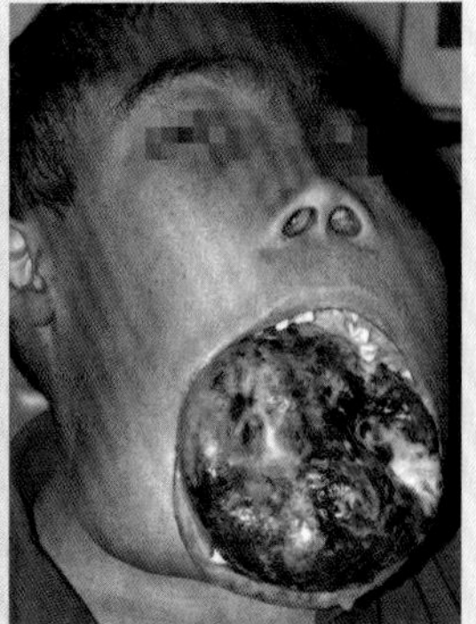

图 3.10.30 口腔鳞状细胞癌充满了口腔，影响了正常功能

（经 TESAV 许可使用）

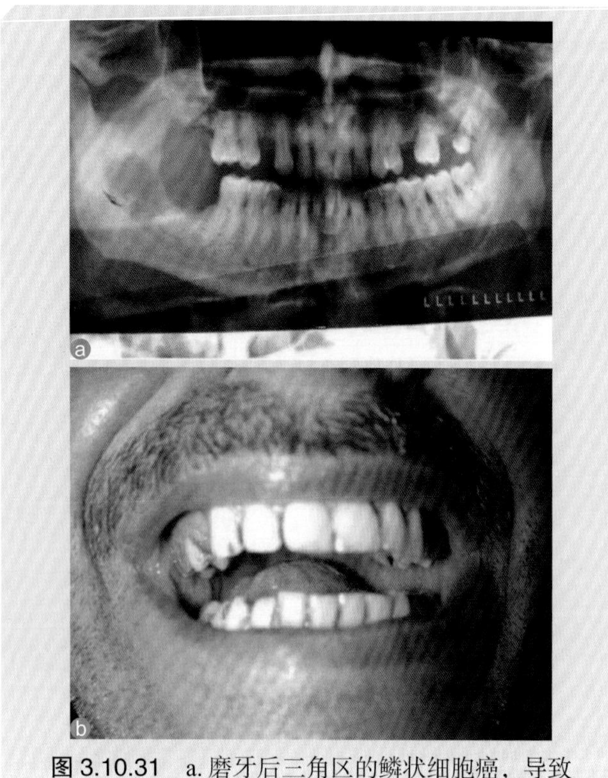
图 3.10.31 a. 磨牙后三角区的鳞状细胞癌，导致下颌骨的破坏；b. 翼状肌受侵引起牙关紧闭

（刘成程 译）

3.11 颈部肿块

3.11.1 甲状舌管囊肿

儿童最常见的先天性颈部肿块是甲状舌管囊肿，甲状舌管囊肿最常见于舌骨下方，但在舌根和甲状腺上缘之间的任何地方也可发现。甲状舌管囊肿可随吞咽和伸舌上下移动。除非感染，否则无症状。患者仅主诉颈部肿块。治疗方法是完全切除囊肿和整个甲状舌管，直至舌根的舌盲孔。因此，有必要去除舌骨的中心部分（舌骨体）。

3.11.2 皮样囊肿

皮样囊肿通常位于中线的颏下区，是沿胚胎融合线发生的上皮残留。皮样囊肿内衬表皮层，可能含有毛囊、表皮层和皮脂腺，建议手术切除。

3.11.3 鳃弓异常

鳃弓异常（窦道、瘘管、囊肿）是由鳃器发育异常引起的。鳃弓在出生时出现，但通常在10～20岁或20～30岁出现。

3.11.4 第一鳃裂畸形

第一鳃弓异常并不常见。这些异常通常出现在下颌角，瘘管或窦道在骨软骨交接处通向外耳道。第一鳃裂畸形是膜性外耳道和骨性外耳道的双重畸形。第一鳃裂畸形可能经过面神经上方或下方。

3.11.5 第二鳃裂畸形

第二鳃裂畸形是最常见的鳃器发育缺陷。其外口在下颈部，沿胸锁乳突肌前缘走行，内口在扁桃体窝，位于颈部解剖结构的外侧。

3.11.6 喉气囊肿

喉气囊肿是喉室外侧前端喉室小囊的异常扩张，由喉内压增加所致。据喉气囊肿与喉软骨的关系可分为喉内型或喉外型。喉内型喉气囊肿位于喉软骨的内侧。喉外型喉气囊肿通常在喉上神经穿过甲状舌骨膜延伸到喉外。如有症状，治疗方法是手术切除。

3.11.7 囊性水瘤

囊性水瘤是淋巴管的异常。50%在1岁时出现，90%在2岁时出现。囊性水瘤是软的、不规则的淋巴管肿胀，可能位于侧颈区的口底。治疗方法是手术切除。如果没有气道受损或快速生长的风险，可推迟到3～4岁再手术，因为在较大年龄时手术更容易实施。

3.11.8 血管瘤

血管瘤是一种良性肿瘤，多见于新生儿，随患儿成长可能会出现自发消退。

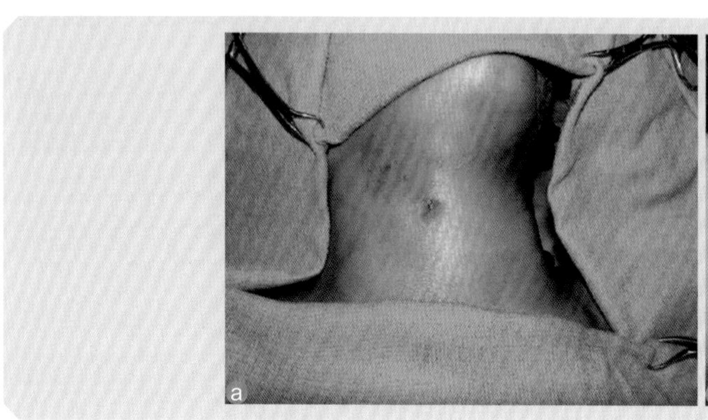
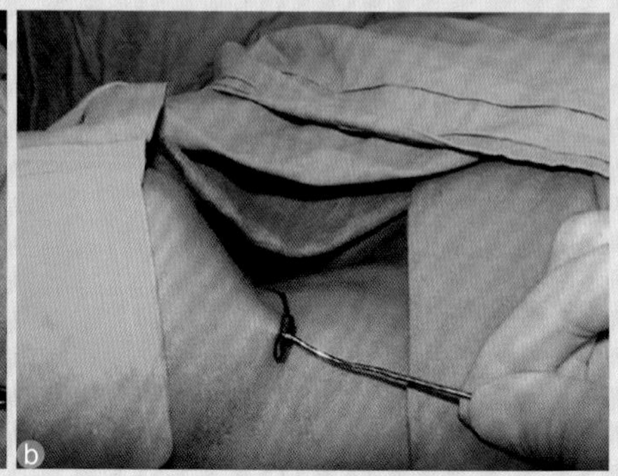

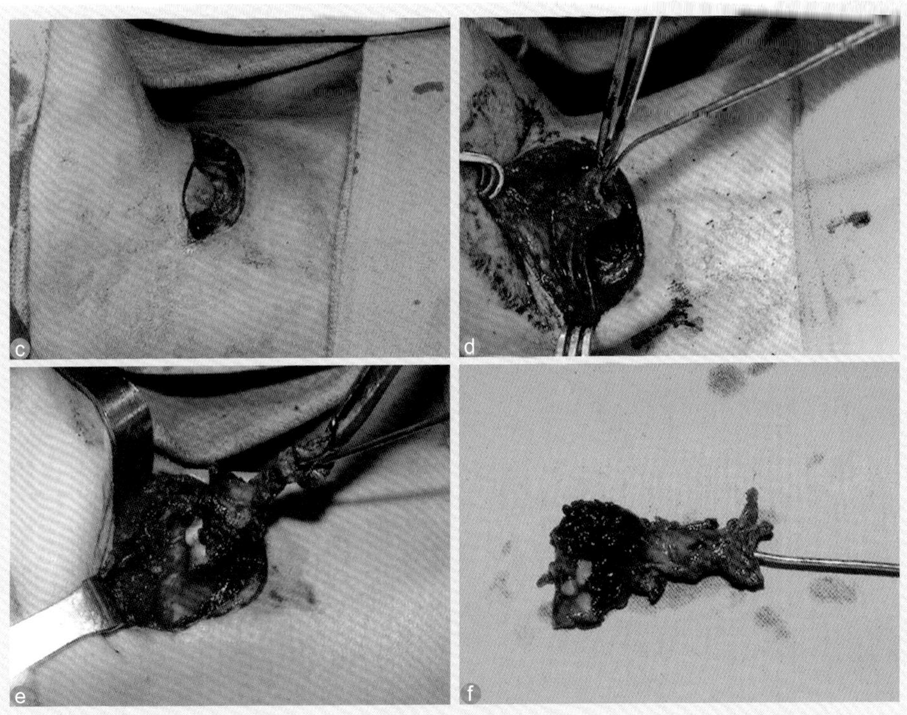

图 3.11.1　甲状舌管囊肿。治疗方法是完全切除囊肿和整个甲状舌管，直至舌根的舌盲孔。为防止复发，必须切除舌骨的中心部分，即舌骨体

（由 Unal 医生提供）

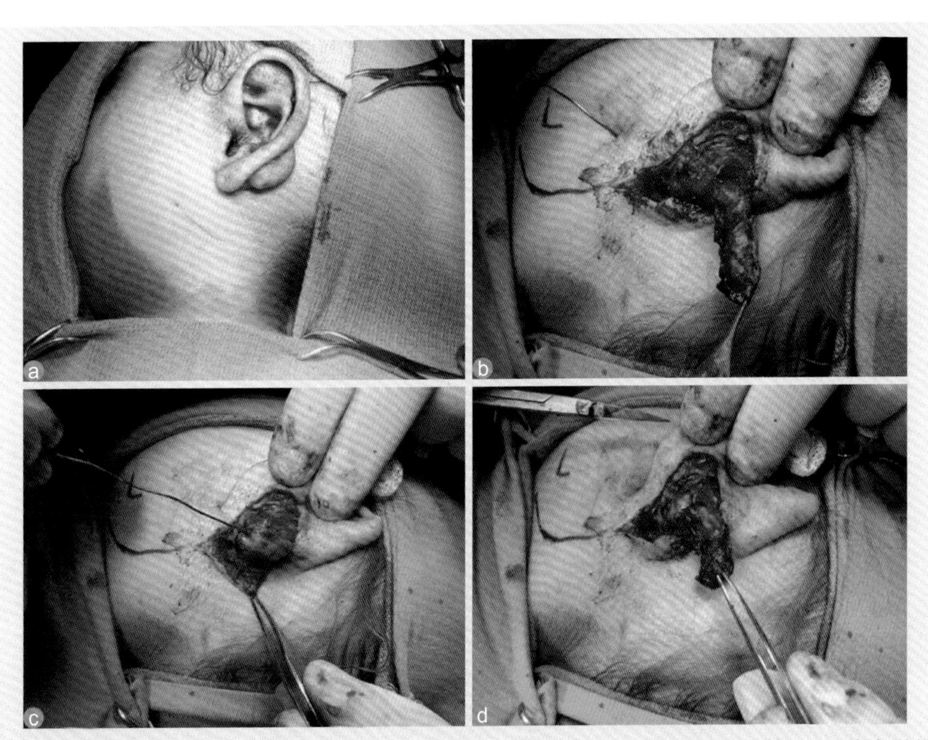

图 3.11.2　第一鳃裂畸形常见于下颌角，瘘管或窦道在骨软骨交接处通向外耳道。第一鳃裂畸形是膜性外耳道和骨性外耳道的双重畸形。可走行于面神经的上方或下方

（由 Unal 医生提供）

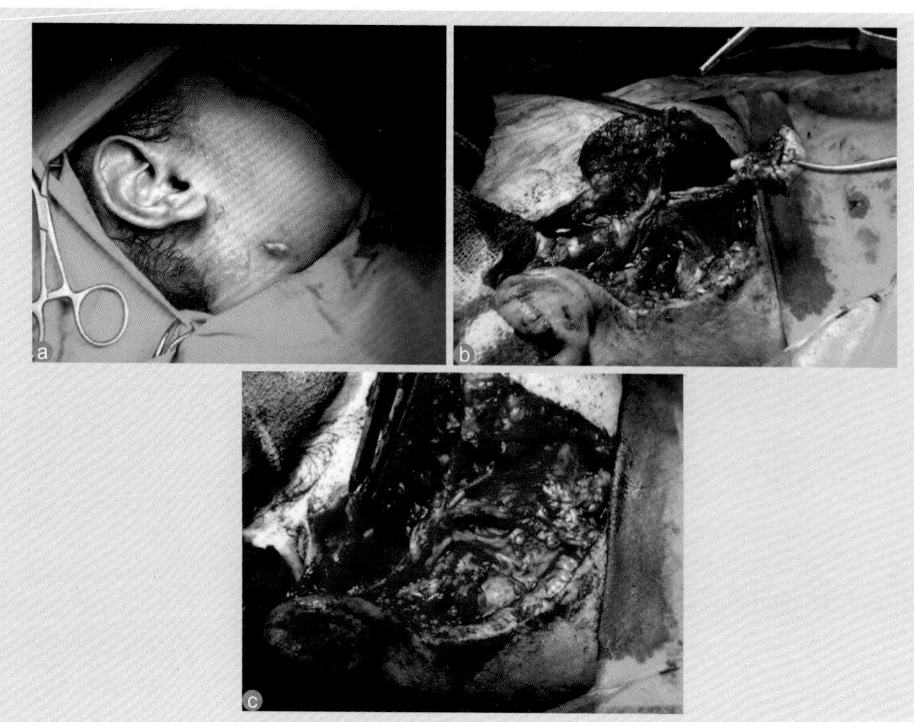

图 3.11.3 第一鳃裂畸形。走行于面神经下方，窦道在骨软骨交接处通向外耳道

（由 Unal 医生提供）

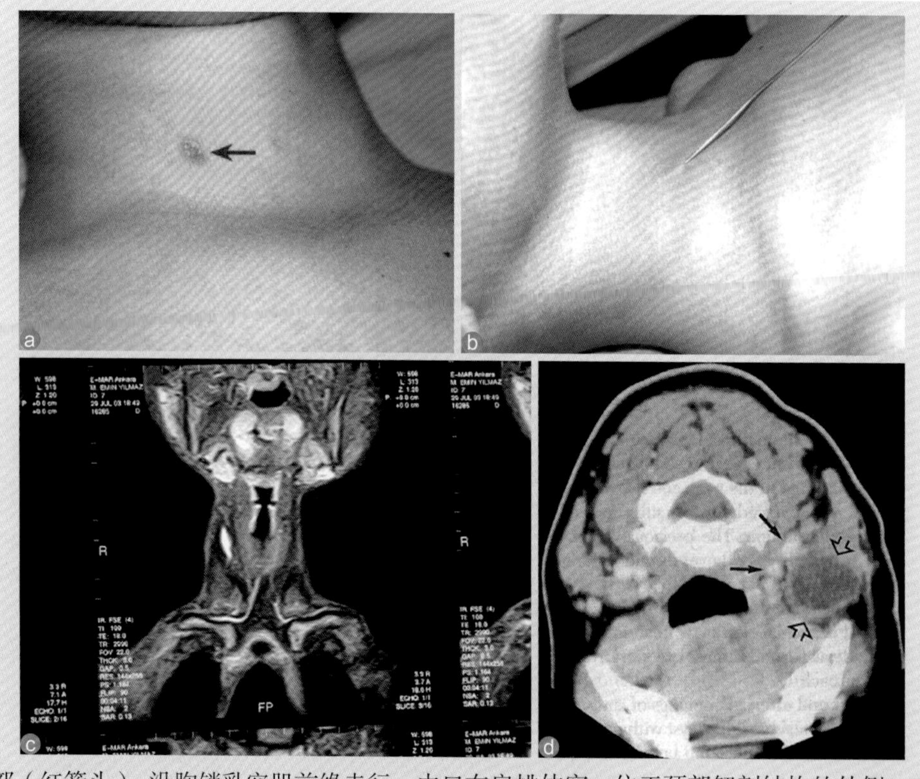

外口在下颈部（红箭头），沿胸锁乳突肌前缘走行。内口在扁桃体窝，位于颈部解剖结构的外侧。有时囊性部分可表现为侧颈部肿块（黑箭头）

图 3.11.4 第二鳃裂畸形

（由 Unal 医生提供）

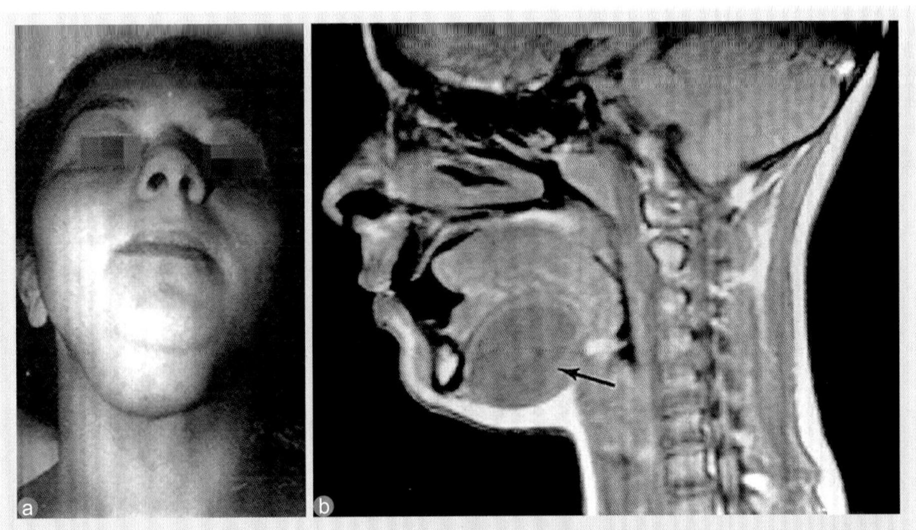

图 3.11.5 皮样囊肿通常位于中线的颏下区

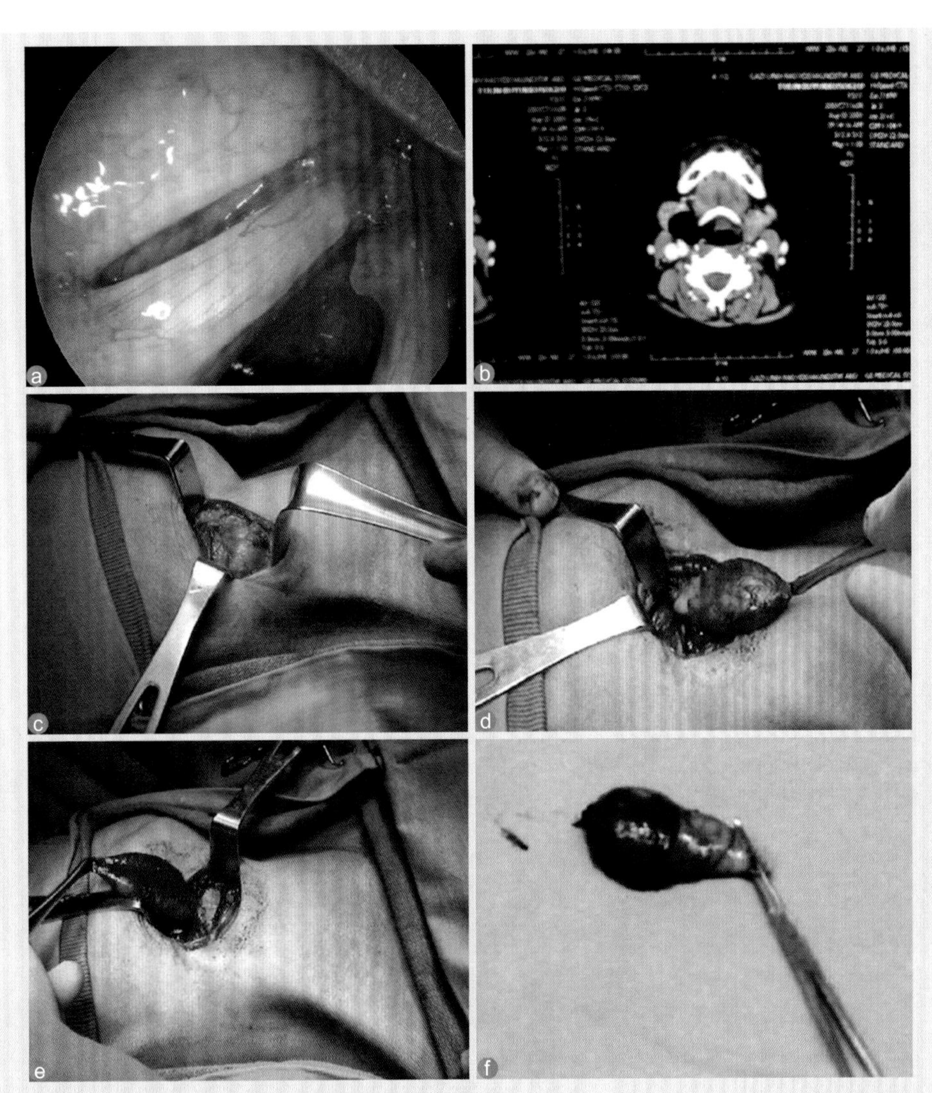

图 3.11.6 喉气囊肿是喉室外侧前端喉室小囊的异常扩张，由喉内压增加所致。喉外型喉气囊肿通常在喉上神经穿过甲状腺舌骨膜延伸到喉外。如有症状，治疗方法是手术切除

（由 Unal 医生提供）

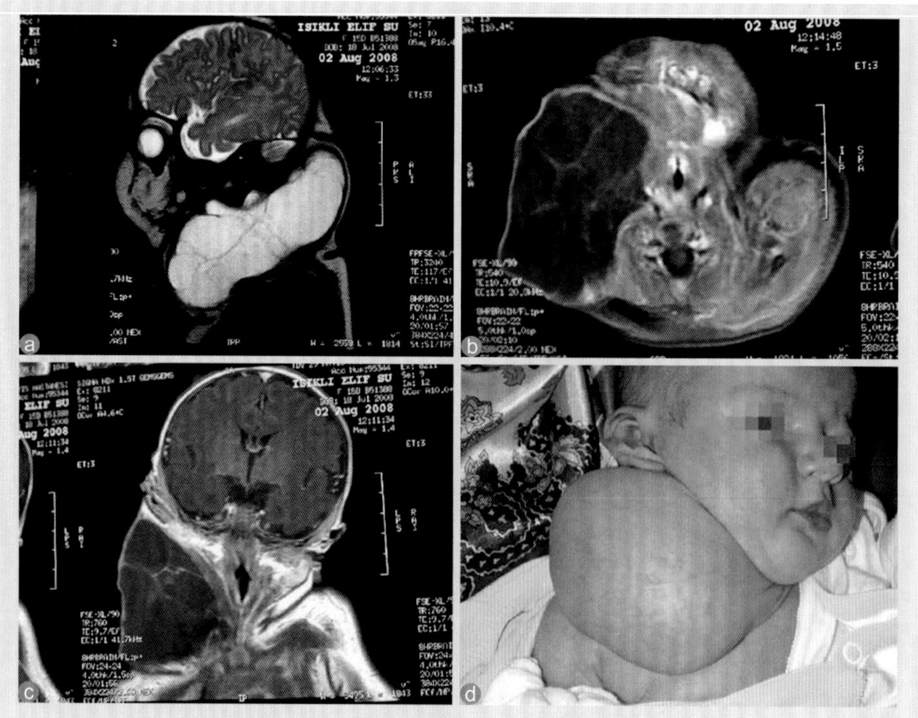

图 3.11.7　囊性水瘤（囊状淋巴管瘤）是软的、不规则的肿块，可位于口底或侧颈区

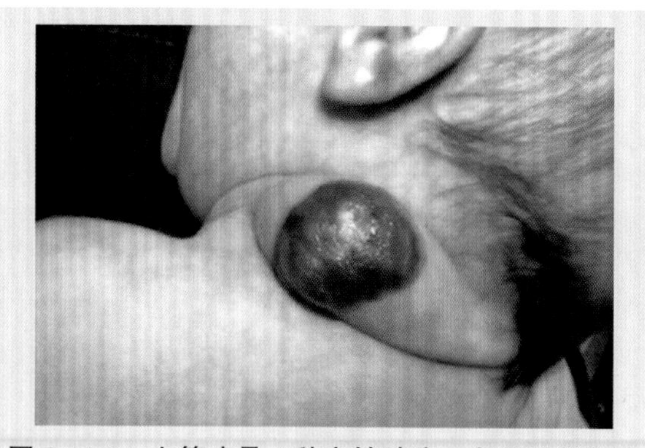

图 3.11.8　血管瘤是一种良性肿瘤，多见于新生儿

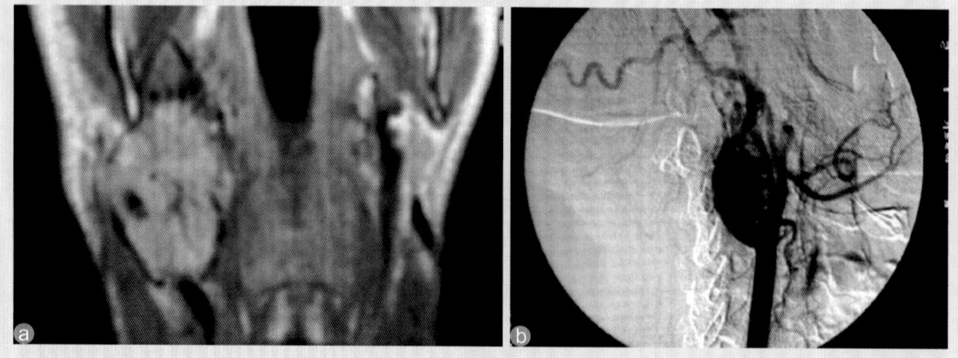

图 3.11.9　颈动脉体肿瘤，起源于位于颈内动脉分叉处的颈动脉体。可触及搏动，听诊可闻及杂音。肿瘤可在水平方向移动，但不能在垂直方向移动。MRI 显示位于颈外动脉和颈内动脉之间的富血管化肿瘤证实了诊断

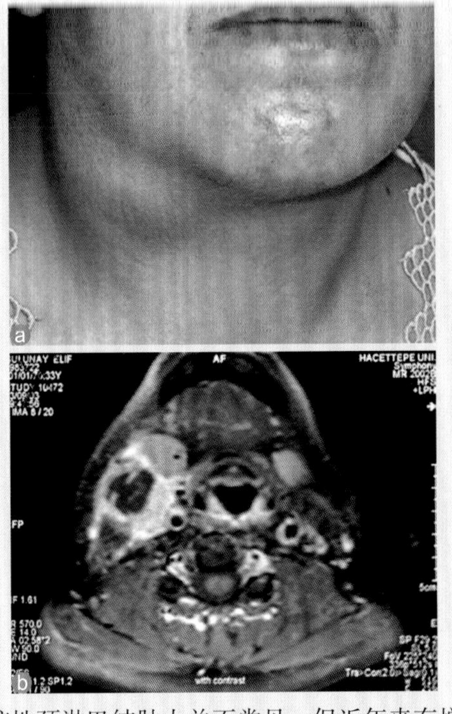

结核性颈淋巴结肿大并不常见，但近年来有增加趋势。因其慢性病程，可能与肿瘤特别是淋巴瘤混淆。病变是多发、融合的肿大淋巴结。结核性淋巴结病变可能伴有肺结核。如需组织学证实，应切除淋巴结行活体组织检查。切开行活体组织检查可能导致瘘管不愈合和长期流脓

图 3.11.10　颈部结核

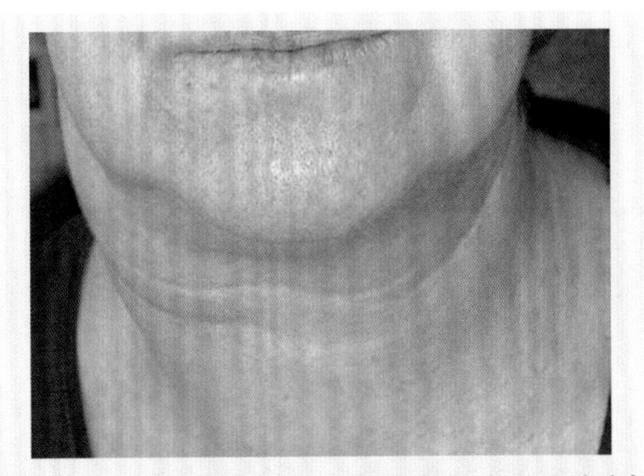

图 3.11.11　淋巴瘤患者右上颈部的巨大淋巴结病灶

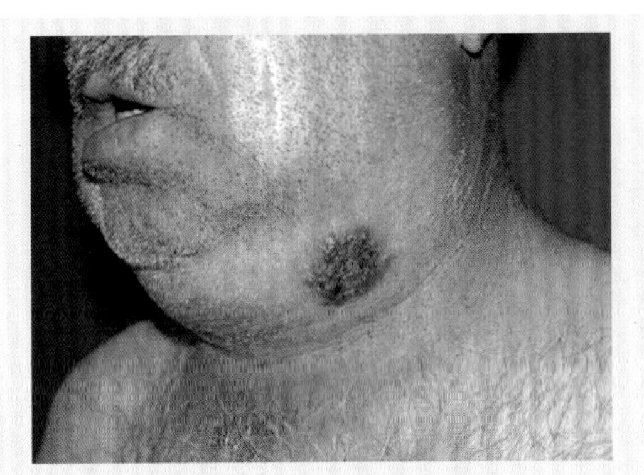

图 3.11.12　颈深部感染

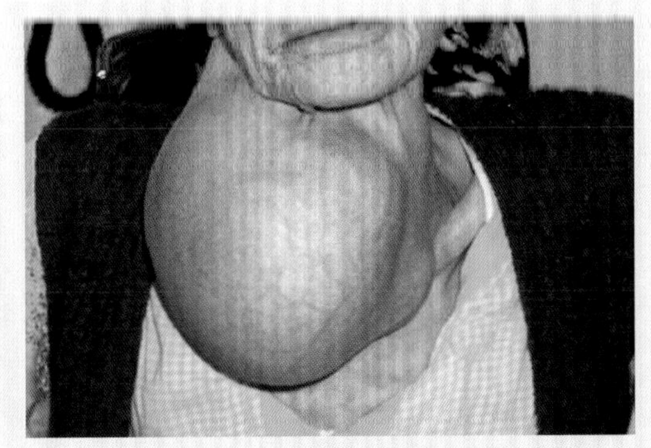

图 3.11.13　甲状腺未分化癌
（由 Ş. Hosal 医生提供）

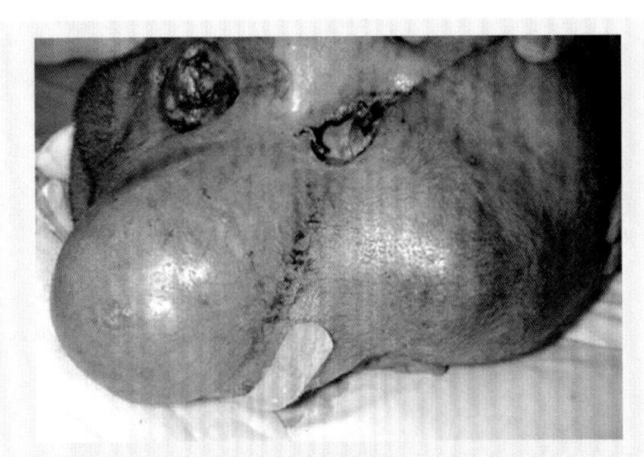

图 3.11.14　复发的左侧面部巨大恶性纤维肉瘤

（梁　辉　译）

3.12　颈部恶性肿瘤

新的重建技术的发展促进了更积极的外科手术。新的重建技术可用于重建大型皮肤或黏膜缺损，并覆盖重要血管结构。除了局部皮瓣和带蒂肌皮瓣外，游离皮瓣可帮助外科医生克服如旋转弧度受限、皮缘张力、皮瓣臃肿和供区并发症发生率过高等棘手问题。

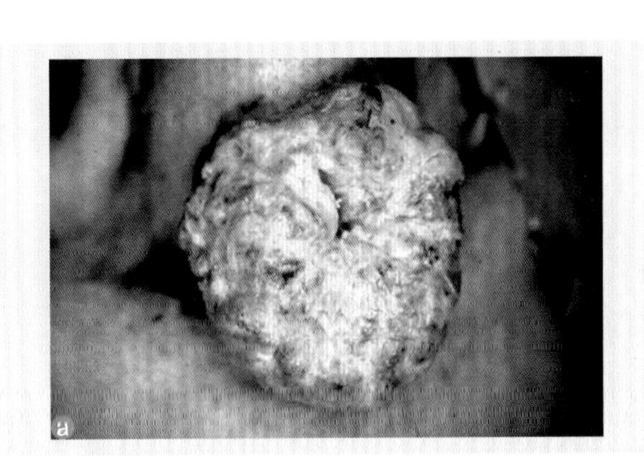

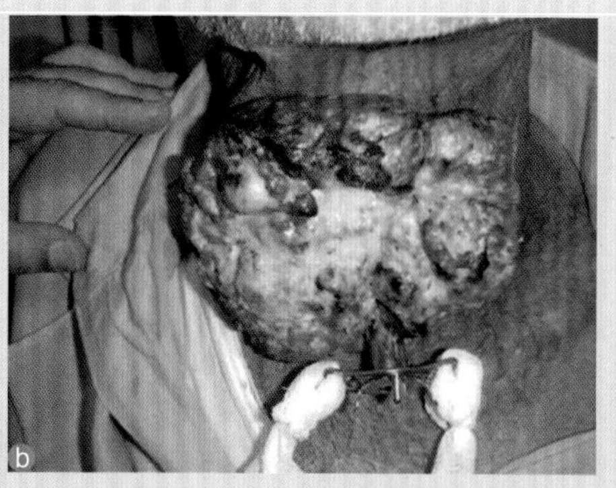

图 3.12.1 a. 喉癌累及声门下患者气管切开处发生的造瘘口周围复发；b. 复发性喉癌伴皮肤侵犯导致呼吸道梗阻

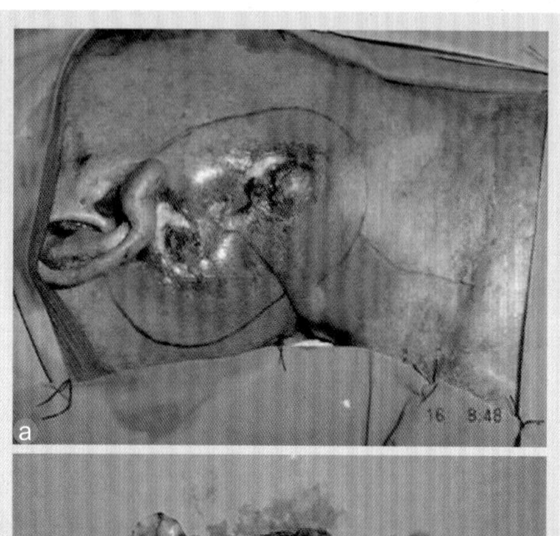

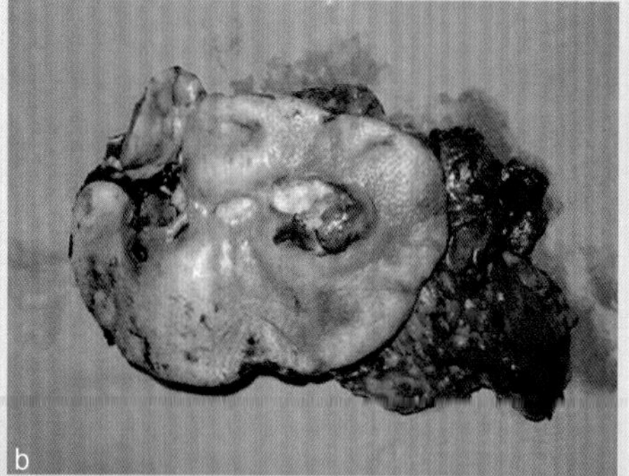

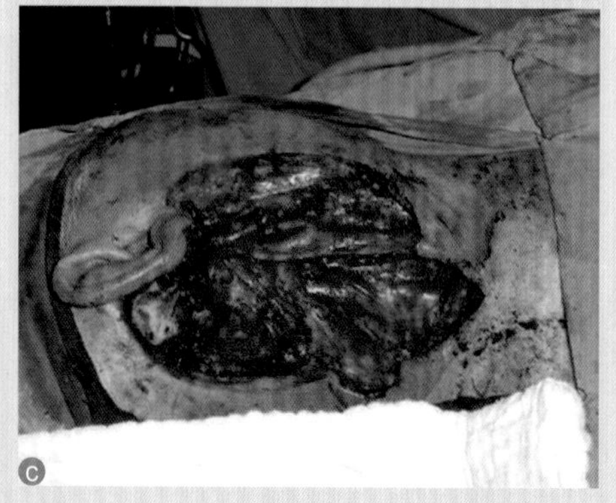

图 3.12.2 a. 恶性肿瘤复发侵犯颈部皮肤；b. 病变切除后的颈部缺损；c. 可见穿过这些解剖结构的颈总动脉、颈内动脉和颈外动脉、迷走神经和舌下神经

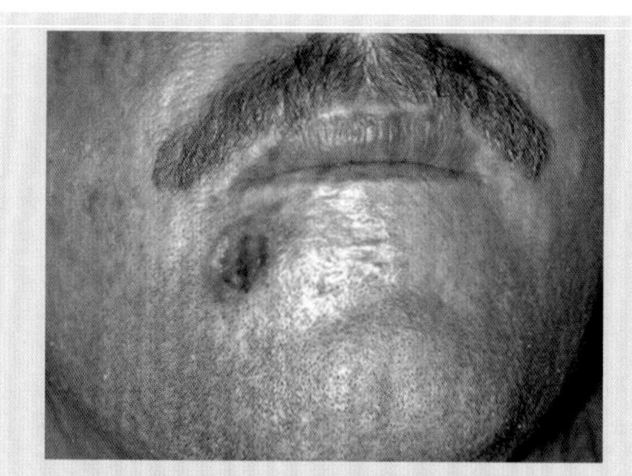

图 3.12.3 复发性下唇癌

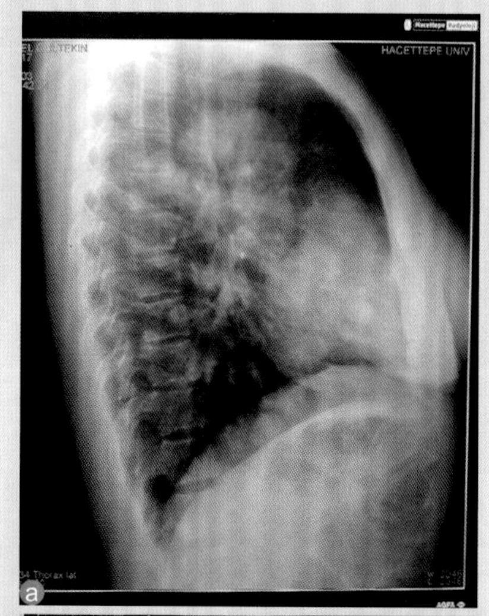

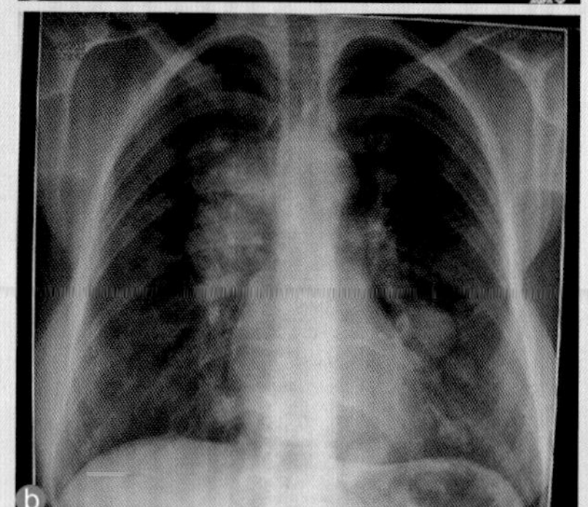

图 3.12.4 头颈癌患者的肺转移

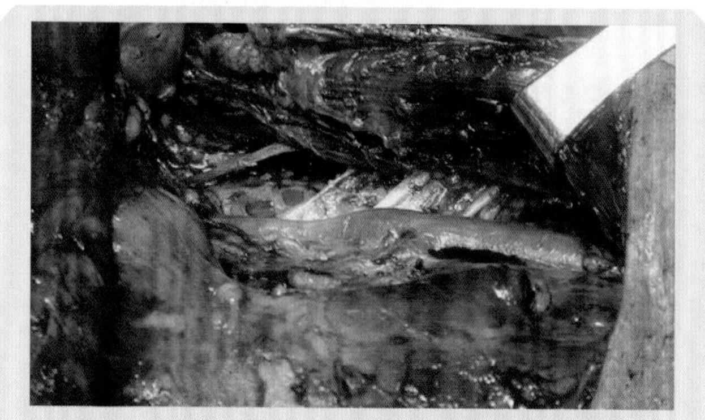

图 3.12.5 颈清扫术中照片。在牵开的胸锁乳突肌后面，可见颈上三角区的脊副神经和下颈部支配皮肤感觉的颈丛神经

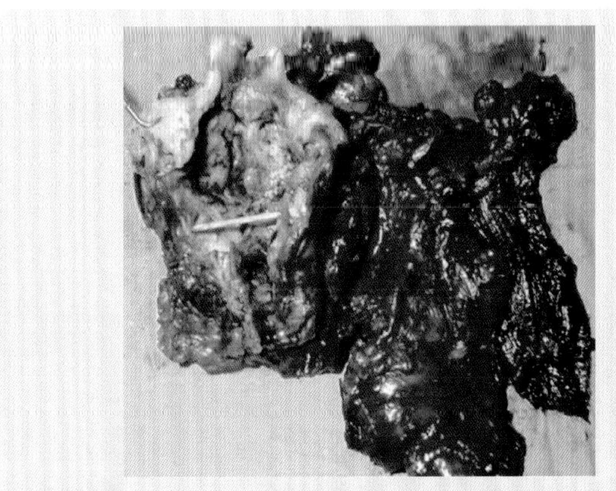

图 3.12.6　全喉切除及单侧根治性颈清扫标本

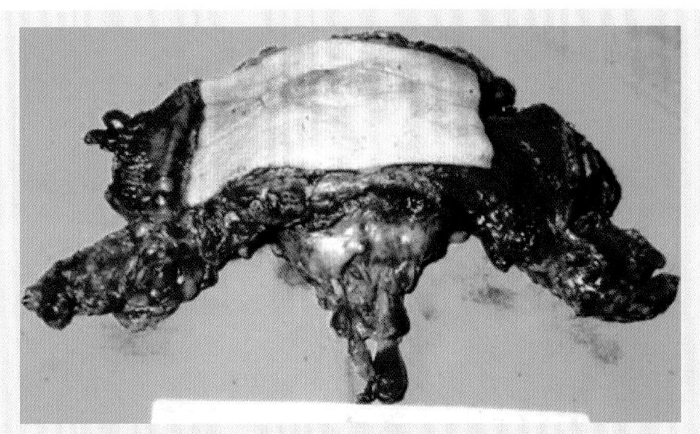

图 3.12.7　复发性喉癌伴皮肤侵犯。已行全喉切除、双侧根治性颈清扫、双侧气管旁和胸骨后淋巴结清扫。标本中包括颈部皮肤

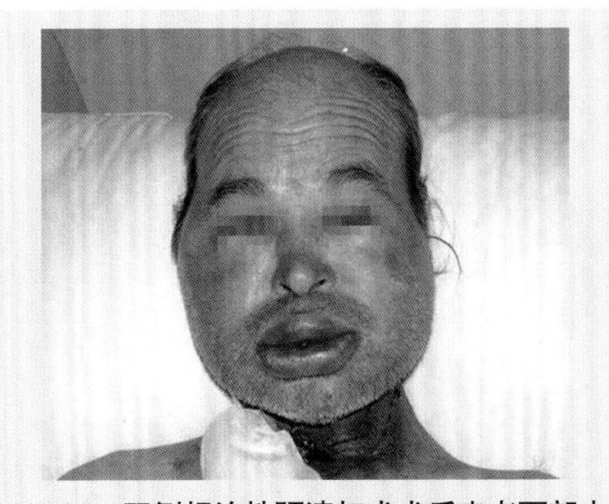

图 3.12.8　双侧根治性颈清扫术术后患者面部水肿

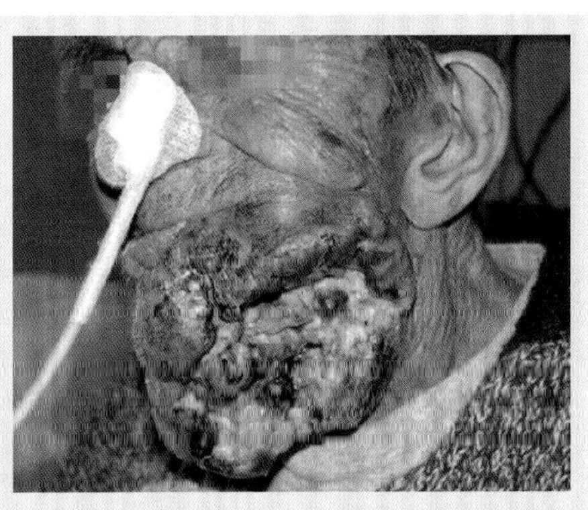

图 3.12.9　破坏下颌骨的鳞状细胞癌

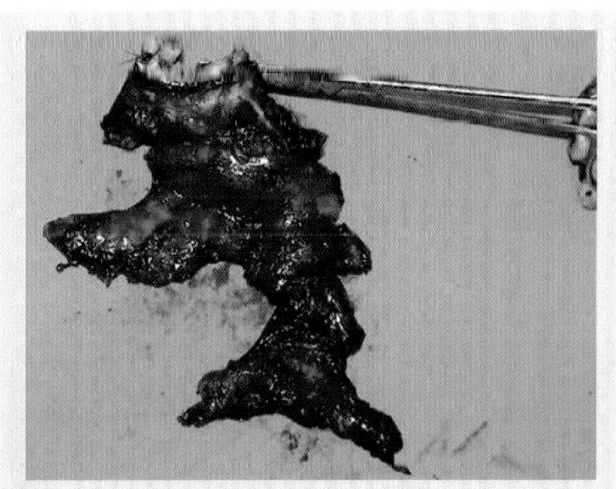

图 3.12.10　因口底癌行节段性下颌骨切除及双侧颈清扫的病变标本

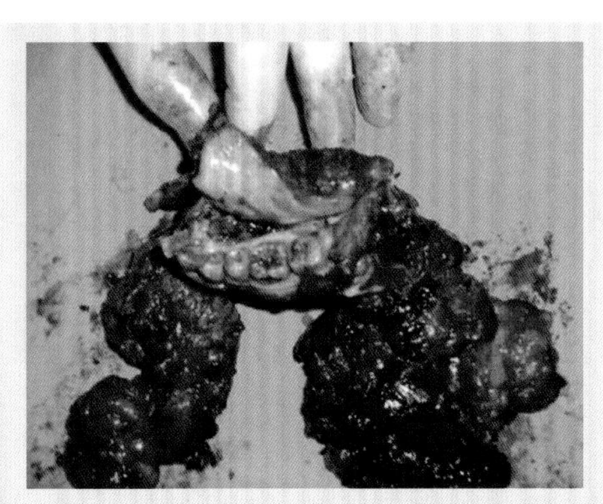

图 3.12.11　口底癌，已行下颌骨部分切除及双侧颈清扫

（由 Ş. Hosal 医生提供）

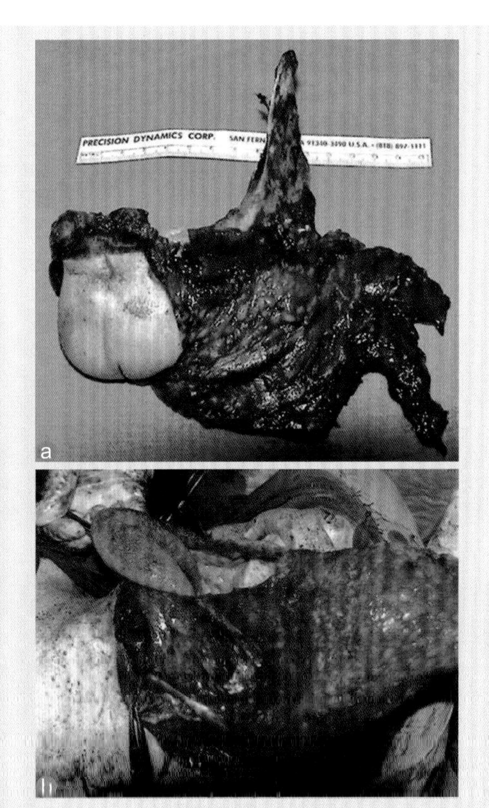

图 3.12.12　a. 下颌骨半侧切除及单侧颈清扫标本中包含了颏部皮肤；b. 病变切除后的颈部缺损

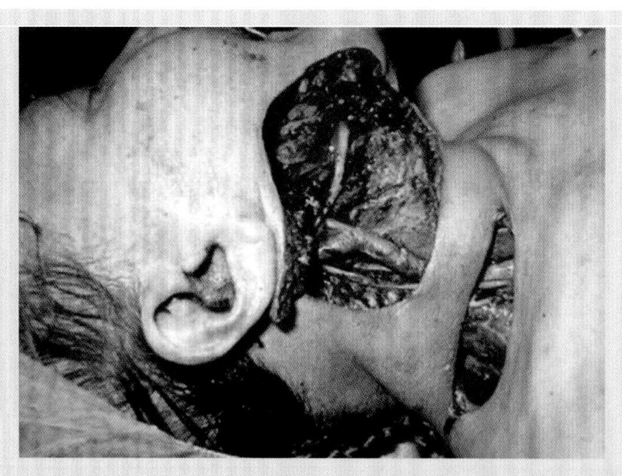

图 3.12.13　通过颈部双横切口（McFee 切口）完成单侧根治性颈清扫及下颌骨半侧切除

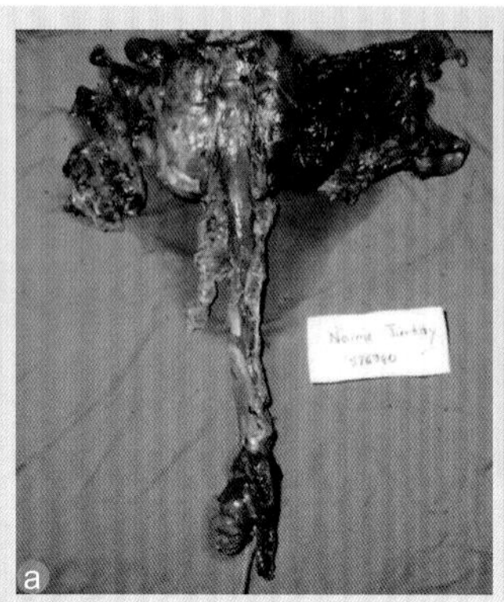

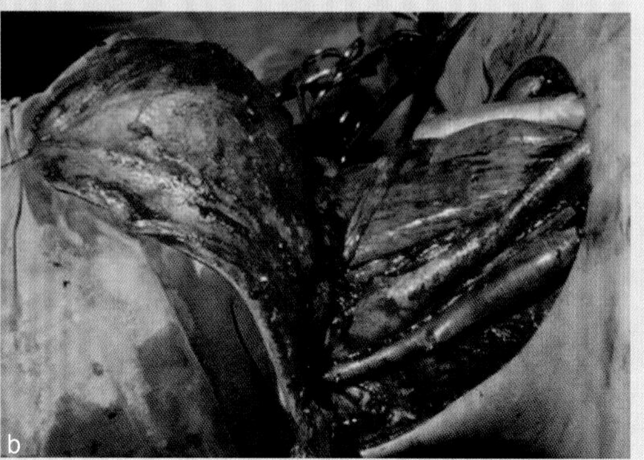

图 3.12.14　a. 全喉 - 全咽 - 全食管切除伴双侧功能性颈清扫；b. 胃上提重建

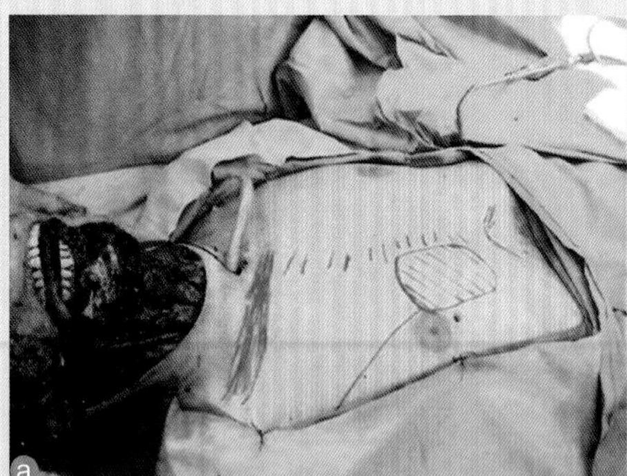

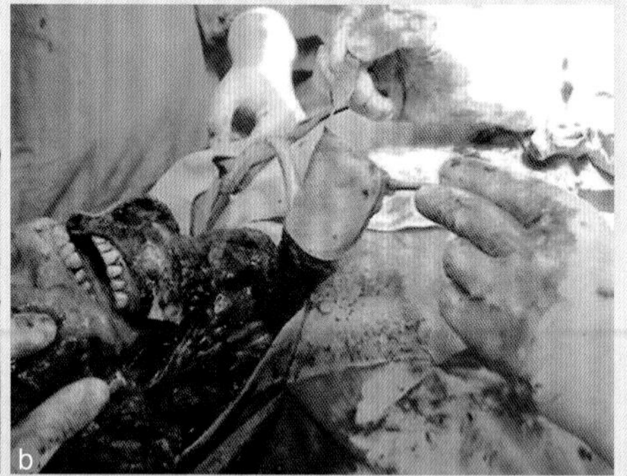

图 3.12.15　a. 制备胸大肌皮瓣；b. 胸大肌皮瓣及其皮岛
（由 Ş. Hosal 医生提供）

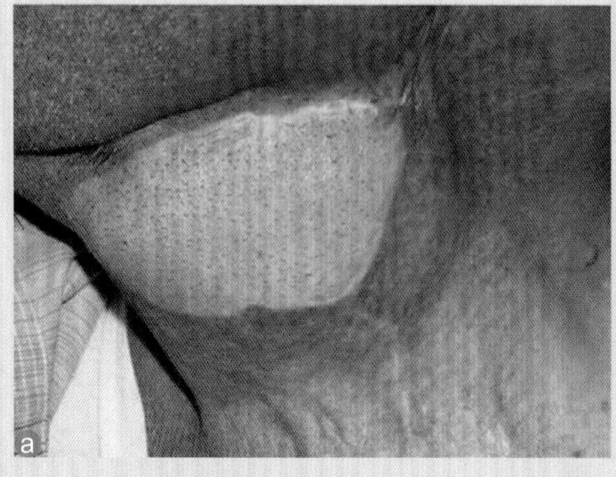

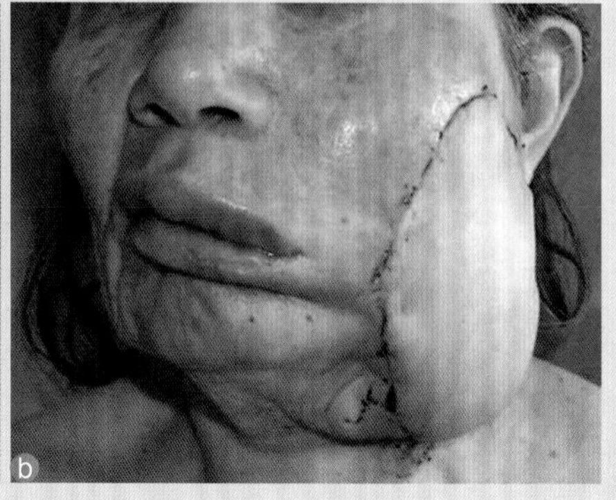

a. 颈部；b. 面部

图 3.12.16　胸大肌皮瓣用于重建颈部和面部的大型缺损
（由 Ş. Hosal 医生提供）

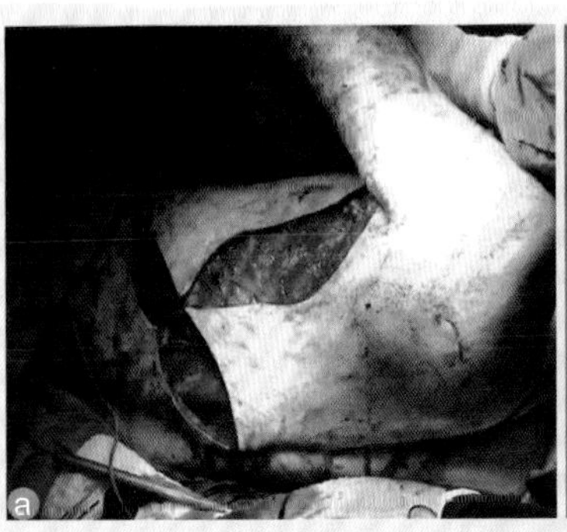

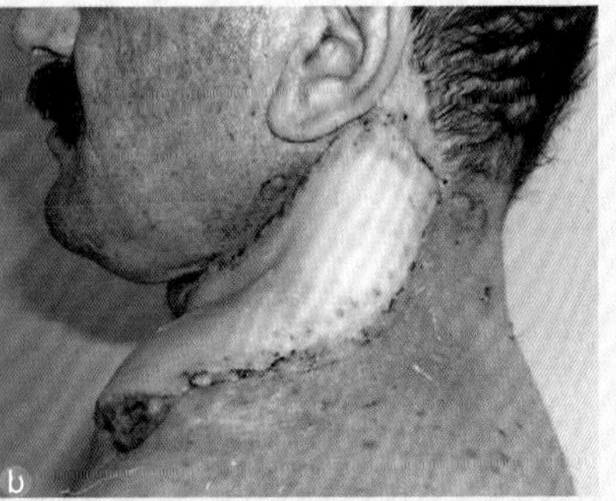

图 3.12.17　背阔肌皮瓣修复颈部缺损

（由 Ş. Hosal 医生提供）

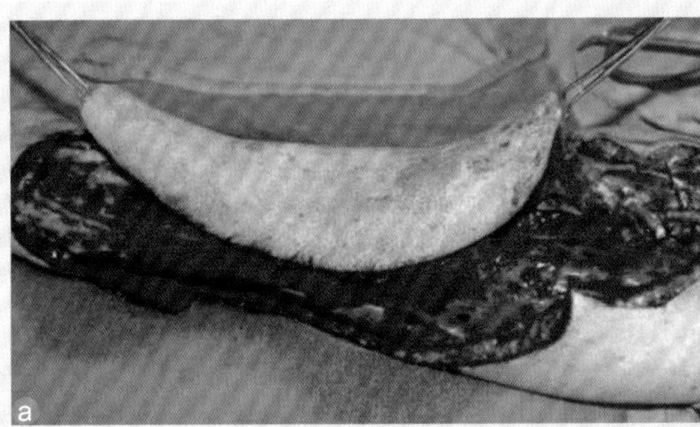

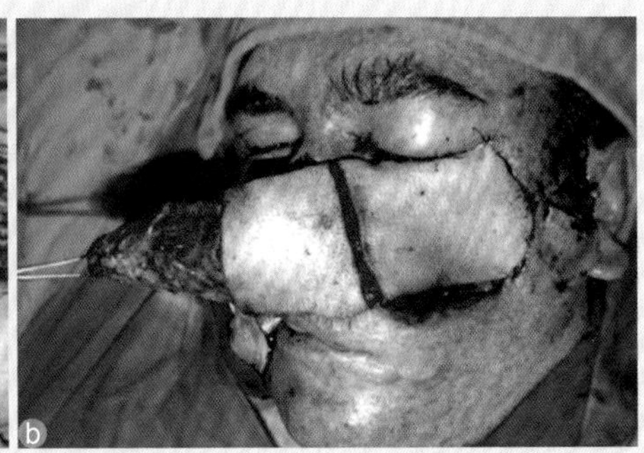

a. 制备；b. 修复面部缺损

图 3.12.18　前臂桡侧游离皮瓣

（由 Ş. Hosal 医生提供）

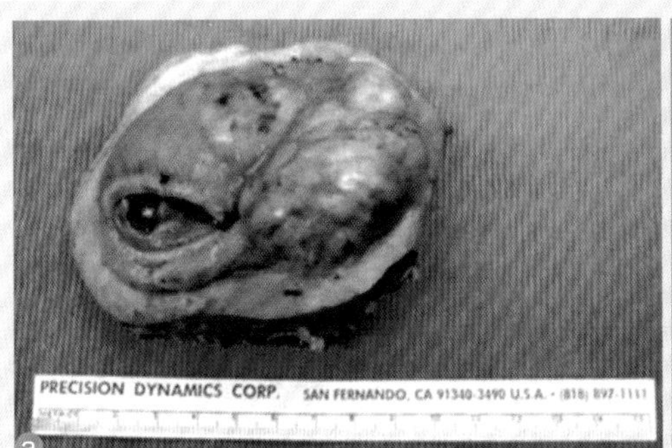

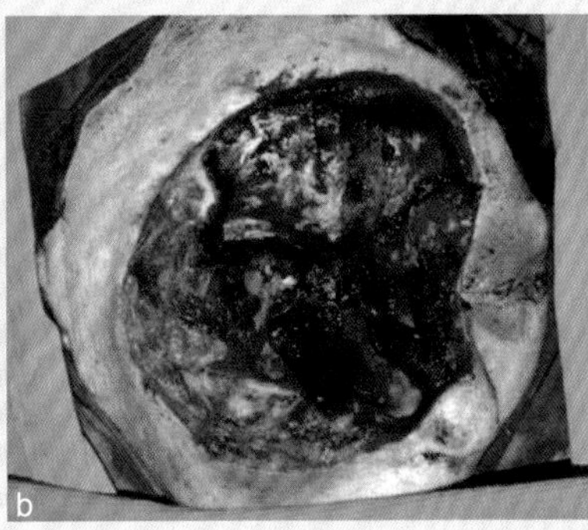

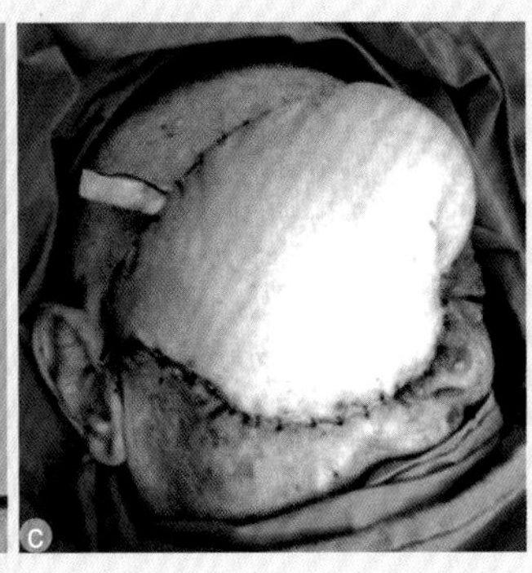

a. 标本；b. 术后缺损；c. 用腹直肌游离皮瓣修复缺损

图 3.12.19　切除右眼和前额区的鳞状细胞癌标本

（由 Ş. Hosal 医生提供）

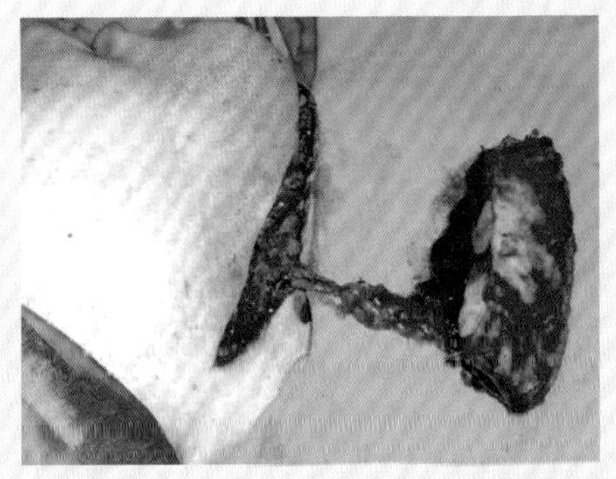

图 3.12.20　从髂嵴制备的游离骨移植物用于重建下颌骨的骨性缺损

（由 Ş. Hosal 医生提供）

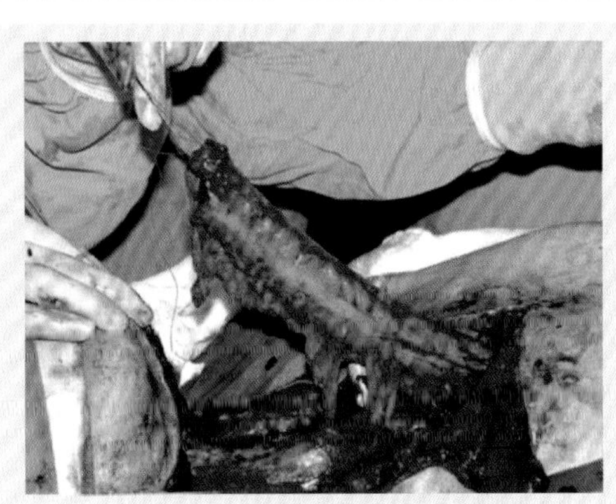

图 3.12.21　游离空肠瓣重建食管

（李晓明　译）